胸部超声学
Chest Sonography

（第 3 版）

胸部超声学
Chest Sonography

（第 3 版）

原　　著　Gebhard Mathis

主　　译　崔立刚

副 主 译　柳　曦

译者名单　（按章节顺序先后排列）

崔立刚　北京大学第三医院超声医学科

朱　璐　湖南省人民医院超声医学科

沈伟伟　北京大学第三医院超声医学科

柳　曦　首都医科大学附属友谊医院超声医学科

付　帅　北京大学第三医院超声医学科

薛　恒　北京大学第三医院超声医学科

刘士榕　北京大学第三医院超声医学科

高美莹　北京大学第三医院超声医学科

孙　洋　北京大学第三医院超声医学科

钱亚君　北京大学第三医院超声医学科

刘　畅　北京大学第三医院超声医学科

北京大学医学出版社

XIONGBU CHAOSHENGXUE (DI 3 BAN)

图书在版编目（CIP）数据

胸部超声学：第 3 版 /（美）格伯哈特·马西斯 (Gebhard Mathis) 原著；崔立刚译 . —北京：北京大学医学出版社，2016.9
书名原文：Chest Sonography
ISBN 978-7-5659-1411-9

Ⅰ.①胸… Ⅱ.①格… ②崔… Ⅲ.①胸腔疾病—超声波诊断 Ⅳ.① R560.4

中国版本图书馆 CIP 数据核字 (2016) 第 135353 号

北京市版权局著作权合同登记号：图字：01-2015-5150

Translation from English language edition:
Chest Sonography
by Gebhard Mathis
Copyright © 2011 Springer Berlin Heidelberg
Springer Berlin Heidelberg is a part of Springer Science+Business Media
All Rights Reserved

胸部超声学（第 3 版）

主　　译：崔立刚
出版发行：北京大学医学出版社
地　　址：（100191）北京市海淀区学院路 38 号　北京大学医学部院内
电　　话：发行部 010-82802230；图书邮购 010-82802495
网　　址：http : //www.pumpress.com.cn
E － mail : booksale@bjmu.edu.cn
印　　刷：北京强华印刷厂
经　　销：新华书店
责任编辑：陈　奋　袁朝阳　　责任校对：金彤文　　责任印制：李　啸
开　　本：889 mm×1194 mm　1/16　印张：15.75　字数：443 千字
版　　次：2016 年 9 月第 1 版　2016 年 9 月第 1 次印刷
书　　号：ISBN 978-7-5659-1411-9
定　　价：169.00 元

版权所有，违者必究
（凡属质量问题请与本社发行部联系退换）

本书由
北京大学医学科学出版基金
资助出版

译者前言

胸部超声，特别是肺部超声，近年来逐渐得到重视。不过，最初系统关注这一领域的国内医师并非超声专业人员，而是危重症医师与急诊医师。翻阅文献，也不难理解这一现象。有关肺部超声的经典英文文献，其作者多是急诊或危重症医师，并非影像专业医生。

究其原因，国外的超声影像隶属于放射科，受各种因素干扰，并未得到国外放射医师的普遍重视。超声医学在临床应用的价值没有得到放射医师的充分挖掘。同时，超声影像具有方便、快捷，相对于放射影像设备小巧、灵活的特点，在国外迅速被很多临床专业医师掌握并大量应用，在某种程度上推动了超声医学的发展。

虽然国内临床医师从各自的临床专业角度，较早地认识了胸部超声，特别是肺部超声的应用价值。但是，我国临床医疗工作繁忙，使得他们很难充分掌握和利用这一工具。

与国外情况不同，我国超声影像专业独立于放射医学之外，自成体系，超声医师专职化从事超声临床工作的扫查与诊断，具有较高的临床扫查技巧和诊断能力。

因此，我认为，国内胸部超声，特别是肺部超声走超声专业与临床专业相结合、共同发展之路是最好的选择。

本书图文并茂，是有关肺部超声临床应用难得的好书。全书不但涉及常规超声的应用，而且包括相应的血流动力学参数分析，并附有大量超声造影的病例。因此，本书不但可以指导肺部超声的临床应用，也对于这一领域的科研探索提供了重要参考。

崔立刚

2016 年 1 月 24 日

原著前言

最近几年来，胸部超声应用范围明显扩展。医院前超声检查，如外伤现场、救护车或急救直升机内，便携超声系统的应用极大增加。急诊室、重症监护室以及临床常规工作中，胸部超声已经被证实价值明显，成为临床体格检查之后直接应用的战略性工具。胸部超声帮助医师在非常短的时间内明确外伤患者是否合并严重的内脏出血，是否需要立即转运到手术室进行手术或患者的情况仍允许进行诸如 CT 扫查等方法的进一步评估。一些胸部病变如气胸、肺炎或肺栓塞能够即刻确定诊断。

本书目前这个新的版本对内容进行扩展，增加了两个领域的内容。我们每年都感到急诊超声在胸部的应用变得越来越重要。证据表明，肺水肿及心源性肺水肿、肺内血管外水含量与肺间质综合征明显相关。去年的一个国际共识会议明确了超声在几种肺部病变中的诊断价值，包括气胸、肺间质综合征和肺实变。

新生儿、婴幼儿和儿童的肺超声图像与成人相比并无不同；同样，成人肺部疾病的病理改变也与儿童相似。对于新生儿和儿童呼吸系统疾病使用超声进行诊断应该大力支持，一方面由于超声是一个有效的诊断工具，另一方面也是伦理学的必然选择。超声检查避免了放射性暴露，降低了患者今后发生恶性肿瘤的风险。

我由衷地感谢本书的作者团队，感谢他们富于创造性的合作并及时交稿。我同样感谢斯普林格出版社的紧密协作和对本书出版所做的细致工作。

这本图谱的目的在于帮助同仁们更好地服务患者，希望本书能够帮助临床医师在患者床边迅速做出准确和高效的诊断，并且及时启动恰当的治疗方案。

Gebhard Mathis 于奥地利　兰克韦尔

目 录

第一章 适应证、技术要求和检查步骤

Sonja Beckh 著　崔立刚　译

一、适应证

超声检查早已成为胸腔积液影像学评估的补充方法。成像技术的发展以及科学证据的不断涌现，使得胸部疾病的超声检查范围在最近几年内持续稳定拓展（Broaddus 和 Light 1994；Müller 1997；Kinasewitz 1998；Beckh 等，2002；图1.1）。日常临床工作中，超声检查已经成为鉴别呼吸困难和胸痛的快速定位工具（Beaulieu 和 Marik 2005；Diacon 等，2005；Soldati 等 2006；Arbelot 等，2008；Copetti 和 Cattarossi 2008；Noble 等，2009）。

超声图像不能提供胸部的整体图像，但是可以对特定切面成像，针对每一个特殊问题进行扫查，提供有价值的辅助信息证实胸部 X 线片所见。有时，超声检查是唯一的无创诊断方法，直接阐明病变的病理过程（Walz 和 Muhr 1990；Fraser 等，1999）。

超过99%的超声波在正常的肺表面被反射。只有声波超越脏胸膜或经过声波传播介质，诸如胸腔积液或实变肺组织后，才能显示肺的内部结构（图1.2）。

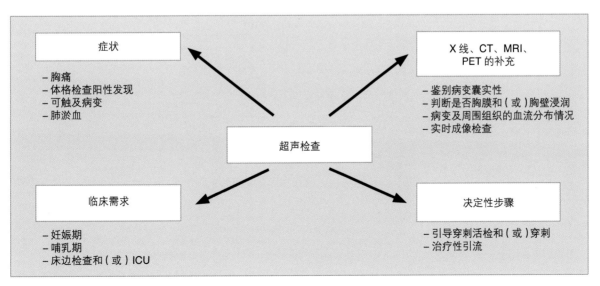

图 1.1　胸膜及肺部病变超声检查适应证谱

1

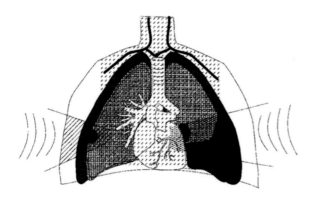

图 1.2 适于超声检查的胸部结构和病理改变

声影是超声波在骨骼处近乎完全被吸收后产生的无回声条带，在胸骨、肩胛骨和脊柱后方最为明显。肋骨声影对肺超声显像的干扰，至少部分可以通过呼吸活动来消除。

经皮胸部超声检查无法显示胸骨正后方及纵隔后部的结构。经食管或经气管超声检查是对这些区域的补充扫查方法，但这些途径为有创操作，需要努力学习操作技巧（Lam 和 Becker 1996；Arita 等，1996；Silvestri 等，1996；Becker 等，1997；Broderick 等，1997；Serna 等，1998；Aabakken 等，1999；Herth 等，2004；图 1.3）。

胸部的每个结构均进行细致的超声扫查就可提供有用的诊断信息：

1. 胸壁
　（a）良性病变
　　　• 良性肿瘤（如脂肪瘤）
　　　• 血肿
　　　• 脓肿
　　　• 反应性淋巴结肿大
　　　• 软骨膜炎、肋软骨炎（Tietze 综合征）
　　　• 肋骨骨折
　（b）恶性病变
　　　• 转移性淋巴结肿大（最初诊断或者治疗过程中的病情发展）
　　　• 浸润性、持续生长的癌
　　　• 溶骨性病变
2. 胸膜
　（a）实性病变：胸膜肥厚、胸膜瘢痕粘连、钙化、石棉肺斑
　（b）占位性病变
　　　• 良性：纤维瘤、脂肪瘤
　　　• 恶性：局限性转移灶、弥漫性癌灶、恶性胸膜间皮瘤
　（c）液性：渗出液、血胸、脓胸、乳糜胸
　（d）动态观察
　　　• 气胸
　　　• 鉴别积液与胸膜瘢痕粘连
　　　• 占位性病变粘连与否
　　　• 占位性病变侵犯与否
　　　• 膈活动度
3. 肺周围型病变
　（a）良性：炎症、脓肿、阻塞性肺不张
　（b）恶性：周围肺转移癌、周围性肺癌、肿瘤伴肺不张
4. 纵隔病变（经皮肤检查）

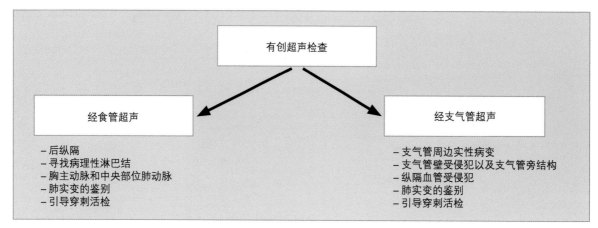

图 1.3 有创超声检查的适应证

（a）前上纵隔占位性病变

（b）主动脉—肺动脉窗淋巴结

（c）腔静脉及其分支血栓

（d）侧支循环

（e）心包积液

其他通过超声显示的心脏病理改变不会在本书赘述，有关内容请读者参阅超声心动图书籍的相关章节。

不适用于纵隔其他部位的扫查。对比而言，图像帧频与二维扫查深度之间也需要根据所观察的纵隔结构进行平衡。

经食管超声需要特殊的探头并配备适当的连接线与主机连接。支气管内镜超声采用特殊的纤细高频探头（12～20 MHz），经过弯曲支气管镜所建立的通道进行扫查成像。目前仅少数超声生产厂家提供了相应的设备和适合的探头。

二、超声设备技术要求

所有适用于腹部和甲状腺超声检查的设备都应该可以用于胸部超声检查。高频线阵探头（5～10 MHz）适合胸壁和壁胸膜的检查（Mathis，2004）。最新研发的10～13 MHz探头非常适用于淋巴结（Gritzmann，2005）、胸膜和肺表面的检查。

对于肺而言，3～5 MHz的凸阵或扇扫相控阵探头可以到达足够的扫查深度。

扇扫相控阵探头或细窄的凸阵探头推荐用于纵隔超声检查。探头接触面越小，越适于放置在颈部或锁骨上窝，探头频率应该在3.5～5 MHz。值得指出，通常适于心脏超声检查的仪器设置并

三、扫查程序

1. 胸壁、胸膜、膈、肺

胸部超声检查时，患者尽可能采取坐位，在呼吸动态过程中进行。如果需要，还可让患者配合呼吸活动，如咳嗽或用力吸气。双上肢抬高交叉至脑后，使得肋间隙加大，利于探头接触。探头沿以下位置长轴方向自腹侧向背侧顺序扫查胸部（图1.4）：

- 胸骨旁线
- 锁骨中线及锁骨外缘线
- 腋前线、腋中线和腋后线
- 肩胛骨外缘线及肩胛骨内缘线

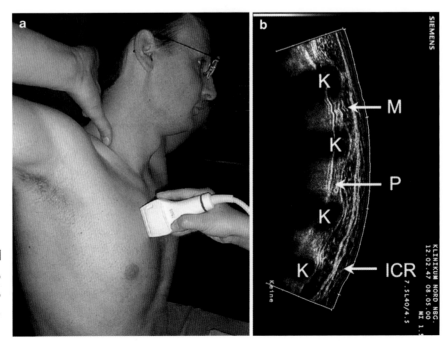

图1.4 患者坐位检查。（a）右侧胸骨旁线，线阵探头长轴切面扫查。（b）对应的长轴切面全景声像图。K，恰与肋骨交界处的肋软骨；ICR，肋间隙；M，肌肉；P，胸膜线

- 脊柱旁线

扫查过程中的任何超声阳性发现都应与各自的解剖位置对应，并且该解剖位置应特殊说明。

随后，探头横切，沿肋间隙平行肋骨扫查（图1.5），以获得每个阳性发现的更多精确定位信息。

检查肩胛骨后方的局灶病变，需要最大限度地外展上肢，直到手臂触及对侧肩部（图1.6）。经锁骨上区域扫查可以评估肺尖及局部的臂丛神经（见下文）。

沿胸骨上窝可以扫查前上纵隔区。自腹部肋下，右侧经肝扫查（图1.7），左侧经部分脾扫查可以显示膈。此外，沿侧方叩诊平面长轴扫查可以显示肋膈隐窝（图1.8）。

仰卧位患者采用同样的扫查方法。经腹扫查相对更加容易，而经肋间隙扫查可能相对困难，因为肩部活动通常受到一定限制。

2. 锁骨上窝扫查

锁骨上窝区域需要特殊的探头扫查动作。高频探头能够显示局部的神经结构，臂丛神经分支的显示意味着增强了胸部病变的超声检查能力。下列情况出现时应检查臂丛及其分支：

- 肺上沟瘤侵犯
- 外伤（产伤或交通事故）
- 锁骨上窝区域穿刺
- 臂丛神经麻醉

扫查自颈根部外侧开始（图1.9）。臂丛神经沿前、中斜角肌间隙向外下方走行，沿第一肋和锁骨之间进入腋窝。探头置于锁骨下窝，可以显示神经围绕腋动脉走行（图1.10）。

直到探头移动至腋窝区域，整个臂丛神经的扫查才算完整（图1.11）。

四、小结

超声图像的高分辨率和实时动态成像的特点，对胸部病变的诊断起到主要的作用。胸壁结构和胸膜病变都能够被超声显示。肺实变如果累及胸膜或恰位于声窗后方，也可被检出。探头采取特定的扫查位置，可以经皮显示前上纵隔。对于胸部超声检查而言，高频线阵探头（5~10 MHz）用于浅表，分辨率高。凸阵或扇扫相控阵探头（3.5~5 MHz）用于评价深部病变。锁骨上窝扫查需要高频探头（5~13 MHz），以便显示臂丛神经。

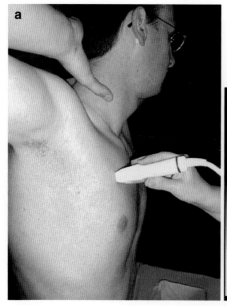
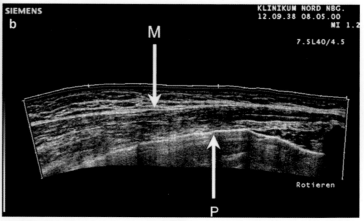

图1.5 患者坐位检查。（a）第三肋间隙处，线阵探头平行肋骨扫查。（b）对应的横切面全景声像图。M，肌肉；P，胸膜线

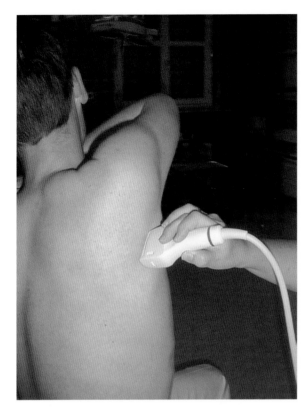

图1.6　扫查肩胛骨遮挡区域病变的患者体位

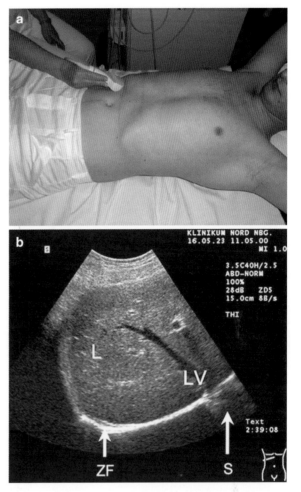

图1.7　经肝扫查。(a)凸阵探头自右侧肋弓下扫查,探头略向头侧倾斜。(b)对应的超声图像。L,肝;LV,肝静脉;ZF,膈;S,膈上方的肝镜面伪像

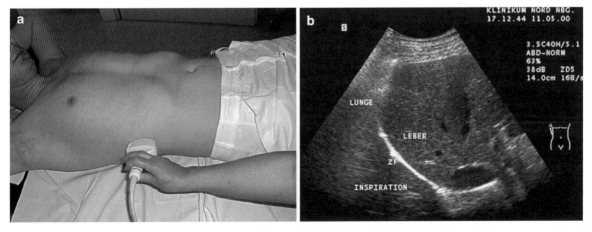

图1.8　经外侧扫查。(a)凸阵探头沿右侧腋中线长轴扫查。(b)对应的超声图像。ZF,膈。正常肺(LUNGE)在吸气时(INSPIRATION)突入肋膈窦,遮挡肝(LEBER)上缘

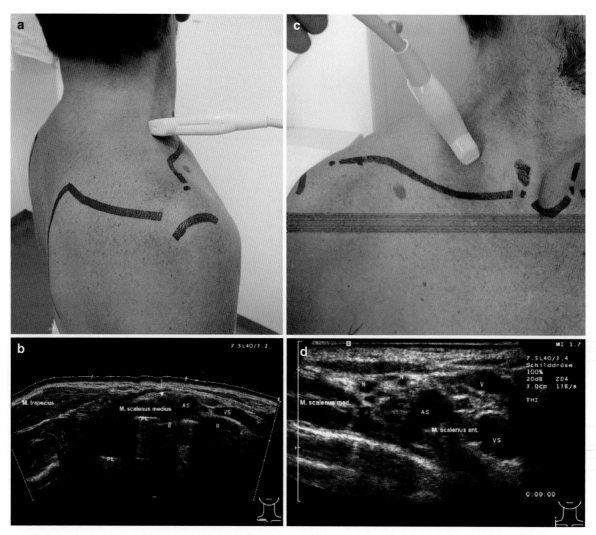

图 1.9　锁骨上窝扫查。（a）线阵探头置于颈根部外侧，横断面扫查（原文 longitudinally 容易引起歧义，译者注）。（b）对应的全景超声图像。AS a，锁骨下动脉；VS v，锁骨下静脉；R，肋骨；PL，胸膜；箭头指向臂丛神经分支。（c）线阵探头置于颈根部外侧中间位置，矢状切面扫查。（d）对应的超声图像。N，臂丛神经分支；V，无名静脉；M trapezius，斜方肌；M scalenus medius，中斜角肌；M scalenus ant，前斜角肌

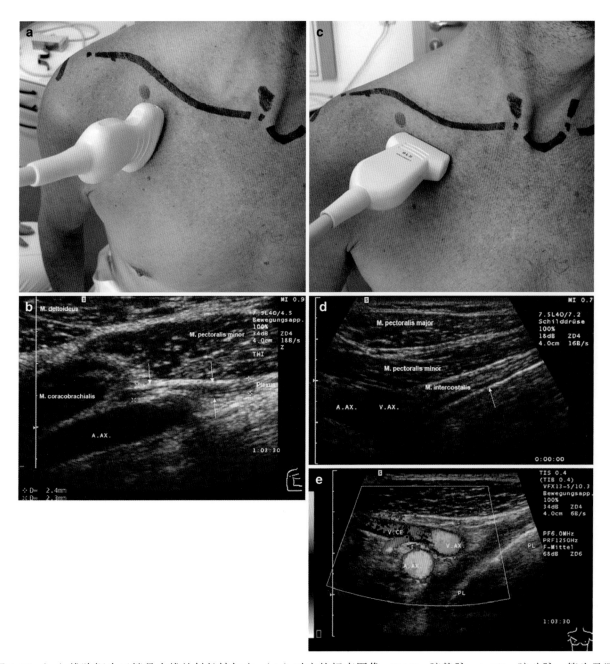

图 1.10 （a）线阵探头于锁骨中线处斜长轴扫查。（b）对应的超声图像。V.AX，腋静脉，A.AX，腋动脉，箭头及测量标志为臂丛神经。（c）线阵探头在锁骨中线处，于锁骨下方平行锁骨方向横断面扫查。（d）对应的超声图像。箭头所指为胸膜线。（e）对应的彩色多普勒血流图，V.CE，头静脉；M deltordeus，三角肌；M pectoralis minor，胸小肌；M coracobrachialis，喙肱肌；M intercostalis，肋间肌

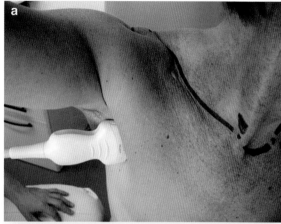

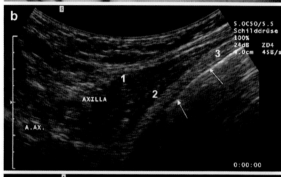

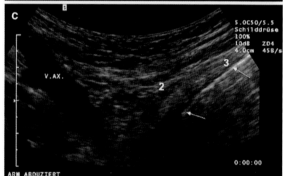

图 1.11 （a）凸阵探头（原文 Linear probe，应为作者笔误。译者注）沿腋线长轴切面扫查。（b）对应的超声图像，探头切面偏向背侧。1m，前锯肌；2m，肋间肌；3，胸膜线（箭头）。（c）对应的超声图像，探头切面偏向腹侧。A. AX，腋动脉；V. AX，腋静脉；AXILLA，腋窝

参考文献

[1] Aabakken L, Silvestri GA, Hawes R et al (1999) Cost-efficacy of endoscopic ultrasonography with fine-needle aspiration vs. mediastinotomy in patients with lung cancer and suspected mediastinal adenopathy. Endoscopy 31:707–711

[2] Arbelot C, Ferrari F, Bouhemad B, Rouby JJ (2008) Lung ultrasound in acute respiratory distress syndrome and acute lung injury. Curr Opin Crit Care 14:70–74

[3] Arita T, Matsumoto T, Kuramitsu T et al (1996) Is it possible to differentiate malignant mediastinal nodes from benign nodes by size? Reevaluation by CT, transesophageal echocardiography, and nodal specimen. Chest 110:1004–1008

[4] Beaulieu Y, Marik PE (2005) Bedside ultrasonography in the ICU. Part 1, Part 2. Chest 128:881–895, 1766–1781

[5] Becker HD, Messerschmidt E, Schindelbeck F et al (1997) Endobronchialer Ultraschall. Pneumologie 51:620–629

[6] Beckh S, Bölcskei PL, Lessnau KD (2002) Real-time chest ultrasonography. A comprehensive review for the pulmonologist.Chest 122:1759–1773

[7] Broaddus VC, Light RW (1994) Disorders of the pleura: general principles and diagnostic approach. In: Murray JF, Nadel JA(eds) Textbook of respiratory medicine. Saunders, Philadelphia,pp 638–644

[8] Broderick LS, Tarver RD, Conces DJ Jr (1997) Imaging of lung cancer: old and new. Semin Oncol 24:411–418

[9] Copetti R, Cattarossi L (2008) Ultrasound diagnosis of pneumonia in children. Radiol Med 113:190–198

[10] Diacon AH, Theron J, Bolliger CT (2005) Transthoracic ultrasound for the pulmonologist. Curr Opin Pulm Med 11:307–312

[11] Fraser RS, Müller NL, Colman N, Paré PD (1999) Fraser and Paré's diagnosis of diseases of the chest. Saunders,Philadelphia, pp 299–338

[12] Gritzmann N (2005) Sonography of the neck: current potentials and limitations. Ultraschall Med 26:185–196

[13] Herth FJ, Becker HD, Eberhardt R (2004) Endobronchialer Ultraschall beim Bronchialkarzinom. Radiologe 44:457–464

[14] Kinasewitz GT (1998) Disorders of the pleural space. Pleural fluid dynamics and effusions. In: Fishman AP (ed) Fishman's pulmonary diseases and disorders. McGraw-Hill, New York, pp 1396–1397

[15] Lam S, Becker HD (1996) Future diagnostic procedures. Chest Surg Clin N Am 6:363–380

[16] Mathis G (2004) Thoraxsonography—part I: chest wall and pleura. Prax 93:615–621

[17] Müller W (1997) Ultraschall-Diagnostik. In: Rühle KH (ed) Pleura-Erkrankungen. Kohlhammer, Stuttgart, pp 31–44

[18] Noble VE, Lamhaut L, Capp R et al (2009) Evaluation of a thoracic ultrasound training module for the detection of pneumothorax and pulmonary edema in the physician care providers. BMC Med Educ 9:3

[19] Serna DL, Aryan HE, Chang KJ et al (1998) An early comparison between endoscopic ultrasound-guided fine-needle aspiration and mediastinoscopy for diagnosis of mediastinal malignancy. Am Surg 64:1014–1018

[20] Silvestri GA, Hoffmann BJ, Bhutani MS et al (1996) Endoscopic ultrasound with fine-needle aspiration in the

diagnosis and staging of lung cancer. Ann Thorac Surg 61:1441–1445

[21] Soldati G, Testa A, Silva F et al (2006) Chest ultrasonography in lung contusion. Chest 130:553–538

[22] Walz M, Muhr G (1990) Sonographische Diagnostik beim stumpfen Thoraxtrauma. Unfallchirurg 93:359–363

第二章　胸　　壁

Gebhard Mathis 和 Wolfgang Blank 著　　崔立刚　译

胸壁（除去肋骨遮挡的壁层胸膜之外）非常适合超声检查，因为其恰位于探头深方（Sakai 等，1997）。任何胸壁触诊的可疑发现（炎症或肿瘤）都可能是超声检查的适应证，相当常见的触诊异常之后处理流程包括局部超声检查和超声引导下穿刺抽吸。胸部外伤是胸壁超声检查的一个绝佳适应证，肋骨和胸骨骨折诊断正确率极高。一些伴发的情况如血肿、胸腔积液或气胸也能通过超声检查明确（Mathis，1997）。

胸壁超声检查的适应证：

- 疼痛
- 触诊可疑病变
- X 线可疑病变
- 胸部外伤
- 肿瘤分期
- 引导介入
- 随访

胸壁超声检查的常见病变：

1. 软组织
   （a）限局性含液性病变
   - 血肿
   - 血清肿
   - 淋巴囊肿
   - 脓肿
   （b）肿瘤
   - 脂肪瘤
   - 纤维瘤
   - 肉瘤
   - 转移瘤
   - 肺癌局部直接侵犯
   （c）淋巴结
   - 炎症性肿大
   - 恶性淋巴瘤
   - 转移性淋巴结肿大
2. 骨骼
   （a）骨折
   - 肋骨
   - 胸骨
   - 锁骨
   - 肩胛骨
   （b）骨质溶解——骨转移
   - 支气管癌
   - 乳腺癌
   - 前列腺癌
   - 多发性骨髓瘤
   - 其他

一、软组织

1. 限局性含液性病变

（1）血肿：血肿的回声类型多样，取决于血肿内红细胞成分以及机化程度，因此与血肿的形成时间相关。通常呈无回声或低回声（图 2.1）。偶尔，血肿内部可见细点状，云雾样回声。一些少见情况下，血肿中央出现中等回声或致密强回声结构。机化的血肿回声可能并不均匀。

（2）血清肿，淋巴囊肿：术后血清肿大部分为无回声、圆形或不规则形，无包膜。淋巴囊肿按结构而言基本相似，通常为圆形或椭圆形。闭塞的淋巴管能够被显示（图 2.2）。

（3）脓肿：脓肿内的细胞和蛋白质成分可能导致脓肿内部结构的不同。脓肿内容物的声像图表现可能类似血肿，鉴别可能很困难，因为二者的中间情况也可能存在，如血肿合并感染。不同程度的脓壁形成是脓肿诊断的重要依据。脓肿内部可以出现飘动回声（图 2.3）。

2. 肿瘤

（1）脂肪瘤和纤维瘤：脂肪瘤与纤维瘤的回声特点取决于瘤体内的脂肪细胞成分、结缔组织成分和不同间质之间的声阻抗差值。声像图特点表现为低回声、相对高回声等多种变化，也可能与周围组织分界不清，也可能显示出包膜回声（图 2.4）。

（2）肉瘤和软组织转移瘤：恶性占位性病变的一个主要诊断标准是侵袭性生长，内部回声多为低回声，也可能混杂不均匀的高回声区。彩色多普勒血流成像对于可疑恶性肿物的低回声病变可能有帮助，病变内部的血流类型和血管走行特点有时能够确认可疑的恶性肿物（图 2.5，图 2.6，

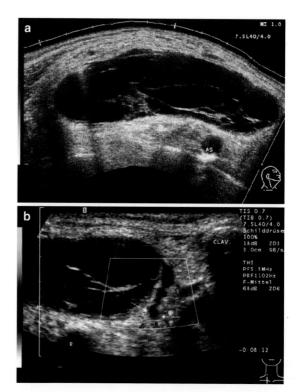

图 2.2　左颈部外侧区域术后肿胀伴疼痛。（a）声像图显示 10cm×4.3cm（原文为"10cm×43cm"，是笔误，译者著）无回声限局性占位性病变。（b）病变周围可见闭塞的淋巴管（箭头）

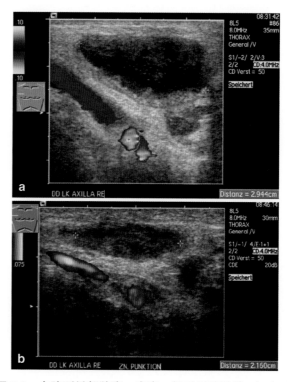

图 2.3　右腋下局部肿胀、疼痛，提示汗腺脓肿。（a）声像图显示一无回声占位性病变，范围约 3cm×1.5cm，周边的中等回声提示脓肿壁开始形成。（b）超声引导下抽吸可见脓液。残留液体最终被吸收

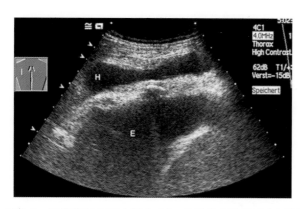

图 2.1　钝器伤后皮下血肿（H），此部位血肿呈巨大无回声结构。胸膜腔内可见大量积液（E），穿刺抽吸证实为血胸。

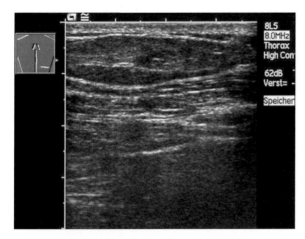

图 2.4　肩胛下区中等回声脂肪瘤，边界略模糊

图 2.7，图 2.8)。

　　了解肿物内的血流类型对于进行超声引导下穿刺抽吸非常有用。肿物位置表浅，邻近探头，超声引导下穿刺抽吸是获得组织学标本并最终明确诊断的最得力方法。

3. 淋巴结

　　皮下可触及肿物多为淋巴结。淋巴结的声像图形态提示可能的病因，结合临床资料还能够评估病变的良恶性。高频探头扫查得到有鉴别意义的灰阶图像，彩色多普勒血流成像揭示的血管分布特征可以为淋巴结的类型提供进一步的信息（Bruneton 等，1986；Hergan 等，1994）。使用更好的灰阶图像分辨率以及各种彩色多普勒血流成像评估淋巴结血流分布，使得超声评估淋巴结良恶性的可能性明显提高（Chang 等，1994；Tschammler 等，1998；表 2.1）。

　　然而，单纯依赖淋巴结的超声形态学特点确定淋巴结良恶性时必须谨慎，最终的判断只能依靠穿刺抽吸病理组织学检查或病变的临床发展过程。临床实践中，淋巴结的大小变化和声像图特征变化显著，因此超声随访检查可以用于明确淋巴结炎症的诊断以及记录恶性淋巴结成功治疗后的变化。

　　（1）炎症性肿大淋巴结：炎症性肿大淋巴结长径很少超过 20 mm。通常外形光滑，呈卵圆形、

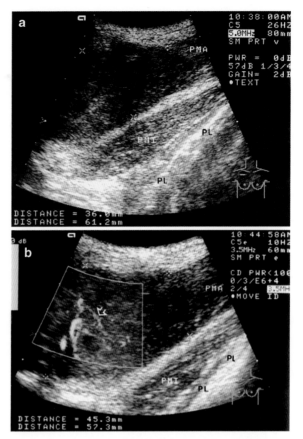

图 2.5　（a）肌肉内淋巴瘤。20 岁男性患者，锻炼身体（健身）时感觉胸壁疼痛。临床体检发现右侧胸大肌质硬、肿胀。超声检查发现外侧胸大肌区低回声肿物，灰阶超声考虑血肿。（b）彩色多普勒血流成像显示病变内丰富的血流信号，血管分布不规则（螺旋形分布，管径不规则，高速血流）。外科切除活检证实为胸大肌内非霍奇金淋巴瘤。PMA，胸大肌；PMI，胸小肌；PL，胸膜

三角形或长条形（图 2.9）。淋巴结炎时，典型的淋巴结表现为沿淋巴结解剖位置分布的串珠样排列。根据淋巴结的解剖特点，我们通常能够或多或少地显示淋巴结内明显的中央回声增强区，即淋巴门脂肪征，代表淋巴结中央的脂肪和结缔组织。这个征象在淋巴结炎症恢复期特别明显（图 2.10）。淋巴结的周边呈低回声，与周围组织分界清晰，这一区域多可见走行规则的血流信号。淋巴门内的动、静脉也能够显示。

　　（2）淋巴瘤：淋巴瘤的典型表现为均匀的低回声结节，边缘清晰锐利。中央细胞性和霍奇金淋巴瘤通常内部结构接近无回声，某些病例酷似囊肿。淋巴瘤的形态可以为圆形、紧凑的卵圆形

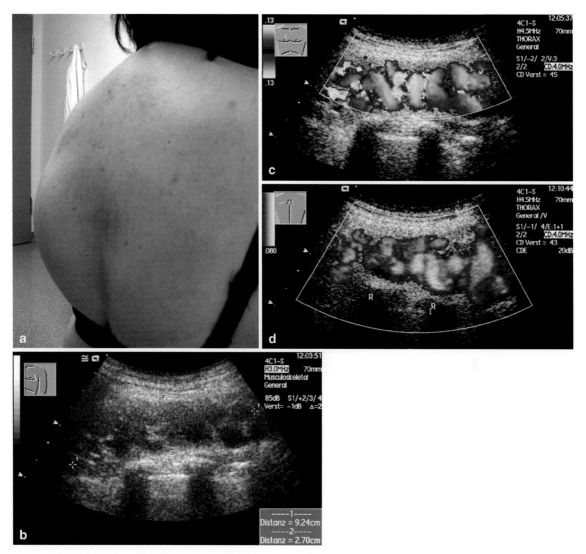

图 2.6 （a）后胸壁血管瘤，位于脊柱左侧，质软肿物。在过去的几年中，肿物持续生长。（b）声像图显示肩胛骨水平软组织占位性病变，对周围结构无侵犯。（c，d）彩色多普勒血流成像显示病变为血管源性病变，其供应血管和引流血管均为椎旁血管。R，肋骨

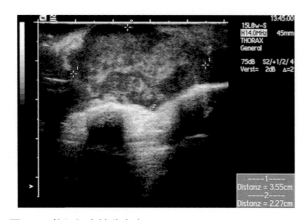

图 2.7　软组织内转移肉瘤

或罕见的三角形（图 2.11，图 2.12）。淋巴结两侧均出现血流信号（三明治征）也提示淋巴瘤。淋巴瘤可以血流信号非常丰富，但边缘血流多不规则。

注意：急性炎症性淋巴结可酷似淋巴瘤

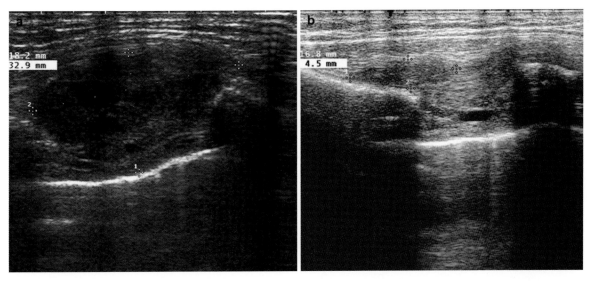

图 2.8　（a）乳腺癌术后 15 年，胸骨旁孤立软组织转移灶，经超声引导下活检证实。（b）放疗后，转移灶消失

表 2.1　不同病因淋巴结肿大的声像图特点

	炎症性淋巴结肿大	恶性淋巴结肿大	转移性淋巴结肿大
形态	椭圆形，长条形	圆形，椭圆形	圆形
边缘	光滑	光滑	不规则
边界	清晰	清晰	模糊
生长方式	豆样	膨胀性，结构移位	侵袭性
活动性	佳	佳，中等	不佳
回声类型	周边低回声，淋巴门	低回声，囊样	不均质回声
血管分布	规则，向心血流	不规则	螺旋样

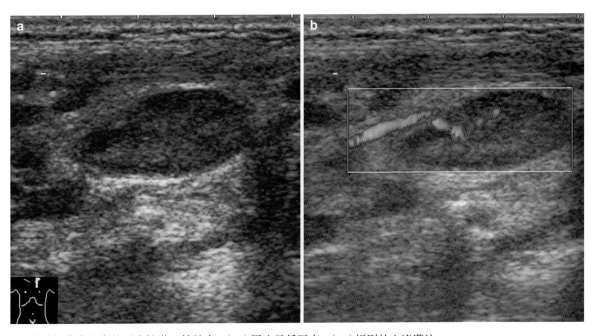

图 2.9　李氏杆菌病患者的反应性淋巴结肿大。（a）周边呈低回声。（b）规则的血流灌注

（3）转移性淋巴结肿大：淋巴结转移的声像图表现并非一致。通常的主要表现是淋巴结内出现中度回声增强区域，淋巴结与周围组织的分界往往模糊。转移淋巴结侵袭生长的特点可能通过周围肌肉及血管受侵犯而表现出来（Gritzmann 等，1990；图 2.13）。淋巴结的大小并不是可靠的诊断标准。不过，转移性淋巴结最大径多超过 20 mm，较炎症性淋巴结更大。淋巴结形态是一个重要诊断标准，转移性淋巴结趋于圆形。偶尔，在转移性淋巴结周边可见炎症反应性淋巴结。

转移性淋巴结的血流分布具有典型特征：血管通常位于周边，分布不规则，走行杂乱，血流方向多样，表现为彩色信号颜色多变（Tschammler 等，2002）。

触诊不到的淋巴结也能被超声显示，因此，对于乳腺癌的分期和监测预后，推荐进行腋窝淋巴结扫查（Bruneton 等，1984；Hergan 等，1996；图 2.14）。最近报道前哨淋巴结也能够被超声发现。

目前，支气管肺癌患者常规进行超声检查，因为超声对于锁骨上窝的淋巴结转移（N3）和胸

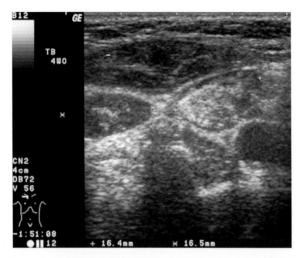

图 2.10　结核病恢复期淋巴结，不同淋巴结呈现非常窄的淋巴门和非常宽大的淋巴门

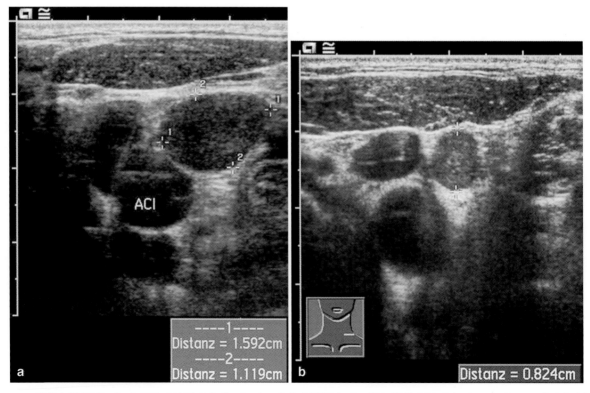

图 2.11　霍奇金淋巴瘤。（a）确诊时的超声表现。（b）三个化疗周期之后，淋巴结体积缩小超过 50% 以上，随后完全缓解

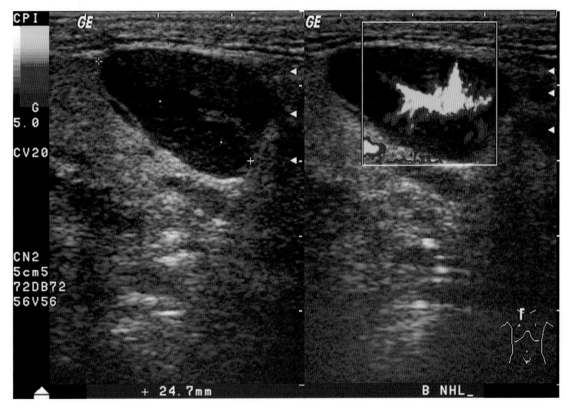

图 2.12 B 细胞性慢性淋巴细胞性白血病：淋巴结回声减低，淋巴门回声残存；内部丰富及略不规则的血流信号

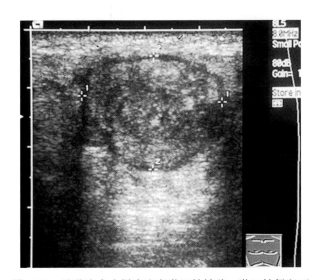

图 2.13 肺黏液表皮样癌患者淋巴结转移。淋巴结侵犯至局部组织，触诊病变活动度明显降低。受累淋巴结内部回声不均匀，呈洋葱样结构，并累及周围组织

壁侵犯检出率明显优于 CT（Suzuki 等，1993），并且经常能够检出触诊未发现的淋巴结（Fultz 等。2002；van Overhagen 等，2004；Prosch 等，2007）。文献报道超声检出了 17% ~ 36% 甚至更多的淋巴结，3% 的患者临床分期提高，避免了 10% 的进一步不必要检查。同样必须进行颈部淋巴结的超声扫查，一旦出现转移则意味着病情处于 M_1 期。

当医师面对肿瘤是否侵及胸壁这一问题时，超声同样是最敏感的影像学工具。至少在一个方面，即采用相应的高频探头，局部软组织的图像分辨率没有其他影像学方法可以匹敌。此外，实时动态观察可以判断肿物是否随呼吸活动而运动。因此，目前的 S-3 指南（译者注：德国呼吸及癌

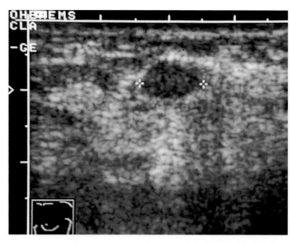

图 2.14　乳腺癌患者，超声发现触诊阴性的腋窝转移淋巴结，最大径仅 7mm

症学会交叉学科指南）要求应用超声辅助肺癌分期（Goeckenjan 等，2011）。

　　淋巴结转移情况是很好的疗效监测参数，如果患者对化疗或放疗敏感，转移性淋巴结会缩小，但反应性的淋巴结会持续存在（图 2.15）。

二、骨性胸壁

1. 肋骨及胸骨骨折

　　胸壁的 X 线检查有时会发生困难，无移位的骨折通常无法显示。肋骨和胸骨的骨折可以清晰地被超声发现（Fenkl 等，1992；Dubs-Kunz，1992；Dubs-Kunz，1996；Bitschnau 等，1997；表 2.2）。骨折裂缝、移位以及骨折片均能直接显示。软组织血肿、胸腔积液和邻近肺脏挫伤也能被超声检出（Wüstner 等，2005）。

表 2.2　肋骨和胸骨骨折的超声诊断标准

直接征象	伴发间接征象
骨折点压痛	血肿
皮质裂缝	多重反射伪像 / 烟筒征
骨皮质台阶征	胸腔积液
骨端移位	气胸
	肺挫伤表现

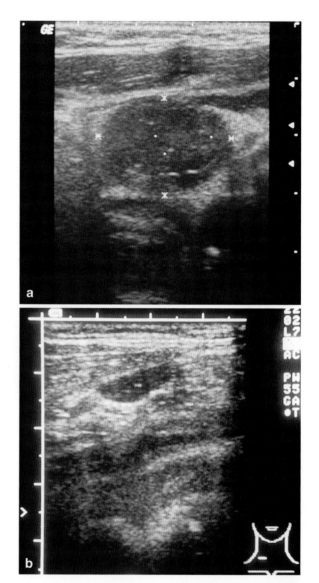

图 2.15　（a）大细胞肺癌颈部淋巴结转移。（b）两个周期化疗后，淋巴结转移灶缩小，声像图更像反应性淋巴结

　　下面的扫查方法被证实在临床实践中非常有价值：患者指明最痛处，随后对局部进行超声检查。很多时候就可在该处发现骨折。

　　如果骨折裂隙宽度比超声探头的侧向分辨距离大，那么骨折缝隙能够被声像图直接显示，这是临床最常见的情况。非移位骨折也可通过多重反射伪像间接得到明确，即所谓的烟筒征。这些多重反射伪像在骨折片边缘形成，向深方垂直分布。没有移位时，探头在患者最痛处轻轻加压就能诱发烟筒征伪像。肋骨和胸骨骨折具有相同的声像图表现。明确诊断的直接证据显示皮质裂隙或皮质断端形成的台阶（图 2.16），间接证据包括局部血肿、烟筒征或伴随胸腔积液（图 2.17）。

掌握胸骨的解剖和解剖变异是评估胸骨的最重要条件。因此，胸骨柄与胸骨体交界处的皮质连续性中断不要误认为骨折。此外，各种潜在的发育过程中非正常骨质融合可能很罕见，但也应引起注意（图 2.18）。

监测骨折及修复过程中的变化，首先可以显示局部低回声或无回声的血肿位于骨折裂隙处。然后经过初期局部结构的机化和增厚，形成明显的骨痂。骨化启动可引起纤细的声影，随后扩展至完全骨化。一旦骨化出现，超声可能显示为连续的骨皮质局部突起，形成明显的声反射（图 2.19）。愈合不佳也可通过连续骨化缺失而易于判别。外伤后 3 至 4 周局部骨质增厚，完全塑形则通常需要数月（Friedrich 和 Volkenstein，1994；Riebel 和 Nasir，1995）。

创伤医学领域应用胸部超声逐渐增加（Leitgeb 等，1990；Mariacher Gehler 和 Michel，1994）。作为常规 X 线的补充，超声提供了显著的附加信息（Griffith 等，1990）。在一组未经选择的可疑肋骨骨折患者中，超声显示骨折数量是 X 线的两倍，这里包括了切线位胸部 X 线（Bitschnau 等，1997）。超声在胸部腹侧区域的评估特别有用。对于肋骨骨折合并锁骨骨折的病例，X 线具有明显的优势。

对患者而言，明确胸壁挫伤与肋骨骨折非常重要，因为这两种情况的结果对于患者今后的工作影响截然不同。严重的胸部外伤患者，伴发胸腔积液、血肿或肺挫伤（图 2.20）的程度可以迅速、准确地进行超声评估。因此，急诊室内的超声应用非常有意义（Walz 和 Muhr，1990；Wischofer 等，1995；Wüstner 等，2005）。不过，局部的皮肤气肿对超声检查造成限制（图 2.21）。

2. 骨质溶解

骨质溶解通常由于肿瘤转移所致，特征性的表现为骨皮质连续性中断、破坏，出现病理性的透声增强（图 2.22）。引起骨质破坏的转移灶通常边界清晰，呈圆形或卵圆形，内部回声部分呈

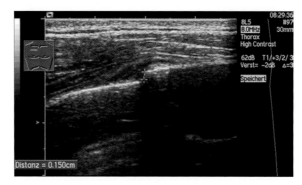

图 2.16 肋骨骨折形成局部 1.5 mm 的台阶表现，这样的骨折无法被 X 线显示。局部无伴发血肿形成

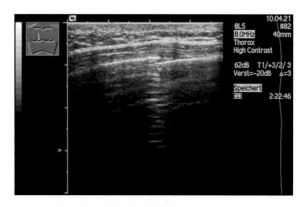

图 2.17 肋骨骨折伴多重反射伪像，形成烟筒征。没有移位的骨折可以通过探头轻压痛点诱发

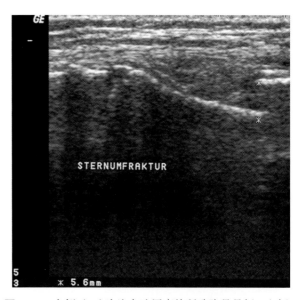

图 2.18 右侧:(＊)为汽车追尾事故所致胸骨骨折；左侧:显示胸骨体与胸骨柄交界处的骨质不平滑表现

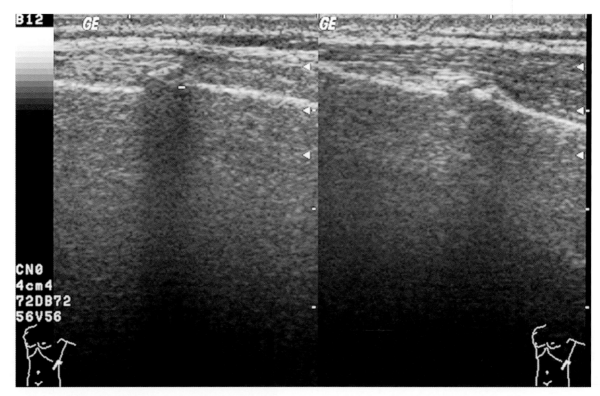

图 2.19　10 周的陈旧性肋骨骨折，声像图显示先前的骨折点处的再次钙化，并形成不平滑的突起

低回声，部分区域可见粗糙回声结构。彩色多普勒血流成像显示新生肿瘤血管呈螺旋样分布（图 2.23）。

　　如果临床医师希望获得骨质溶解的组织学诊断，则下一步就将进行超声引导下的局部抽吸处理。因为骨质破坏区域紧邻探头，对于超声引导而言非常有利。患者治疗过程中，胸壁骨质破坏

溶解与否可能是一个监测指标，如多发性骨髓瘤（图 2.24）、小细胞支气管肺癌、前列腺癌或乳腺癌。骨质破坏的范围扩大或缩小，内部声学结构的任何改变都能够随时记录下来并进行比较。治疗有效时的骨质再次骨化出现，超声显示早于 X 线。

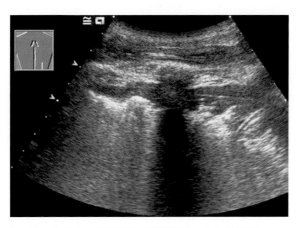

图 2.20　肺挫伤：胸膜下肺组织实变，呈盘状结构

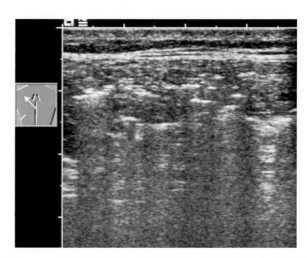

图 2.21　皮肤气肿形成。皮下脂肪组织内可见多发气泡强回声，极大干扰了深方结构成像，胸壁无法显示

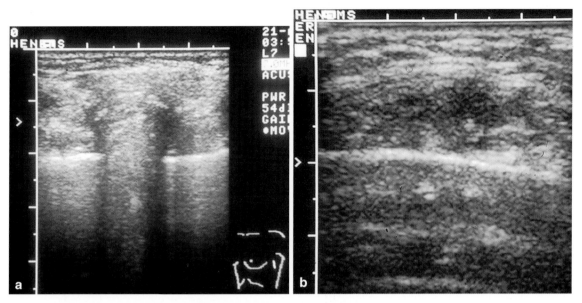

图 2.22　（a）胸膜肺腺癌患者，横断面声像图显示肋骨转移所致的骨质溶解。（b）转移灶的长轴切面声像图，显示肋骨抬高，皮质回声明显破坏，转移灶回声不均匀。局部透声增强，使得骨质后方胸膜得以显示

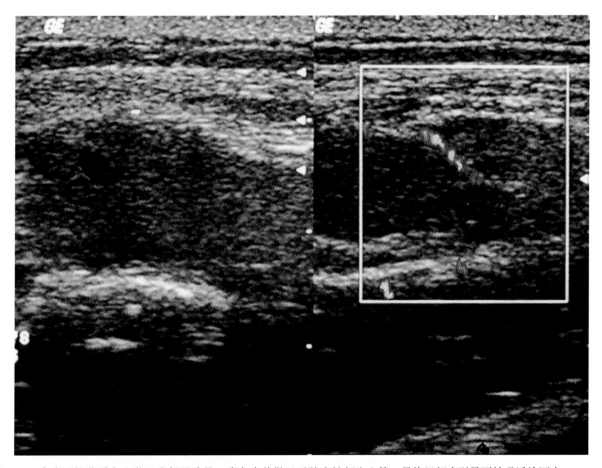

图 2.23　高度恶性非霍奇金淋巴瘤侵及肋骨，彩色多普勒显示肿瘤性新生血管。最终经超声引导下抽吸活检证实

周围型支气管肺癌侵犯胸壁（Pancoast 肿瘤）的超声评估优于 CT；对于锁骨下血管的侵犯，情况类似（Suzuki 等，1993；Bandi 等，2008；图 2.25 和图 2.26）。

三、小结

胸壁超声检查的重要适应证是显示淋巴结以及谨慎评估病变的良恶性。所有诊断不清的胸壁病变，都能轻易地通过超声引导下抽吸获得组织学诊断，特别是这种明确诊断是治疗所需。超声引导下抽吸操作的风险极低，与病变的部位有关。一旦明确为恶性病变，则可在治疗过程中进行监测。

肋骨及胸骨骨折能够被超声清晰显示。超声诊断肋骨、胸骨骨折不仅较常规 X 线敏感，而且可同时评估软组织合并症，迅速可靠地发现血肿、胸腔积液等。

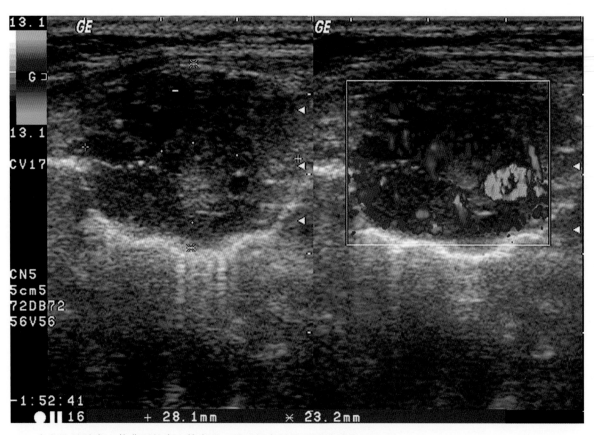

图 2.24　多发性骨髓瘤，伴典型的富血管表现。通过超声引导下活检确诊

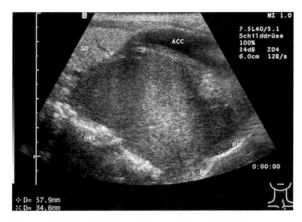

图 2.25 肺癌生长侵入上肺尖。ACC，颈总动脉

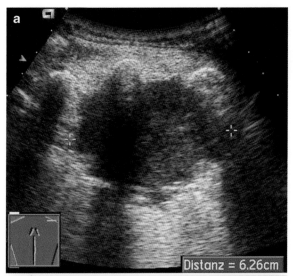

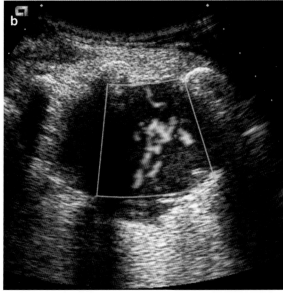

图 2.26 （a）右肺尖肺黏液表皮样癌，位于背侧，侵及胸壁。（b）内部血流分布不规则——火海征

参考文献

[1] Bandi V, Lunn W, Ernst A, Eberhardt R, Hoffmann H, Herth F (2008) Ultrasound vs. computed tomography in detecting chest wall invasion by tumor: a prospective study. Chest 133:881–886

[2] Bitschnau R, Gehmacher O, Kopf A, Scheier M, Mathis G (1997) Ultraschalldiagnostik von Rippen- und Sternumfrakturen.Ultraschall Med 18:158–161

[3] Bruneton JN, Caramella E, Aubanel D, Hery M, Ettore F, Boublil JL, Picard L (1984) Ultrasound versus clinical examination for axillary lymph node involvement in breast cancer.Ultrasound 153:297

[4] Bruneton JN, Caramella E, Hery M, Aubanel D, Manzino JJ,Picard L (1986) Axillary lymph node metastases in breast cancer:preoperative detection with US. Radiology 158:325–326

[5] Chang DB, Yuan A, Yu CJ, Luh KT, Kuo SH, Yang PC (1994) Differentiation of benign and malinant cervical lymph nodes with color doppler sonography. Am J Roentgenol 162:965–968

[6] Dubs-Kunz B (1992) Sonographische Diagnostik von Rippenfrakturen. In: Anderegg A, Despland P, Henner H,Otto R (eds) Ultraschalldiagnostik '91. Springer, Berlin/Heidelberg/New York/Tokyo, pp 268–273

[7] Dubs-Kunz B (1996) Sonography of the chest wall. Eur J Ultrasound 3:103–111

[8] Fenkl R, Garrel Tv, Knappler H (1992) Diagnostik der Sternumfraktur mit Ultraschall—eine Vergleichsstudie zwischen Radiologie und Ultraschall. In: Anderegg A, Despland P, Henner H, Otto R (eds) Ultraschalldiagnostik '91. Springer, Berlin/Heidelberg/New York/Tokyo, pp 274–279

[9] Friedrich RE, Volkenstein RJ (1994) Diagnose und Repositionskontrolle von Jochbogenfrakturen. Ultraschall Med 15:213–216

[10] Fultz PJ, Feins RH et al (2002) Detection and diagnosis of nonpalpable supraclavicular lymph nodes in lung cancer at CT and US. Radiology 222:245–251

[11] Goeckenjan G, Sitter H, Thomas M et al (2011) Prevention, diagnosis, therapy, and follow-up of lung cancer: interdisciplinary guideline of the German Respiratory Society and the German Cancer Society. Pneumologie 65:39–59

[12] Griffith JF, Rainer TH, Ching AS, Law KL, Cocks RA, Metreweli C (1999) Sonography compared with radiography in revealing acute rib fracture. AJR Am J Roentgenol 173:1603–1609

[13] Gritzmann N, Grasl MC, Helmer M, Steiner E (1990) Invasion of the carotid artery and jugular vein by lymph

node metastases:detection with sonography. AJR Am J Roentgenol 154:411–414

[14] Hergan K, Amann T, Oser W (1994) Sonopathologie der Axilla: Teil II. Ultraschall Med 15:11–19

[15] Hergan K, Haid A, Zimmermann G, Oser W (1996) Preoperative axillary sonography in breast cancer: value of the method when done routinely. Ultraschall Med 17:14–17

[16] Leitgeb N, Bodenteich A, Schweighofer F, Fellinger M (1990) Sonographische Frakturdiagnostik. Ultraschall Med 11:206–209

[17] Mariacher Gehler S, Michel BA (1994) Sonography: a simple way to visualize rib fractures (letter). AJR Am J Roentgenol 163:1268

[18] Mathis G (1997) Thoraxsonography—Part I: chest wall and pleura. Ultrasound Med Biol 23:1141–1153

[19] van Overhagen H et al (2004) Metastases in supraclavicular lymph nodes in lung cancer: assessment with palpation. US CT Radiol 232:75–80

[20] Prosch H, Strasser G, Sonka C et al (2007) Cervical ultrasound (US) and US-guided lymph node biopsy as a routine proce- dure for staging of lung cancer. Ultraschall Med 28:598–603

[21] Riebel T, Nasir R (1995) Sonographie geburtstraumatischer Extremitätenläsionen. Ultraschall Med 16:196–199

[22] Sakai F, Sone S, Kiyono K et al (1990) High resolution ultra- sound of the chest wall. Fortschr Röntgenstr 153:390–394

[23] Suzuki N, Saitoh T, Kitamura S (1993) Tumor invasion of the chest wall in lung cancer: diagnosis with US. Radiology 187:39–42

[24] Tschammler A, Ott G, Schang T, Seelbach-Goebel B, Schwager K, Hahn D (1998) Lymphadenopathy: differentia- tion of benign from malignant disease—color Doppler US assessment of intranodal angioarchitecture. Radiology 208: 117–123

[25] Tschammler A, Beer M, Hahn D (2002) Differential diangosis of lymphadenopathy: power Doppler vs color Doppler sonography. Eur Radiol 12:1794–1799

[26] Walz M, Muhr G (1990) Sonographische Diagnostik beim stumpfen Thoraxtrauma. Unfallchirurg 93:359–363

[27] Wischofer E, Fenkl R, Blum R (1995) Sonographischer Nachweis von Rippenfrakturen zur Sicherung der Frakturdiagnostik. Unfallchirurg 98:296–300

[28] Wüstner A, Gehmacher O, Hämmerle S, Schenkenbach C, Häfele H, Mathis G (2005) Ultraschalldiagnostik beim stumpfen Thoraxtrauma. Ultraschall Med 26:285–290

第三章　胸　　膜

Joachim Reuss 著　崔立刚　译

除胸壁之外，胸膜是超声能够容易显示并清晰成像的结构。采用恰当的扫查方法，整个肋胸膜和膈胸膜都能显像。脏胸膜部分隐藏在肋骨之下，通过呼吸运动可以移动至肋间隙。沿着颈静脉的方向，上部分的前上纵隔以及该部位胸膜能够被显示。后下部纵隔及椎旁部分胸膜通常无法经胸部超声显示。基于胸部断层CT扫描图像的估计，超声能够显示 60% ~ 70% 的胸膜（Reuss，1996）。大部分胸膜病变累及肋胸膜和膈胸膜。彩色多普勒血流显像、频谱多普勒分析和超声造影成像对于胸膜占位性病变的鉴别诊断具有重要价值。在急诊及 ICU，轻便、快捷和便携式超声设备与高端超声设备比较，其诊断一致性高达 89%，其诊断范围不但包括腹部、腹膜后区域，也包括胸膜（Ziegler 等，2004）。

一、正常胸膜

正常胸膜厚 0.2 ~ 0.4 mm，即使现代高分辨力超声也无法分辨（Bittner 等，1995）。不过，由于胸膜界面存在声阻抗差，使得超声显示胸膜成为可能。壁胸膜呈一纤细线状高回声，胸膜腔为无回声至极低回声的平行带状结构（Börner，1987）。胸膜腔深方的正常肺组织随呼吸而滑动（Lichtenstein 和 Menu，1995）。胸膜的真正厚度由于声学界面而被放大。

纤细的脏胸膜被含气肺表面的声反射强回声线所掩盖（图 3.1）。只要周边的肺组织由于病理原因失去气体，真正的脏胸膜就会显示为纤细的强回声线（图 3.2）。日常超声工作中，含气肺表面形成的全反射强回声线被认为是脏胸膜。一项超声解剖学研究表明，壁胸膜外侧的低回声带对应于胸膜外脂肪层，其厚度在不同个体之间有所不同（Reuss 等，2002）。采用高分辨率探头，壁胸膜实际上可以显示分为两层。根据预知的解剖和组织学知识，这两层分别为壁胸膜和胸内外筋膜（图 3.3）。

正常胸膜处也会产生后方彗星尾征伪像（参见本章第五部分）。呼吸活动下，很容易显示肺实时触及壁胸膜，甚至不伴彗星尾征。肺随呼吸运动的最大幅度在背外侧和足侧方向。哮喘或肺气肿

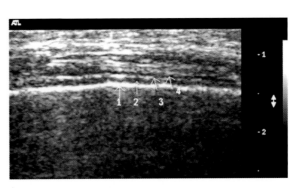

图 3.1　胸壁及正常光滑的脏胸膜（↑1）。其外侧依次为低回声的胸膜间隙（↑2）、强回声的壁胸膜线（↑3）和低回声的胸膜外脂肪层（↑4）。看起来很厚的脏胸膜实际上是含气肺表面强反射形成的伪像

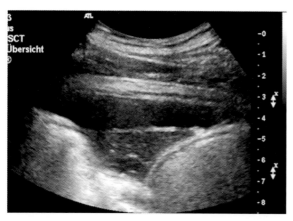

图 3.2 肺栓塞导致胸膜下肺受累及胸腔积液。此时，脏胸膜可以从含气肺表面强反射线中分辨出来。脏胸膜和壁胸膜显示为同等回声强度和厚度

理胸腔积液，超声应当成为选择方法。实际上，超声目前已经用作诊断性工具明确有无胸腔积液，也成为肺病协会发布应用指南中的必备内容（Maskell 和 Butland，2003）。

胸腔积液的液体属性使其声像图为无回声。胸膜清晰地描计出积液轮廓（图 3.4）。大量及中等量积液很容易通过超声证实，不过极少量积液如胸壁与膈之间或与胸膜平行的片状积液，有时与低回声水肿的胸膜很难鉴别（图 3.5 和图 3.6）。

胸腔积液表现为无回声，在呼吸过程中形态有所改变，内部有时会出现分隔或飘动的有回声

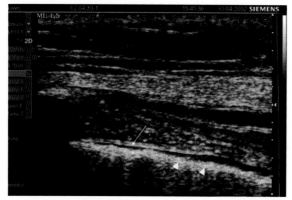

图 3.3 壁胸膜呈现清晰的双边声像图表现（箭），对应真正的壁胸膜和胸内筋膜。注意，伪像所致脏胸膜声像图不成比例增厚

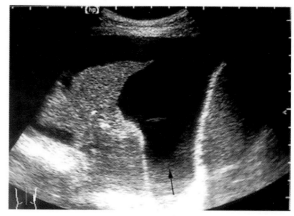

图 3.4 大量几乎呈无回声的胸腔积液。液体深部显示的有回声区域为伪像（箭头）。肺被压缩，只有中央的支气管内残留少许气体

患者即使在正常条件下，也显示为轻微运动。完全缺失呼吸运动是炎症或肿瘤性病变累及、粘连胸膜的诊断线索。气胸时，胸膜腔的气体干扰了呼吸活动的显示。超声作为实时成像的工具，再一次显示了优于其他影像方法的优势。

二、胸腔积液

尽管 B 型超声在很早期就显示胸腔积液，但胸部 X 线片仍然是明确胸腔积液或随访观察的主要方法（Joyner 等，1967）。如今，至少为了处

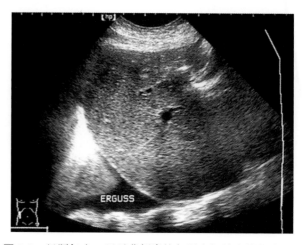

图 3.5 经肝扫查，显示背侧脊柱与膈之间的少量积液

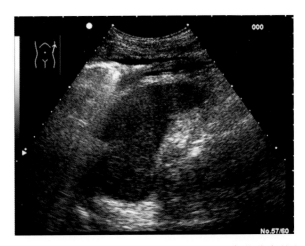

图3.6　术后患者，肋膈角区显示极少量、条状分布的积液。动态扫查过程中，积液区域形态改变，排除了胸膜增厚的诊断

结构。此外，与呼吸同步的积液位移可产生彩色多普勒信号（图3.7）。一项研究表明，应用彩色多普勒血流成像结合灰阶超声检查，10%的假阳性胸腔积液可以被纠正，同时超声可以明确诊断少量积液的特异性由68%提高至100%（Wu等，1994）。中等及大量胸腔积液的超声诊断不存在假阳性情况，因为肺不张、膈抬高、肿瘤或胸膜纤维化不会被超声误诊，而这些改变并不能通过胸

部X线片分辨。除积液位于肺叶间裂的情况之外，其他部位的胸腔积液能够通过超声检查进行排除诊断（图3.8）。

1. 扫查局限性

平均而言，标准体位的标准胸部X线片显示胸腔积液的最少量为150 ml（Collins等，1972）。超声明确胸腔积液的准确性（敏感性100%，特异性99.7%）远远高于标准位置的胸部X线片（敏感性71%，特异性98.5%）（Goecke和Schwerk，1990）。患者无论站立位或坐位，超声经侧后胸壁肋膈角区扫查，可以发现少至5 ml的胸腔积液（Gryminski等，1976）。实际上，正常生理性的胸腔少量液体以及孕妇轻微增加的少量胸腔液体均能够被超声检出：仅需要采用侧卧位，肘部垫在身下即可。因此，发现如此微量的胸腔液体无须做出胸膜病变的结论（Kocijancic等，2004，2005）。

轻轻侧方转动患者体位，可以发现少量的背侧积液。这样的检查可以在床边进行并可根据随访观察的需要随时进行。采用胸部X线片，仰卧位患者中只有50%能够明确胸腔积液。甚至大量的双侧胸腔积液及背侧积液都可能漏诊（表3.1）。

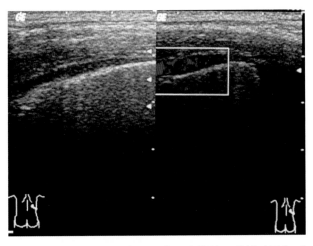

图3.7　肋膈角区少量胸腔积液。液体随心脏搏动及与呼吸同步的位移产生了彩色多普勒信号，证实了这个并非完全无回声区域的液体特征

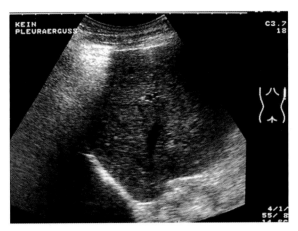

图3.8　肝、肺之间无液体存在，可以排除游离性胸腔积液。除外整个胸腔积液需要进行全部胸膜区域的扫查

表 3.1　仰卧位患者胸部 X 线片显示胸腔积液的证据

胸腔积液	右侧	左侧	双侧
正确显示	敏感性 47%	敏感性 55%	敏感性 38%
	特异性 71%	特异性 93%	
容量正确	57%	24%	
容量＜200 ml	敏感性 23%	敏感性 30%	
容量＞500 ml	敏感性 83%	敏感性 73%	
额外肺不张的诊断	敏感性 7%	敏感性 13.5%	

50 名患者的 110 次检查所得数据，每一患者的胸腔积液由超声明确诊断（数据来源：Kelbel 等，1990）

胸腔积液与肺不张无法经 X 线检查鉴别，通常导致高估液体量（Kelbel 等，1990）。一组机械通气的 ARDS 伴随胸腔积液患者以胸部 CT 为参照标准，叩诊发现胸腔积液的敏感性为 61%，仰卧位胸部 X 线片为 47%，超声则高达 93%（Lichtenstein 等，2004）。

2. 容量估计

超声估计胸腔积液量的具体操作方法和准确性各家有所不同。对于研究而言，需要最准确的方法。对于日常工作而言则需要最简便的途径。

胸腔积液量的估计对于随访评估非常必要。胸腔穿刺之前需要评估积液量，是否抽吸积液后能够改进肺通气。胸腔穿刺抽液量小于 500 ml 通常不会实质性地改善患者呼吸状态。

患者坐位时液体聚集在下部胸腔，此时液体量的估计非常容易，有几种方法可以采用（表3.2）。出于实际需求，Goecke 和 Schwerk 在 1990 年发表的方法最易于实施并节约时间（图 3.9，图 3.10，图 3.11）。但这种方法会高估少量积液。

利用声像图估计的胸腔积液量远较胸部 X 线片准确（表 3.1；Kelbel 等，1990）。声像图估计的积液量较胸部 X 线片估计量更接近真实的抽液量（相关系数分别为 0.80，0.58，P＜0.05；Eibenberger 等，1994）。

在重症监护病房，例如肺机械通气患者，利用超声检查胸腔积液已经成为常规。然而，仰卧位患者胸腔积液量的估计较坐位更加困难，因为胸膜腔的空间形态复杂。患者仰卧位时，非常少

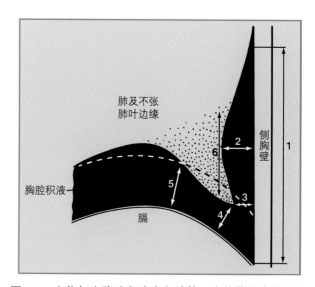

图 3.9　坐位扫查胸腔积液容积计算。有价值的参数包括积液最大范围（1）、肺下缘与膈之间的距离（4）、肺下液体高（5）。对于容积估计无价值的参数包括侧胸壁处的液体厚度（2）、不张肺尖距离胸壁距离（3）、不张肺叶的高（6）（引自 Goecke 和 Schwerk，1990）

表 3.2　估计胸腔积液量的计算公式

计算公式	发表年代
LSF（cm²）×U（cm）×0.89=E(ml)	Lorenz 等，1998
QSF（cm²）×H（cm）×0.66=E(ml)	Kelbel 等，1990
LH（cm）×90=E（ml），相关系数 0.68	Goecke 和 Schwerk，1990
LH（cm）+SH（cm）×70=E（ml），相关系数 0.87	Goecke 和 Schwerk，1990
D（mm）×47.6-837=E（ml）	Eibenberger 等，1994

D，仰卧位胸腔积液厚度；E，胸腔积液容积；H，积液高；LH，坐位时侧胸壁处积液高；LSF，六个位置进行积液纵断面扫查的中间切面面积；QSF，通过积液的水平切面面积；SH，坐位扫查时肺下积液高；U，单侧胸腔周边长度

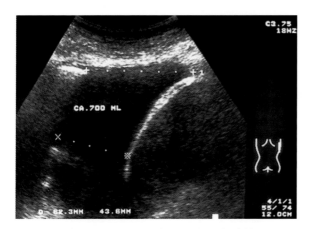

图 3.10　通过测量肺下积液高和最大液高计算积液量的简单方法。液体估计为 700 ml，实际液量为 800 ml（引自 Goecke 和 Schwerk，1990）

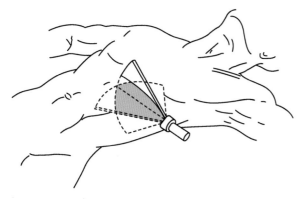

图 3.11　仰卧位患者的胸腔积液量估计（引自 Börner 等，1987）

量的背侧胸腔积液只有在探头置于患者和床垫之间扫查时才能被显示，或者让患者部分侧翻。与容量测量相关的积液通常在侧胸壁放置探头即可显示（图 3.11）。含气肺组织漂浮在液体中，阻碍了自腹侧进行积液超声检查。只有当肺组织几乎完全萎陷时，积液才能够自腹侧检出。

大部分计算胸腔积液量的经验公式采用液体厚度，即腋后线扫查时后胸壁或侧后胸壁处的液体厚度（表 3.3）。这个厚度在液体量超过 500 ml 时非常相关。仰卧位患者利用超声估计的胸腔积液量与穿刺抽出的液体量比较，其准确性也远远高于胸部 X 线片估计量（Eibenberger 等，1994）。估计值与真实值之间的差异在可接受范围之内。

3. 胸腔积液分类

胸腔积液的类型对于诊断同样重要。漏出液不包含任何成分，不会引起声波反射，从而呈现为无回声。渗出液含有高蛋白及细胞或血性成分，通常为有回声积液（图 3.12，图 3.13）。实时扫查过程中，胸腔积液内的回声随呼吸和心脏搏动飘动或涡旋，产生环状的运动，易于和伪像鉴别。这些舞动的回声在恶性胸腔积液中特别常见，但并不具有病理特征性（图 3.14，Chian 等，2004）。

一些前瞻性研究表明，漏出液总是无回声，而渗出液可以表现为无回声或有回声。相对均一的有回声积液被认为是脓胸或血胸的典型征象。作者个人经验表明，脓胸及血胸也可表现为完全

表 3.3　仰卧位患者游离胸腔积液量的估测方法

Roch 等，2005	PLD 基底＞5 cm 对应积液量＞500 ml	敏感性 83%，特异性 90%
		观察者之间变异低
Vignon 等，2005	后方积液， 右侧＞45 mm	右侧：敏感性 94%，特异性 76%
	左侧＞50 mm	左侧：敏感性 100%，特异性 67%
	对应积液量＞800 ml	
Balik 等，2006	V（ml）=20×Sep(mm)	相关系数 =0.72
Eibenberer 等，1994	呼气末后基底处积液厚度	相关系数 =0.80
	20 mm 对应 380±130 ml	
	40 mm 对应 1000±330 ml	

PLD，呼气末肺与后基底部胸壁间距离；V，液体容积；Sep，腋后线基底处肺缘与胸壁之间距离

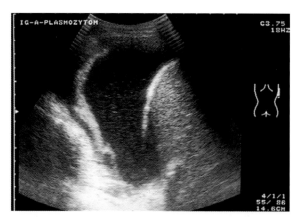

图 3.12　IgA 浆细胞瘤患者，富含蛋白质的有回声胸腔积液。与伪像产生的回声比较，这些回声在实时扫查过程中可以观察到脉动性的涡旋并且与呼吸节律同步

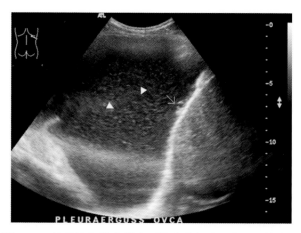

图 3.14　转移性卵巢癌所致恶性胸腔积液。在这张静态超声图像上甚至都能看出积液内回声的环形运动（箭头）。图像深方清晰显示条片样的伪像。膈上可见小的转移灶（箭）

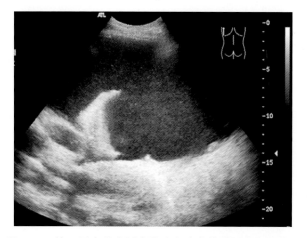

图 3.13　均一回声的有回声胸腔积液合并受压变尖的肺不张。患者无发热和炎症证据，可以除外脓胸。无外伤史，也不考虑血胸。胸腔穿刺显示为淋巴液，其原因是支气管肺癌纵隔转移引起的胸导管破坏

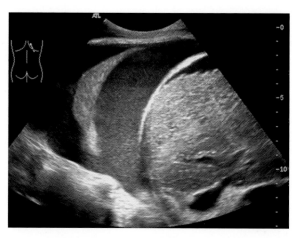

图 3.15　部分清亮的有回声胸腔积液。膈下可见腹水及肝硬化表现的结节样肝。抽吸清亮的积液化验显示蛋白含量为 29g/l，仍为漏出液

无回声积液。其他征象如分隔或胸膜结节样改变总是提示渗出液（Yang，1992）。漏出液在极罕见情况下可以出现微弱的内部回声，对于这种超声表现尚无解释（图 3.15，Reuss，1996）。因此，只要存在诊断的问题，胸腔积液总是要进行穿刺抽吸。进一步的积液分析为下一步诊断提供有价值的信息（Maskell 和 Butland，2003）。特别是少量胸腔积液和重症患者，超声引导下经皮积液穿刺抽吸或者必要情况下进行胸腔穿刺术都能安全地进行，没有困难且不会产生误穿，即使这些操作在床边进行（Yu 等，1992）。有经验的临床医师采用超声引导下的穿刺能够明显提高穿刺成功率（Diacon 等，2003；Duncan 等，2009；Gaba 和 Dunn，2009）。为明确有无胸膜癌瘤而进行胸水细胞学检查，研究发现细胞学结果的准确性在少量胸腔积液和大量胸腔积液的情况下完全一致（Abouzgheib 等，2009）。

4. 复杂性胸腔积液

　　感染性或有分隔及网格形成的胸腔积液都称作复杂性胸腔积液。肺炎胸腔积液继发感染与否只有通过穿刺抽吸化验才能够证实或除外。超声检查是显示胸腔积液网格样改变或积液伴分隔的最敏感方法。超声检查可以帮助避免不必要的网格形成积液的胸腔穿刺或者帮助靶向定位穿刺大的网格（图 3.16）。不同网格内积液回声的不同可能提示部分脓胸（图 3.17）。目前，超声引导的胸膜腔介入操作已经成为常规（Wahidi 等，2007）。

　　肺炎继发的胸腔积液通常发展为复杂胸腔积液。未经足够治疗，可能的风险包括延长住院时间、增加感染毒性。未能及时引流则增加患病概率、残留肺通气不足、局部炎症反应播散及增加致死率。肺炎继发积液的预后危险因素与积液量有关。网格样或分隔样积液以及增厚的胸膜也是预后风险增加的因素。超声是检查胸腔积液容积、分隔、网格形成及胸膜增厚的理想工具。积液细胞学培养和（或）革兰染色阴性以及 pH>7.20 提示预后风险低，反之则为脓胸的特征（Colice 等，2000）。

5. 脓胸

　　胸腔积液或积脓的边界与胸壁之间的角度为钝角或锐角是鉴别肺脓肿、黏连性胸腔积液和脓胸的 X 线征象，但这一鉴别征象并不够（图 3.18；Baber 等，1980；Stark 等，1983）。这些征象也能被超声显示，超声引导穿刺抽吸可以直接揭示积液的性质。

　　脓胸通常呈包裹性，非游离积液，内部出现少许或中等回声，相对均匀。同时，胸膜轻度增厚并呈包膜样结构（图 3.18，图 3.19）。现代具备全景成像的超声诊断设备可以显示整个脓胸范围

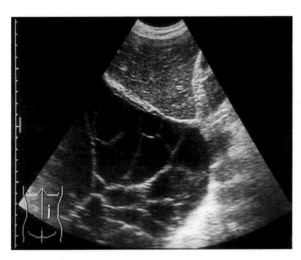

图 3.16　蜂巢样的炎症后胸腔积液。这样的胸腔积液，超声检查避免了令人沮丧的反复试图胸腔穿刺及其可能的损伤风险

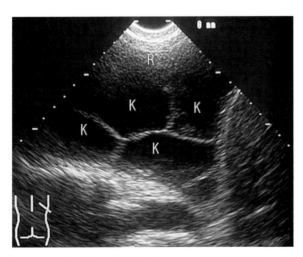

图 3.17　脓胸伴数个脓腔形成（K）。不同腔隙中抽出的液体有的为脓液，有的为浆液性渗出（R，伪像）

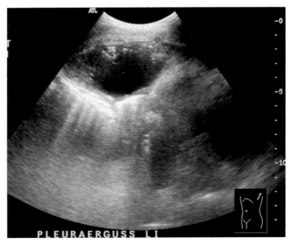

图 3.18　胰腺炎病史，完全包裹性胸腔积液，周边与胸壁无关。胸部 X 线片显示积液呈邻近胸膜的肿瘤。但从影像学形态难以鉴别，因此可能需要靶向穿刺抽吸

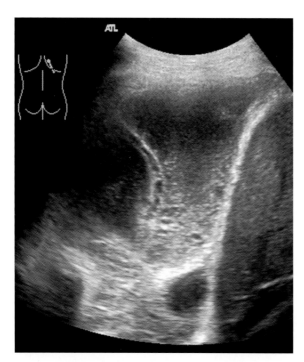

图 3.19　脓胸内部呈有回声区域，并可见分隔形成

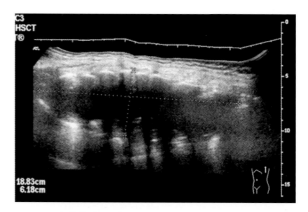

图 3.20　脓胸伴多个肋间隙受累。肋骨及其声影显示清晰。全景成像功能使得超声测量脓胸体积及显示全部范围成为可能

（图 3.20）。CT 图像上脓胸具有不均一的厚壁，内壁光滑（Baber 等，1980；Layer 等，1999）。胸膜层分离征象也能被超声显示（图 3.21，图 3.22）。脓胸内的纤维条带和分隔易于被超声显示，却难以被 CT 成像（图 3.17，图 3.18）。脓胸多合并周围肺组织中等程度的炎症浸润表现，可能出现继发性被动性肺不张。复杂分隔形成加上被动性肺不张对于诊断积液为脓胸的敏感性仅为 40%（Chen 等，2009）。

　　进行仔细且具有鉴别意义的经胸超声检查能够明确诊断，鉴于诊断时已经明确积液存在包裹，更重要的应用在于确定穿刺治疗路径。分隔形成的脓胸通常不适合经皮穿刺引流灌洗，这类脓胸需要外科手术或影像引导下的胸腔镜破坏分隔再进行引流。经皮引流单房脓胸须使用 10-14Charr 导管或者可能更粗的导管，在超声引导下进行。

　　最近发表的一项研究关注使用纤维蛋白溶解药物破坏分隔，避免手术介入治疗。死亡病例的发展病程并未显示出纤溶治疗针对避免手术或死亡的优势。大部分严重不良反应发生在链激酶组（Maskell 等，2005）。影像学方法如 CT 及超声在

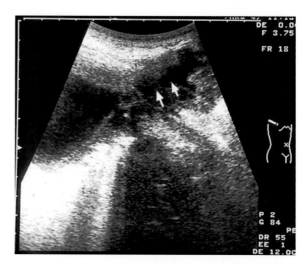

图 3.21　脓胸合并厚壁，壁尚光滑，并清晰可见分离的胸膜。本例脓胸通过胸壁的瘘管自发引流，周围可见广泛的炎症改变（箭头）

这项研究中的使用还太少（Katikireddy 和 Dube 等，2005）。

　　针对每一具体病例，可能很难鉴别脓胸和周围型肺脓肿。肺脓肿表现为广泛的周围区域炎症侵犯产生内陷的厚壁。含气空腔内，气液平面随体位变化而改变，这是一个相当肯定的征象，表明空腔与支气管相通并且内容物为脓肿。当然，进行穿刺抽吸后的脓胸也可能含有少量穿刺所致的空气。产气菌源性的脓胸非常罕见。脓腔周边

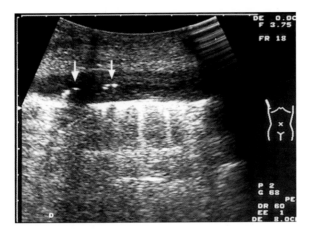

图 3.22　已经引流的脓胸患者，声像图可以清晰显示规则、边界清晰增厚的壁胸膜和脏胸膜。完全排空的脓腔内可见气泡强回声（箭头）

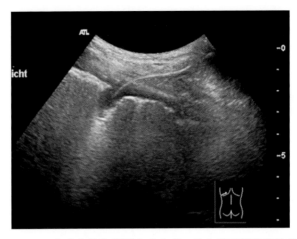

图 3.23　成功实施胸膜固定术患者。导入滑石粉混悬液的导管仍然位于胸腔内，周围的胸膜明显增厚，回声减低。动态观察无胸膜滑动征象

的实性成分内检测出血流信号，高度提示脓肿形成（Chen 等，2009）。介入治疗的决定性原则是不能经过含气肺组织，肺脓肿伴局部肺滑动征消失的区域可以行经皮穿刺引流，并且无引起继发脓胸的风险。

6. 胸膜固定术

　　恶性胸膜病变合并反复大量胸腔积液并继发呼吸困难主要见于胸膜癌瘤患者，胸膜固定术是非常好的姑息处理手段。通过胸腔镜注入滑石粉行胸膜固定术可获得最佳的治疗效果。但是，通过胸腔镜无法达到胸腔的每个角落，也无法适用于所有患者。插管进行胸膜固定术，首先在超声引导下置入胸腔引流管，超声显示充分排空胸腔积液后，向胸腔内注入胸膜固定剂如滑石粉混悬液。随后利用超声检查评判胸膜固定术效果，如果固定成功，则胸膜滑动完全消失（图 3.23）。胸腔镜胸膜固定术后继发自发性气胸也可证实手术成功（Leo 等，2005）。如果胸膜固定术未能完全成功，超声检查较胸部 X 线片能更好地鉴别残存胸腔积液合并分隔、肺侵犯或部分肺不张（图3.24，图 3.25，图 3.26）。

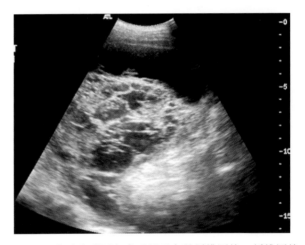

图 3.24　尝试胸膜固定术后呈现大量纤维团块。纤维团块向足侧方向黏附胸壁但未向侧方黏附、固定。除纤维团块外，胸腔内尚见大量积液。纤维团块内包裹很多液泡

三、胸膜实性病变

　　胸膜对病变的反应，影像学表现为胸腔积液和胸膜增厚。胸膜增厚可以为弥漫性、局限性，条带样、结节样，规则形、不规则形，低回声或混合回声。如果肺仍然随呼吸移动，肥厚的胸膜

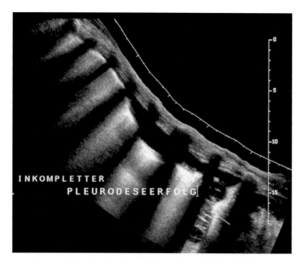

图 3.25　不完全的胸膜固定术。图像左侧显示脏胸膜、壁胸膜粘连、固定，无滑动现象。图像右侧脏胸膜、壁胸膜明显分离，中间为积液。肺通过多根线状条索（箭头）固定于膈表面。全景声像图显示 8 根肋骨横断面声像图及其后方声影

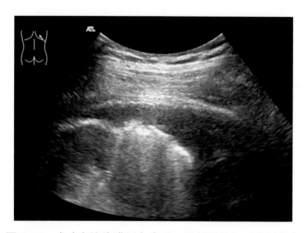

图 3.26　成功实施胸膜固定术后，局部显示相对范围较大的胸膜纤维化。胸膜滑动消失

则明确与壁层胸膜有关。是否累及脏胸膜，则需要观察肺是否仍然移动。

如果胸膜粘连，残存胸膜腔的位置通常只能根据部分中断的稍强回声线进行推断和猜测。如果存在炎症或原发及继发肿瘤性疾病，就会显示胸膜肿胀。根据声像图表现和胸膜肿胀的情况，不太可能明确病因，尽管低回声结节样表现是转移灶的典型征象（Yang 等，1992）。

1. 胸膜炎

临床上，胸膜炎很难诊断，通常仅在除外其他引起胸部疼痛的疾病中被考虑。心绞痛、心肌梗死、骨痛或神经痛为首先考虑的病因。胸部 X 线多表现为膈轮廓模糊甚至缺失。也可在胸膜隐窝出现积液，但总的来说这些表现并非特异，或者说完全不引人注意（Loddenkemper，1994）。

大多数胸膜炎患者存在明显的胸膜声像图改变（表 3.4）。

表 3.4 胸膜炎的声像图表现
- 正常光滑的胸膜线粗糙，连续性中断（89.4%）。
- 胸膜下少量肺实变，范围在 0.2 ~ 2.0cm（63.8%）
- 局限性侧壁和基底部胸腔积液（63.8%）

引自 Gehmacher 等，1997

壁胸膜总体表现为回声减低、增厚，特别在胸膜炎早期更明显（图 3.27，图 3.28；Bittner 等，1995）。脏胸膜增厚多同时累及表面肺组织，声像图表现为局灶圆形至楔形区域（图 3.29）。除了确实的胸膜肿胀外，随着时间延长，增厚胸膜区还会叠加纤维条索，甚至表现为强回声。在伴发的胸腔积液内，纤维条索呈不平整、尖端分叉的线状、条带样回声，这些条带在胸膜炎晚期形成网

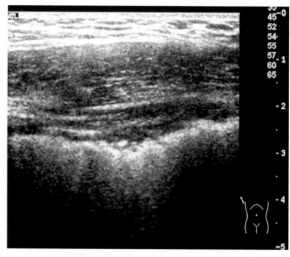

图 3.27　急性胸膜炎，胸膜增厚呈中等回声。壁胸膜线非常不规则。扫查区域为胸壁疼痛处

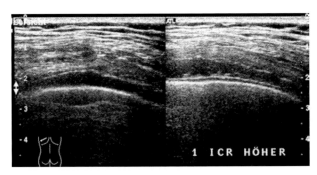

图 3.28　左侧胸壁后方局限性少量胸腔积液，提示胸膜炎不伴胸膜增厚。检查前一天，患者主诉呼吸性胸痛，超声检查时症状已消失，仅有全身不适。右图为上一肋间扫查，已无积液显示

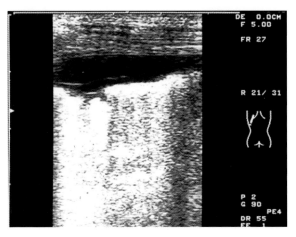

图 3.30　结核性胸膜炎不伴壁胸膜增厚，可见脏胸膜不规则增厚合并胸膜下局灶结节样肺组织炎症侵犯，胸腔积液内可见纤维条索。患者胸腔积液中找到结核分枝杆菌

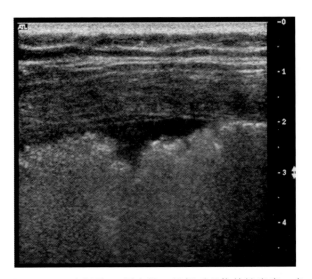

图 3.29　35 岁怀孕 24 周女性，局部呼吸依赖性疼痛。声像图显示胸膜炎伴少量胸膜下炎症侵犯。这样的表现也可能与肺栓塞相关，但患者无其他临床支持证据。进一步的鉴别诊断还包括非典型肺炎的局部浸润伴胸膜刺激改变

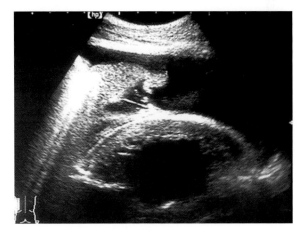

图 3.31　肺不张，肺组织被纤维条索牵拉固定于心包旁的胸膜上。同时合并炎症性胸腔积液

格样改变，将胸腔积液分隔成许多腔室（图 3.30，图 3.31，图 3.16）。

　　根据其他作者的研究，胸膜滑动征消失，局灶肺间质综合征伴多发彗星尾征伪像，即 B 线（Lichtenstein 等，1997），也是胸膜炎的超声征象（Volpicelli 2006，2008）。

　　细菌性胸膜炎或者在疾病后期，通过伴发的肺炎使得分隔包裹的胸腔积液内细菌集落生长，可以发展为脓胸，脓液有时仅在某些分隔腔内。试图直接刺穿胸腔积液分隔抽吸治疗来缓解患者

的呼吸困难，往往行不通。

　　胸腔积液穿刺之前进行超声检查能够帮助确定合适的进针点，以便进行诊断和治疗性穿刺。超声检查较 CT 能发现炎症性胸水内更多的分隔。

　　利用彩色多普勒超声评估期望的胸膜炎充血反应，到目前为止，结果令人失望。只有 23.4% 的病例能显示血流信号增加，因此其诊断价值有限（Gehmacher 等，1997）。造影增强超声（如声诺维）能够显示炎症增厚的胸膜内充血反应。不过，常规情况下很少需要超声造影剂。胸膜炎及其伴发的炎性肺组织浸润较其他部位胸膜及胸膜

相关病变表现为早期强化（Görg 等，2005）。

2. 良性胸膜肿瘤

良性胸膜肿瘤如脂肪瘤、施万细胞瘤、软骨瘤或良性胸膜间皮瘤等都非常罕见。这些病变通常在胸部 X 线影像中被注意到，表现为性质不明、边界清晰的胸膜病变，在所有胸膜肿瘤中发生率小于 5%（Saito 等，1988）。不过，良性胸膜肿瘤经常是进一步检查的主要原因，为了排除胸膜转移瘤或周围性支气管癌。良性胸膜肿瘤的声像图表现为中等回声，有纤细包膜的边界清晰肿物，可推挤周围组织但无侵袭或破坏性生长至周围组织的表现（图 3.32a，图 3.32b）。周围组织推挤和浸润征象并不能总被超声显示清晰。肿物跨胸膜生长，不随肺呼吸活动提示恶性生长及浸润。胸

膜良性肿物可以合并瘤体周围或肋膈角少量积液。通过超声表现分类每一种良性胸膜肿瘤是不可能的。基于细针活检标本或甚至仅为细胞标本进行良性肿瘤的组织分类，对病理学家而言较寻找恶性肿瘤的证据更难。强回声伴声影的钙化提示良性病变，与 CT 测量密度确认脂肪瘤内的脂肪成分比较，通过声像图灰阶特征测定组织成分的方法目前尚不能实现，但是在研究中。

3. 胸膜转移瘤

胸膜转移多与胸腔积液平行发生。胸腔积液形成的声窗使得转移灶更容易被发现和检出。大多数转移灶位于肋胸膜或膈上以及肋膈角；或者说经胸超声检查能够显示的部位，甚至没有合并胸腔积液时也能被发现（图 3.33，图 3.34，图 3.35）。

胸膜转移瘤主要为低回声至中等回声。多位于胸膜上，呈结节样，圆形至半球形或宽阔基底的息肉样，明显突起至胸腔积液内。

根据位置，转移灶可以在筛查中发现，直径 1～2 mm（图 3.36）。大的转移灶能够向深方侵犯至周围组织，如肺或胸壁，以至最初的转移点不能被显示。浸润的征象包括转移灶与周围组织边

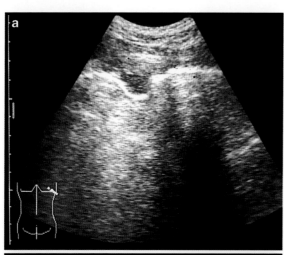

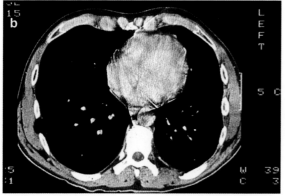

图 3.32 （a）壁胸膜呈现小的、圆形边界清晰肿物。呼吸活动时可见肺组织沿肿物边缘移动。肿物与胸壁肌肉组织回声强度相似。本例为常规胸部 X 线发现，表现为邻近胸膜的模糊阴影

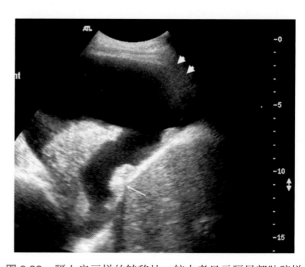

图 3.33 膈上扁豆样的转移灶。较大者显示膈局部肚脐样内陷（箭）。同时可见大量胸腔积液及肺下叶不张。箭头所指的伪像是探头局部耦合剂不足所致

界不清，中断甚至缺乏分界；或者发出伪足样分支，因为转移灶回声低于胸壁或膈组织，所以这种改变容易识别（图3.37）。单发、边界清晰的转移病灶无法与良性胸膜肿瘤鉴别，因为二者回声相似。胸膜转移瘤非常典型的表现是存在数个类似的结节，特别是患者如果存在相关原发病灶的话，几乎可以明确诊断。因此，并不总是需要进行组织活检确诊。经胸超声引导组织活检有助于明确诊断可疑但原发灶不明的病变。胸膜转移瘤最常见乳腺癌或支气管癌。脏胸膜的单发转移声像图类似周围型支气管癌。与周围型支气管癌类似，胸膜转移可以从一处胸膜转移至其他部位，

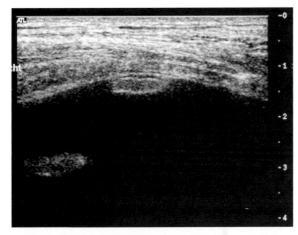

图3.34 乳腺癌胸膜转移，结节附着于基本无明显变化的壁层胸膜，周围可见大量胸腔积液

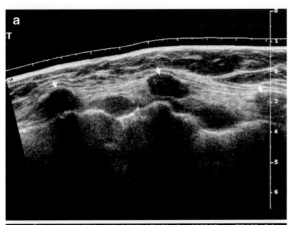

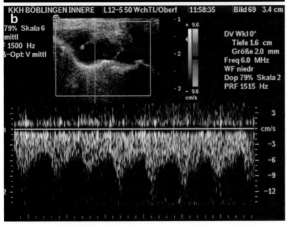

图3.35 乳腺癌及卵巢癌病史，胸膜转移。转移灶源自乳腺还是卵巢，只能通过组织学活检明确。（a）经肋软骨胸骨旁纵断面扫查显示外形不规则的低回声（原文为高回声，译者注）胸膜转移肿瘤，伴发胸腔积液。转移瘤浸润生长至肋间隙及脏胸膜，导致肺表面非常不规则，滑动征消失。（b）转移瘤内可见少许动脉血流信号

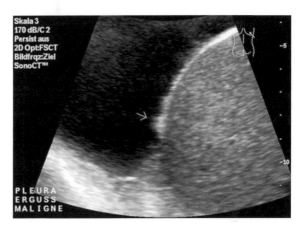

图3.36 膈微小转移灶（箭头）最初只表现为膈表面不规则。随后临床发展为转移结节。合并恶性胸腔积液

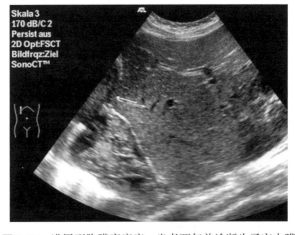

图3.37 进展型胸膜癌瘤病，患者两年前诊断为子宫内膜癌。胸膜癌瘤侵犯膈，膈外形改变，部分破坏（箭头）。肿瘤已经播散至肝

导致胸膜局部增厚粘连固定，肺组织随呼吸活动消失。广泛性或片状胸膜转移癌瘤侵犯，无论是否合并胸腔积液都很罕见。从声像图形态上，很难鉴别炎症性低回声胸膜增厚与间皮瘤引起的胸膜挂毯样增厚。如果有恶性炎症性反应、纤维化或富血管区域紧邻分布，则穿刺活检也无法解决问题。

4. 恶性胸膜间皮瘤

　　石棉诱导相关的恶性胸膜间皮瘤发生率明显增加（Mowé 和 Tellnes，1995）。石棉暴露至肿瘤出现的潜伏期可长达 20 年以上，因此下一个 10 年因石棉暴露引起的胸膜间皮瘤患者还会增加。石棉相关胸膜斑块的患者存在发生胸膜间皮瘤的风险。应该由职业健康医师为高危人群进行定期体检。

　　石棉相关胸膜斑块表现为胸膜钙化或非钙化性增厚，典型者发生于胸壁背外侧区的壁层胸膜，其胸部 X 线片及 CT 表现早已熟知。超声影像局部分辨率高，应该成为这些高危人群患者胸膜病变监测的有用工具，但尚未进行大宗病例研究。使用较好的高频探头，我们可以检出大多数中等回声、肿胀的壁胸膜，边界通常清晰，肺组织在呼吸活动中可推移这些增厚的胸膜斑块。不但胸膜斑块可以同时出现少量胸腔积液，而且斑块可能增厚呈平板样长入正常胸膜（图 3.38a，图 3.38b）。以往的报道表明增厚胸膜内部回声均匀（Reuss，未发表数据）。约 10% 的斑块出现钙化，呈高回声伴后方声影（Wernecke，2000）。

　　间皮瘤外形非常不规则，部分成角，边界不清。除肿瘤样形式生长外，间皮瘤还可表现为弥漫性、挂毯样生长伴多发结节（图 3.39）。

　　使用高频线阵探头，诊断间皮瘤侵犯胸壁和膈肌的表现为条带样、树枝状低回声（图 3.40，Geiger 等，2003），早期出现另一侧胸膜播散。近期的一项研究表明，初次诊断时已有 28% 的患者出现对侧转移（Geiger 等，2003）。胸腔积液可能表现为有回声，特别是合并出血时。胸部 X 线片显示的半侧白肺可能掩盖了间皮瘤。

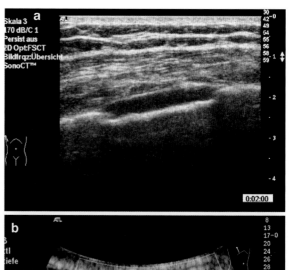

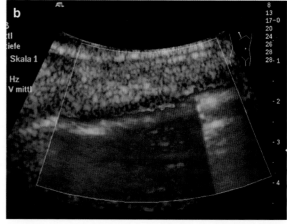

图 3.38 （a）低回声石棉斑，呈典型的台面样外观（右侧胸腔背外侧扫查）。（b）肺及脏胸膜随呼吸活动时与斑片的关系，通过彩色多普勒显像记录肺组织活动

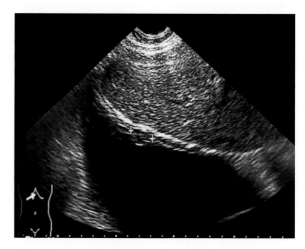

图 3.39 初步诊断胸膜间皮瘤，呈覆盖、壁纸样生长，几乎累及右半胸腔的整个胸膜，可见一些孤立的瘤结节（测量标尺）。患者极度呼吸困难 2 天。X 线显示右侧白肺改变。本例病因是数十年的职业石棉暴露

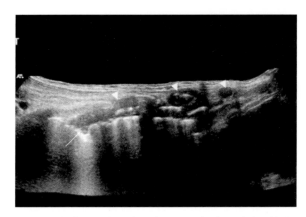

图 3.40　胸膜间皮瘤。胸壁广泛浸润伴肋骨转移（箭头），肺侵犯（长箭头）

阴性结果主要发生在左侧半膈。如果胃腔，特别是近端胃腔填充液体，左侧膈的检查效果会改善，可以自腹侧、背侧和经脾进行。由于超声成像的实时动态特征，超声显示间皮瘤心包侵犯非常特异（图 3.41，Layer 等，1999）。

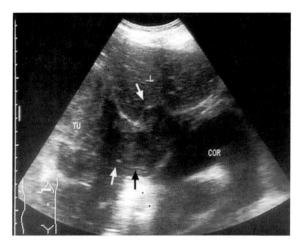

图 3.41　进展期胸膜间皮瘤，膈破坏（白色箭头）并侵犯至心壁（黑色箭头）。L，肝；TU，肿瘤；COR，心脏

不超过 30% 的患者诊断可以通过胸腔积液细胞学检查或盲穿胸膜活检（Rahmel 穿刺针，Abrams 穿刺针）。90% 以上的患者通过胸腔镜活检诊断间皮瘤（Adams 等，2001）。超声引导下经皮活检诊断的正确率几乎达到相同水平（Heilo 等，1999）。对病理学家而言，标本较少时，胸膜间皮增生活跃与间皮瘤细胞很难区分。

手术或胸腔镜切除活检后，40% 的胸膜间皮瘤患者出现胸壁种植转移。不过，经皮穿刺活检后也有 0 ~ 15% 的转移发生率，特别是大量胸腔积液抽吸后沿引流道转移（Boutin 和 Rey，1993；Heilo 等，1999；Geiger 等，2003）。因此，推荐对胸壁手术或穿刺区域进行短期放疗，如 7 Gy 照射剂量，照射三次。令人遗憾的是，只有非常少数的恶性胸膜间皮瘤患者适于治愈性切除手术（Sugarbaker 等，1995）。

CT 是诊断胸膜间皮瘤的标准方法。术前评估肿瘤播散的研究表明，超声诊断的价值几乎等同于 CT 和 MRI，尽管超声检查存在相当的技术不足（Layer 等，1999）。由于整个胸壁较大的区域都需要细致扫查，胸壁侵犯很少被检查，但一旦发现，几乎无假阳性。检查过程中，不应局限在肿瘤区域，这样的方法学错误应该避免。

膈区域由于横向分布，CT 扫描直接成像困难，只能通过图像重建才能正确判断。超声扫查切面角度可以选择，因此能够帮助发现膈侵犯及膈活动性下降。MRI 冠状面成像在膈区域也无优势。超声评价右侧膈较左侧更容易。超声检查假

5. 跨胸膜生长肿瘤

周围型肺癌生长至脏胸膜，跨越胸膜腔，就会侵犯壁胸膜和胸壁。此时，声像图表现为低回声结节延伸至胸壁。局部呼吸依赖的胸膜活动，肺滑动征消失。这种表现（根据 UICC 分类）意味着局部 T3 型周围型肺癌已经为 Ⅲ a 期，也意味着高危险性及预后差。这种情况下任何治愈性手术都需要胸壁切除。对外科医生而言，最基本的要求是术前确认安全的胸壁侵犯范围。目前为止，CT 是评价浸润的标准方法。肿瘤和胸壁之间的区域，CT 通常表现为组织样密度，因此倾向于过度诊断浸润。MRI 的 STIR 序列成像，肿瘤与胸壁间隔的薄层水信号仍然非常清晰，与声像图显示类似（Shiotani 等，2000）。超声如果能显示胸膜外薄脂肪层仍然存在，则可确切除外胸壁浸润。不过，仅凭胸膜滑动征消失不足以证明浸润，也可能是继发的炎症所致。

一组外科手术的回顾性研究表明，超声诊断胸壁浸润（敏感性 100%，特异性 98%，准确性

98%）明显优于常规 CT（敏感性 68%，特异性 66%，准确性 67%）。一组前瞻性外科手术证实的研究比较超声、CT 和超声引导下穿刺活检间的差异，显示超声是术前确认胸壁浸润的最佳方法（敏感性：超声 76.9%，CT 69.2%，活检 61.5%），但特异性较低（超声 68.8%，CT 75.0%）(Nakano 等，1994）。最近的一组前瞻性研究比较 CT 和超声，发现超声对显示浸润的敏感性较高（Herth 等，2003b）。因此，对于怀疑间皮瘤胸壁侵犯时，胸膜和胸壁的超声检查是必需的影像方法（图 3.41；Layer 等，1999）。

6. 胸膜纤维化

陈旧性大片胸膜钙化除标准 X 线诊断外，一般再无须其他检查。非钙化性的胸膜增厚，X 线表现为条纹样高密度影邻近胸壁或肋膈角。超声检查可以鉴别增厚区域是液体还是实性组织（图 3.42）。新近出现的纤维化回声极低，如果增益调节不当，可能酷似无回声并因此通常被误诊为积液。胸膜片状增厚伴胸膜粘连时肺呼吸活动消失，而积液时肺呼吸活动存在，根据这个征象可以鉴

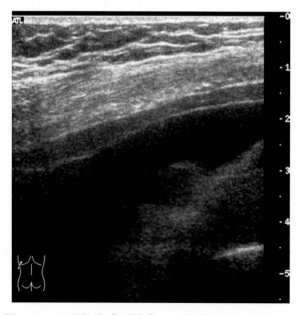

图 3.42 少见的胸膜纤维化。壁胸膜不均匀增厚，达 6mm，回声减低。增厚胸膜边缘光滑，脏胸膜并未受累。由于心功能衰竭，可见大量胸腔积液

别（图 3.25，图 3.26）。也有学者报道利用"彩色多普勒征象"诊断膈顶区薄层液体（图 3.7）。

即使数十年存在的陈旧性纤维化也可能为极低回声，尽管随时间延长纤维化倾向于回声增强。胸膜纤维化的钙质沉积表现为强回声伴声影。鉴别钙化与邻近肺组织内的强回声存在困难，不过缺乏多重反射伪像的强回声提示钙化。胸膜纤维化、胸膜癌瘤和胸膜间皮瘤之间没有可靠的超声形态学鉴别依据（图 3.43a，图 3.43b，图 3.43c）。利用彩色多普勒超声显像，增厚胸膜内包裹性囊性病变能够与血管鉴别。

四、气胸

壁胸膜后方的气体与肺表面深方的气体相比较，其多重反射伪像更粗大和规则（图 3.44a，图 3.44b）。不过，气胸诊断的主要标准是肺随呼吸活动消失，动态检查时非常明显。哮喘和明显肺气肿患者即使在正常呼吸情况下，肺移动幅度也下降。低回声的肺小叶间的胸膜裂隙在气胸患者也会消失。由于超声遇到胸膜处气体时发生全反射，通常无法测量气体的厚度和残存肺体积。少量肺尖部气胸，超声检查时只能在上肺野，利用锁骨上窝扫查。胸膜无粘连时，肺随呼吸活动消失的征象只有在患者合适的位置——侧卧位，经外侧部分扫查肺时才明显。呼吸依赖的肺运动或胸腔积液与明显静止不同的胸腔内气体之间的移行区，称作"肺点"（Lichtenstein 等，2000）。这种表现提示少量气胸，并不需要插管引流。如果患者在穿刺过程中出现气胸，一旦超声束接触到游离气体，操作者就无法再显示壁胸膜深方的靶目标。另一方面，利用超声检查，如穿刺后即刻评估，可以足够肯定地排除气胸。

最近的研究表明，超声诊断气胸敏感性高（85%~100%）(Herth 等，2003；Reissig 和 Kroegel，2005）。通过显示所谓的"肺点"，对于重症监护室机械通气的患者，仰卧位 X 线漏诊的少量气胸也能被超声检出。胸膜各个部位均能显示肺滑动征，可以排除气胸（Lichtenstein 和 Menu，1995）。

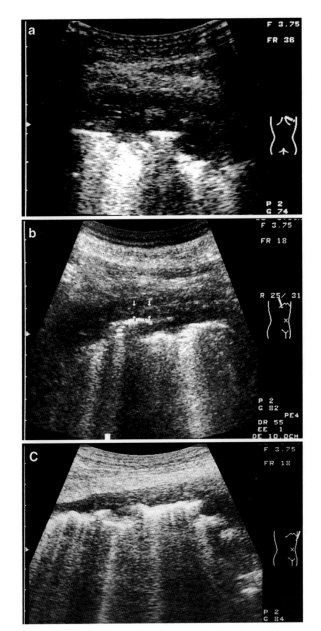

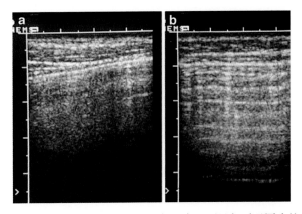

图 3.44　气胸声像图。（a）左侧正常，可见与呼吸同步的胸膜移动和明显较少的多重反射伪像。（b）气胸侧，多重反射明显且呼吸滑动征消失

气胸的超声诊断征象
　肺滑动征消失
　粗大多重反射伪像
　胸膜裂隙消失
　彗星尾征伪像和 B 线消失
　肺点
液气胸的附加征象
　移动的气泡 - 液体平面
　胸腔积液内的气泡

图 3.43　胸膜广泛性分布中等回声肿物，肿物外形不规则成角，边缘模糊。如果没有其他临床支持证据，则需要进行组织学活检证实诊断。（a）年轻女性多次胸部手术后，出现广泛性胸膜纤维化。最初的胸膜增厚误诊为肿瘤，进行了首次手术。随后的纤维化改变，误认为肿瘤生长。（b）缓慢生长，X 线可见的非钙化性胸膜纤维化。由于临床怀疑潜在肿瘤，患者接受多次经胸活检，每次活检仅见纤维结缔组织和瘢痕组织。最后证实为胸膜癌瘤，原发灶不明的腺癌转移。箭头之间所示的区域为先前的胸膜裂隙。（c）声像图表现是与（a）、（b）几乎完全一样的石棉接触工人，组织学证实为胸膜间皮瘤

五、B 线和伪像

　　胸膜下肺间质液体聚集和胸膜下肺纤维化，定义为肺间质综合征，会改变局部超声反射环境。此时，胸膜后方出现边界清晰，激光样强回声伪像，自表面一直延伸至屏幕底部，无衰竭，随呼吸相关的肺滑动同步运动。这些伪像称作 B 线（Lichtenstein 等，1997；Lichtenstein 和 Meziére2008）。与之相反，彗星尾征伪像后方逐渐衰减。彗星尾征伪像常见于胸腔积液所致的肺不张或胸膜线由于炎症、纤维化或浸润导致局部连贯性破坏时（图 3.31，图 3.43b，图 3.43c；图 3.45）。B 线限局性出现在局灶肺间质综合征改变的位置，如肺炎、肺不张、肺挫伤或肺梗死、胸膜病变及肿瘤，也广泛性出现在弥漫肺间质综合

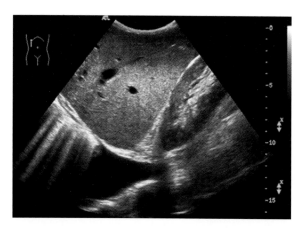

图 3.45　多发彗星尾征伪像，邻近膈胸膜处发出。考虑到存在胸腔积液，彗星尾征可能由部分萎陷的肺引起，并非代表肺间质综合征

征，如心衰所致的肺水肿。正常肺显示 B 线罕见，单一肋间隙垂直肋骨方向扫查时，数量少于 3 条。

根据 2010 年意大利举办的国际肺超声大会专家共识，B 线可作为诊断肺间质综合征的超声征象。多发、弥漫性双侧肺 B 线分布，称作 B 型模式图像，特别见于肺水肿、间质性肺炎和弥漫性肺实质病变，如肺纤维化。B 线可用作声像图诊断标准来诊断或排除确定的肺间质综合征。通过半定量计数 B 线数量，可以监测心源性肺水肿或体内水分过多时的病程变化，因为 B 线的数量与心脏淤血的严重性有关（Bedetti 等，2006；Noble 等，2009；Volpicelli 等，2006）。肺水肿患者 B 线对应于 X 线显示的 Kerley-B 线。

必须强调，超声伪像仅间接提示某一特定临床情况。

六、胸部外伤

与其他部位的急诊超声检查一样，超声医师进行胸部外伤超声检查时必须具有丰富的扫查经验和图像判读能力。不但要识别典型的液性胸腔积液，也要关注胸腔周围组织，如膈，胸壁及肋骨，脏胸膜，正常、实变或不张的肺组织，腹部脏器，心脏，心包积液和大血管。积液由于成分不同其回声可表现为无回声，甚至有回声。超声检查时，操作者应注意识别干扰超声显像的限制

因素，如胸壁气肿。也应掌握应用急诊超声的一些扫查规范和流程（Mayo 等，2009）。与之对应，FAST 概念限定于寻找无回声积液（FAST=Focused Abdominal Sonography in Trauma，创伤腹部专注超声扫查）。

胸部外伤后，胸腔积液的最佳确认方法是超声检查。新鲜大量出血性积液并非总是或者根本不是有回声的（图 3.46）。准确记录积液量对随后的随访非常重要。如欲引流，应使用较粗引流管，以防血凝块堵塞。超声鉴别液性和凝固的血液并不完全肯定，这与广泛接受的观点相悖，两种情况都可为低回声。

胸部外伤患者有基于胸膜水平的彗星尾征伪像，B 线增多，可能是肺挫伤合并早期肺水肿的征象。其他引起间质内液体增多的原因需要鉴别，如心肺功能不全、肾衰竭导致的体内水量过多或过敏反应、胸膜下纤维化。这些都可能引起类似的伪像改变。

胸部外伤患者，仰卧位胸部 X 线检查仅能发现半数创伤性气胸。超声发现气胸的检出率几乎等同于 CT（Soldati 等，2008）。推荐用于估计气胸范围时，则有不同的考虑（Soldati 等，2008；专家共识会，2010）。

胸壁其他损伤及肺挫伤在本书相关章节讨论。胸部外伤后，应常规扫查，排除创伤性心包积液。

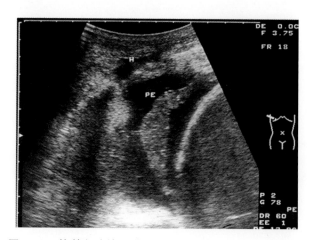

图 3.46　外科急诊检查的屋顶跌落工人。患者呼吸困难，右侧严重胸痛，局部可见并触及波动的血肿。声像图可见大量血性胸腔积液（PE），无回声，肺不张。胸壁部分破裂，局部液体聚集，动态扫查时起伏波动，对应视诊和触诊所见的血肿（H）

七、膈

目前为止，专门涉及膈的超声研究文章很少，尽管在腹部或胸部超声检查时都会自动扫查膈，并能够评估其形态和功能。

在解剖学上，膈形态对称，由靠近膈顶的膜部和周围的肌肉部分组成，肌肉部分分别指向肋骨、脊柱和胸骨。沿肌肉部分追踪扫查，可以显示背侧止于腰椎的膈脚。膈脚之间穿行腹主动脉和下腔静脉。

声像图上，通过膈膜部的位置和厚度可以与周边的肌部鉴别。膜部位于膈顶区，较薄。膈肌呈板状低回声，但膈顶膜部断面图像呈线状强回声。吸气时，膈板状肌肉变短，增厚（图3.47a，图3.47b）。此时可观察到膈明显膨胀，同样，慢性阻塞性肺病患者的膈也有类似的表现。

侧方长轴切面扫查能够清晰显示膈脚，左侧膈脚可通过腹膜后进行扫查，膈脚显示为中等回声，拉长的线状结构，紧邻脊柱。上腹部横断面扫查，膈脚紧邻腹主动脉和下腔静脉，直接位于腹主动脉发出腹腔干的位置上方。两侧膈脚向腹腔干外侧远端的延伸部分清晰可辨。

超声能够显示膈疝，但并非容易。因此，对于临床怀疑膈疝的成年患者，超声并非首要的影像学检查方法。婴儿及新生儿呼吸困难或胸部X线显示模糊高密度影，可以利用超声诊断膈疝，超声可以发现腹腔脏器，如胃、小肠、肝或脾位于胸腔内（图3.48a，图3.48b）。

超声对较为常见的食管裂口疝并不是一个有用的诊断工具，此类疝发生在胃食管交界处，呈轴位分布。内镜检查能够识别食管裂孔疝，在疝内发现胃壁的皱褶。

较大的腹部或胸部外伤膈破裂发生率在1%～3.9%。然而，其中仅1/4得到术前证实（Lieber等，2006；Rubikas2001；Vermillion等，2001；Wirbel和Mutschler，1998）。膈破裂的声像图特征是腹腔脏器移位至胸腔。外伤最常见血性胸腔积液，液体有利于胸部超声扫查并便于检查膈。

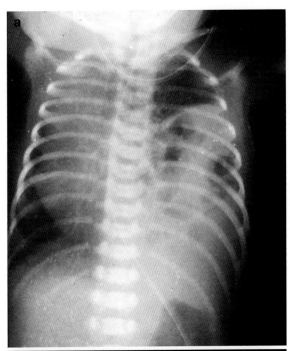

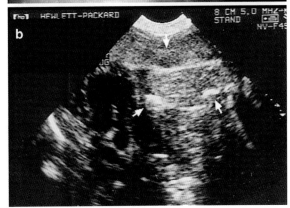

图3.48 （a）新生儿胸部X线显示左侧胸腔内含气肠管影，提示左侧先天性膈疝。（b）同一新生儿，声像图显示典型的左侧先天性膈疝，胃（箭头）恰在心脏下方。本图为剑突下横断面（本图由Böblingen医院的M. Teufel医师友情馈赠）

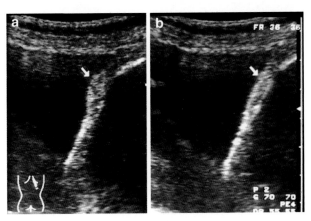

图3.47 胸腔积液时膈声像图，膈顶区膈由肌肉部分转变为较薄膜性部分的移行区显示清晰。吸气时，膈肌肉部分变短，增厚（a，箭头），呼气时放松（b，箭头）

对个体患者而言，膈破裂及继发形成的疝可能在急诊腹部超声检查时发现（图3.49a，图3.49b，图3.49c，图3.49d）。操作者不应被膈轮廓形成的声影误导为膈明显的破裂口，这类伪像形成的

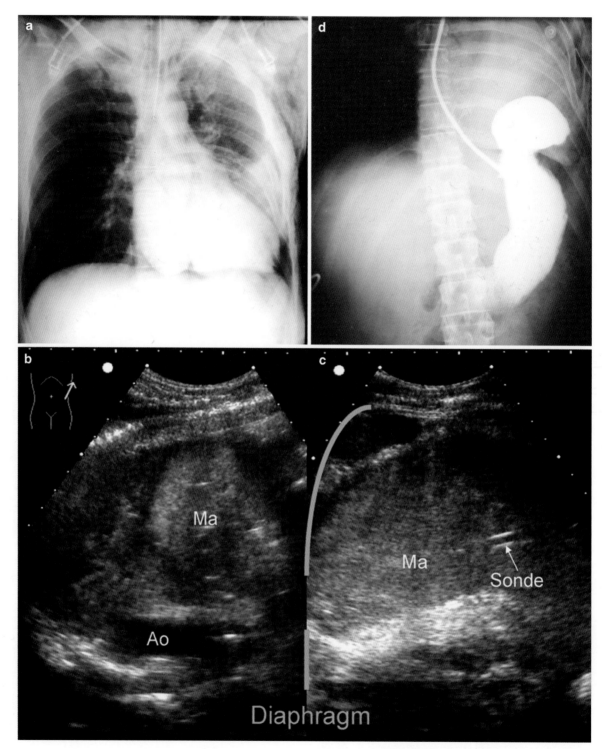

图3.49　自三楼阳台坠落的男性患者，即刻血性胸腔积液并置管引流。24小时之后，尽管实施人工机械通气，但患者氧分压下降。（a）胸部X线显示左外侧基底部高密度影，怀疑残存血性胸腔积液而必须申请急诊超声检查。（b）声像图显示胸腔内奇怪的圆形结构，内充满有回声液体。（c）由腔内胃管可以确认膈下方的部分胃腔，沿胃腔追踪动态扫查，可见其跨越膈进入胸腔（类似蒙太奇的摄影效果）。（d）通过胃管注入造影剂摄片证实为胃腔（MA）（患者刚入院的CT扫描也显示了胸腔内的胃腔，但被漏诊）。Ao，腹主动脉；Sonde，胃管

假破裂口，其典型特点是位置随探头移动而改变。如果患者创伤严重，附加的 CT 扫查不容避免，用来进一步发现胸腔或腹膜后损伤，如果仅进行超声检查，这些损伤可能被漏诊。声像图发现腹腔游离积液是急诊手术的指征，在这些手术中可能发现膈破裂（Hansen 和 Muhl，1997）。

膈原发肿瘤非常罕见，很少在早期被诊断。最乐观的情况是被偶然发现（图 3.50，图 3.51；Belaabidia 等，2006；Ikegami 等，2004）。膈转移瘤同样罕见，转移肿瘤侵犯邻近的神经组织可

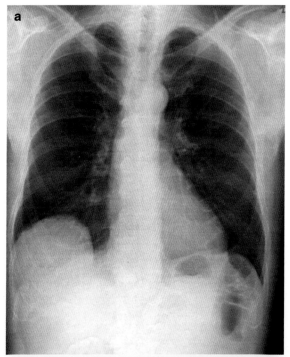

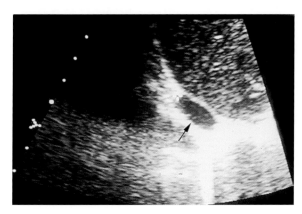

图 3.50　罕见的膈脂肪瘤，偶然发现。肿瘤（箭头）外形光滑，与 CT 表现一致

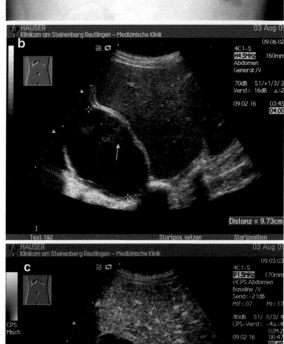

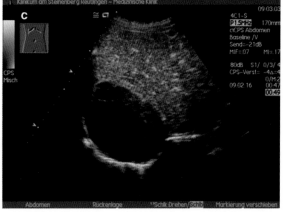

图 3.51　（a）胸部 X 线检查偶然发现膈区肿瘤样阴影，7 年前 X 线片也显示肿瘤影，但仅被怀疑。（b）声像图显示囊肿样病变，内部可见实性成分及分隔，无钙化，似乎源于膈。彩色多普勒血流显像未见血流信号。（c）超声造影于支气管动脉期见病变内实性成分及分隔强化，供血动脉似乎来自膈。造影增强排除了包虫囊肿的诊断，患者棘球蚴滴度测定为阴性。术后组织病理学确认为源自膈的单发纤维瘤，低度恶性（耶拿的 Katenkamp 教授确诊）（耶拿为德国图林根州第二大城市，译者注）。这种肿瘤以前也被称作血管外皮细胞瘤

能是难以解释疼痛的原因（图 3.52，图 3.53）。有些病例，主要是乳腺转移癌，转移灶可能仅能够被超声检出，当然，一些病例可能需要活检确诊（J.Reuss，未发表数据）。典型的膈转移灶夹杂在膈内，膈胸膜及膈腹膜转移灶均位于膈表面。大的胸膜转移灶可侵犯至膈内，甚至突破膈，类似胸膜间皮瘤（图 3.37，图 3.54）。

　　实时超声检查是评价膈功能最适合的方法。正常膈运动与呼吸节奏一致，呈等边形样上下浮动。膈外侧部分与胸壁粘连可导致膈静止，不过

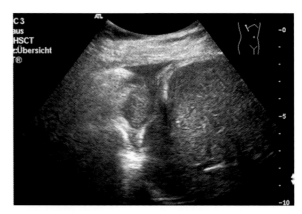

图 3.54　卵巢癌胸膜转移，向深方浸入膈内

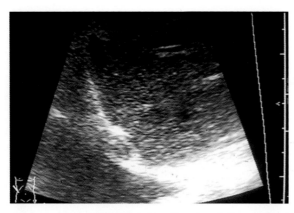

图 3.52　已知支气管肺癌患者，检查当日之前无任何已知的转移灶，病变超声表现与图 3.50 的病例类似。病变在常规腹部超声检查中被发现。CT 检查也无法明确诊断，超声引导下穿刺活检证实了临床怀疑的支气管肺癌转移

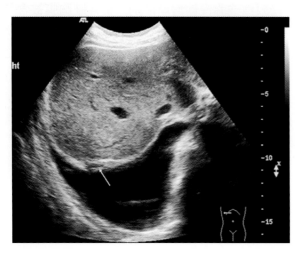

图 3.53　乳腺癌膈转移

仍可见残留运动，此时至少可以除外膈神经完全性麻痹。陈旧性胸膜粘连的声像图表现可能非常隐蔽和细小，因此，动态观察显示"悬挂征"非常必要。

　　可以通过"时间 - 模式"（M 型超声）记录膈运动功能。一段简短的视频是展示膈运动功能失常的最佳方法，膈运动缺失或出现矛盾运动能够立刻提示膈麻痹（Lloyd 等，2006）。儿科医师可以利用超声记录产伤所致的膈麻痹，而无须 X线检查（图 3.55a-d；Urvoas 等，1994）。儿童正常胸部 X 线检查无法获得膈运动功能的可靠记录（Epelman 等，2005）。长期机械通气的成人患者，膈超声检查可以提供膈的功能状态，并评估气管插管拔管后，膈是否具有足够的机械呼吸能力（Dorffner 等，1998）。

　　超声对于阐明胸部 X 线片显示的单侧膈凸起非常重要。胸腔或腹腔病变侵犯导致膈凸起及随呼吸的活动消失，通常非常明显，因为病变一般范围较大。除了脏器内或脏器外的肿瘤，脏器自身明显肿大，如脂肪肝或源于骨髓增殖导致的巨脾，都是引起膈凸起的原因。肺下积液也是 X 线常被误诊为膈凸起的原因。这种情况超声很容易识别并做出进一步诊断。其他引起单侧膈凸起的病变包括膈下脓肿或膈下包裹性腹腔积液，均能被超声检出。这些情况超声检查显示清晰，无须其他影像学方法。

　　常规胸部 X 线片经常显示膈局部驼峰样隆起，经腹超声扫查进行评估非常有效。膈皱褶引起肝

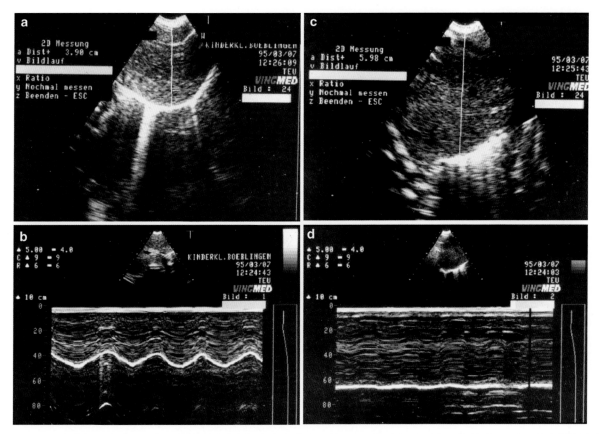

图3.55　怀疑产伤性膈麻痹新生儿，最终通过动态超声检查确诊。利用M型超声记录了这一诊断。（a，b）正常左侧膈清晰、有节奏的运动，M型超声显示曲线呈正弦波样起伏。（c，d）外伤后，右侧膈运动静止，对应的M型超声几乎呈一条直线（本图由 Böblingen 医院的 M. Teufel 医师友情馈赠）

表面锯齿样压迫较脾常见，有时会误认为脏器内限局性病变。有时，恰巧通过膈皱褶的横断面图像，可能将其显示为脏器内靶环样肿物。结合纵断面和横断面扫查，诊断就会一目了然。局部皱褶形成的双层膈也能被清晰显示（图 3.56）。

八、小结

　　尽管超声成像存在物理限制，但几乎接近70% 的胸膜表面能够被超声显示，特别是从肋胸壁至膈胸壁区域。

　　正常壁胸膜能够被超声显示和描计，并与胸膜局限性或弥漫性增厚区别。正常脏胸膜被含气肺表面的全反射所遮挡。

　　超过 5 ml 的胸腔积液就能被超声检出，较胸部 X 线片更加敏感，特别是患者处于仰卧位时，且从无假阳性。超声也可进一步准确估计胸腔积液量。约 1/3 的渗出液为无回声。胸膜增厚，结节样，胸水内出现分隔，形成多发腔室样改变仅出现在胸膜渗出的情况，漏出液总是无回声。

　　胸膜转移瘤的特征是结节样低回声，类似息肉，根据原发肿瘤的病史才能得出诊断。胸膜间皮瘤的声像图表现几乎和 CT 一样清晰，并且特异性可能高于 CT。胸膜间皮瘤、胸膜癌瘤和胸膜纤维化的声像图鉴别比较困难。气胸可以被超声清

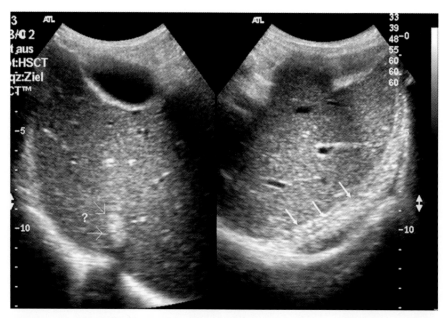

图 3.56　膈沟。左侧图像：膈沟的非标准垂直切面，类似肝内局灶性结节（箭头）。右侧图像：探头旋转 90 度的长轴切面显示为膈形成的深沟（箭头）

晰显示。通过超声显示膈的形态特征及进行功能诊断非常可靠和便利。

参考文献

[1]   Abouzgheib W, Bartter T, Dagher H, Pratter M, Klump W (2009) A prospective study of the volume of pleural fluid required for accurate diagnosis of malignant pleural effusion. Chest 135:999–1001

[2]   Adams RF, Gray W, Davies RJ, Gleeson FV (2001) Percutaneous image-guided cutting needle biopsy of the pleura in the diagnosis of malignant mesothelioma. Chest 120:1798–1802

[3]   Baber CE, Hedlund LW, Oddson TA, Putman CE (1980) Differentiating empyemas and peripheral pulmonary abscess. Radiology 135:755–758

[4]   Balik M, Plasil P, Waldauf P et al (2006) Ultrasound estimation of volume of pleural fluid in mechanically ventilated patients. Intensive Care Med 32:318–321

[5]   Bedetti G, Gargani L, Corbisiero A et al (2006) Evaluation of ultrasound lung comets by hand-held echocardiography. Cardiovasc Ultrasound 4:34

[6]   Belaabidia B, Sellami S, Benelkhayat R et al (2006) Le léiomyosarcome diaphragmatique: revue de la Litterature, à propos d'une observation. Cancer Radiothér 10:137–141

[7]   Bittner RC, Schnoy N, Schönfeld N et al (1995) Hochauflösende Magnetresonanztomographie (HR-MRT) von Pleura und Thoraxwand: Normalbefund und pathologische Veränderungen. Fortschr Roentgenstr 162:296–303

[8]   Börner N, Kelbel C, Lorenz J et al (1987) Sonographische Volumetrie und Drainage von Pleuraergüssen. Ultraschall Klin Prax 2:148–152

[9]   Boutin C, Rey F (1993) Thoracoscopy in pleural malignant mesothelioma: a prospective study of 188 consecutive patients. I. Diagnosis. Cancer 72:389–393

[10] Chen HJ, Yu YH, ChenCH HTC, Tsai KD, Shih CH, Hsu WH (2009) Ultrasound in peripheral pulmonary air-fluid lesions. Chest 135:1426–1432

[11] Chian CF, Su WL, Soh LH et al (2004) Echogenic swirling pattern as a predictor of malignant pleural effusions in patients with malignancies. Chest 126:129–134

[12] Colice GL, Cutis A, Deslauriers J, Heffner J, Light R, Littenberg B, Sahn S, Weinstein R, Yusen RD (2000) Medical and surgical treatment of parapneumonic effusions, an evidence-based guideline. Chest 118:1158–1171

[13] Collins JD, Burwell D, Furmanski S et al (1972) Minimal detectable pleural effusions. Radiology 105:51–53

[14] Diacon AH, Brutsche MH, Solèr M (2003) Accuracy

of pleural puncture sites. A prospective comparison of clinical examination with ultrasound. Chest 123:436–441

[15] Dorffner R, Eibenberger K, Youssefzadeh S et al (1998) The value of sonography in the intensive care unit for the diagnosis of diaphragmatic paralysis. RöFo 169:274–277

[16] Duncan DR, Morgenthaler TI, Ryu JH, Daniels CE (2009) Reducing iatrogenic risk in thoracocentesis. Chest 135: 1315–1320

[17] Eibenberger KL, Dock WI, Ammann ME et al (1994) Quantification of pleural effusion: sonography versus radiography. Radiology 191:681–684

[18] Epelman M, Navarro OM, Daneman A, Miller SF (2005) M-mode sonography of diaphragmatic motion: description of technique and experience in 278 pediatric patients. Pediatr Radiol 35:661–667

[19] Gaba DM, Dunn WF (2009) Procedural risks in thoracocentesis. Chest 135:1120–1123

[20] Gehmacher O, Kopf A, Scheier M et al (1997) Ist eine Pleuritis sonographisch darstellbar? Ultraschall Med 18:214–219

[21] Geiger D, Düll T, von Pawel J et al (2003) Thoraxwandinfiltration und Stichkanalinvasion beim malignen Pleuramesotheliom. Ultraschall Med 24:34, abstract

[22] Goecke W, Schwerk WB (1990) Die Real-Time-Sonographie in der Diagnostik von Pleuraergüssen. In: Gebhardt J, Hackelöer BJ,v. Klinggräff G, Seitz K (eds) Ultraschalldiagnostik '89. Springer, Berlin/Heidelberg/ New York/Tokio

[23] Görg C, Bert T, Görg K (2005) Contrast-enhanced sonography for differential diagnosis of pleurisy and focal pleural lesionsof unknown cause. Chest 128:3894–3899

[24] Gryminski J, Krakówka P, Lypacewicz G (1976) The diagnosis of pleural effusion by ultrasonic and radiologic techniques.Chest 70:33–37

[25] Hansen M, Muhl E (1997) Blunt thoracic trauma—therapeutic relevance of results of roentgen image, ultrasound and computerized tomography. Langenbecks Arch Chir Suppl Kongressbd 114:458–460

[26] Heilo A, Stenwig AE, Solheim P (1999) Malignant pleural mesothelioma: US-guided histologic core-needle biopsy. Radiology 211:657–659

[27] Herth F, Schmitteckert H, Schulz M, Becker H (2003a) Diagnostik des Pneumothorax mittels transthorakalem Ultraschall—eine prospektive Untersuchung. Ultraschall Med 24(Suppl 1):S30, abstract

[28] Herth F, Schulz M, Schmitteckert H, Becker H (2003b) Vergleich transthorakaler Ultraschall (TTUS) mit Computertomographie (CT) zur Beurteilung der Tumorinvasion in die Brustwand beim Bronchialkarzinom. Ultraschall Med 24(Suppl 1):S33, abstract

[29] Ikegami T, Ezaki T, Ishida T et al (2004) (2004) Neurilemmoma of the diaphragm mimicking a liver tumor: case report. Abdom Imaging 29:85–86

[30] Joyner CR Jr, Herman RJ, Reid JM (1967) Reflected ultrasound in the detection and localization of pleural effusion. JAMA 200(5):399–402, 129–132

[31] Katikireddy CK, Dube DS (2005) A trial of intrapleural streptokinase. N Engl J Med 352:2243

[32] Kelbel C, Börner N, Schadmand S et al (1990) Diagnostik von Pleuraergüssen bei intensivpflichtigen Patienten: Sonographie und Radiologie im Vergleich. In: Gebhardt J, Hackelöer BJ, v. Klinggräff G, Seitz K (eds) Ultraschalldiagnostik '89. Springer, Berlin/Heidelberg/ New York/Tokio

[33] Kocijancic I, Kocijancic K, Cufer T (2004) Imaging of pleural fluid in healthy individuals. Clin Radiol 59:826–829

[34] Kocijancic I, Pusenjak S, Kocijancic K, Vidmar G (2005) Sonographic detection of physiologic pleural fluid in normal pregnant women. J Clin Ultrasound 33:63–66

[35] Layer G, Schmitteckert H, Steudel A et al (1999) MRT, CT und Sonographie in der präoperativen Beurteilung der Primärtumorausdehnung beim malignen Pleuramesotheliom. Fortschr Roentgenstr 170:365–370

[36] Leo F, Dellamonica J, Venissac N et al (2005) Can chest ultrasonography assess pleurodesis after VATS for spontaneous pneumothorax? Eur J Cardiothorac Surg 28:47–49

[37] Lichtenstein DA, Menu Y (1995) A bedside ultrasound sign ruling out pneumothorax in the critically ill: lung sliding. Chest 108:345–348

[38] Lichtenstein DA, Meziére GA (2008) Relevance of lung ultrasound in the diagnosis of acute respiratory failure. The BLUE-protocol. Chest 134:117–125

[39] Lichtenstein D, Mezière G, Bidermann P (1997) The comet tail artifact: an ultrasound sign of alveolar-interstitial syndrome. Am J Respir Crit Care Med 156:1640–1646

[40] Lichtenstein D, Meziere G, Bidermann P, Gepner A (2000) The "lung point": an ultrasound sign specific to pneumothorax. Intensive Care Med 26:1434–1440

[41] Lichtenstein D, Goldstein I, Mourgeon E et al (2004) Comparative diagnostic performances of auscultation, chest radiography, and lung ultrasonography in acute respiratory distress syndrome. Anesthesiology 100:1–2

[42] Lieber A, Pons F, Düsel W et al (2006) Hat die Thorakoskopie beim Thoraxtrauma einen Platz? Chirurg 77:1014–1021

[43] Lloyd T, Tang YM, Benson MD, King S (2006) Diaphragmatic paralysis: the use of M-mode ultrasound for diagnosis in adults. Spinal Cord 44:505–508

[44] Loddenkemper R (1994) Pleuraerkrankungen. In: Ferlinz R (ed) Pneumologie in Praxis und Klinik. Thieme, Stuttgart, pp S712–S717

[45] Lorenz J, Börner N, Nikolaus HP (1988) Sonographische Volumetrie von Pleuraergüssen. Ultraschall 9:212–215

[46] Maskell NA, Butland RJA (2003) BTS guidelines for the investigation of a unilateral pleural effusion in adults. Thorax 58:ii8

[47] Maskell NA, Davies CWH, Nunn AJ et al (2005) U.K. controlled trial of intrapleural streptokinase for pleural infection (MIST1). N Engl J Med 352:865–874

[48] Mayo PH, Beaulieu Y, Doelken P, Feller-Kopmann D, Harrod C, Kaplan A, Oropell J, Vieillard-Baron A, Axler O, Lichtenstein D, Maury E, Slama M, Vignon P (2009) American College of chest physicians/La société de reanimation de langue francaise, Statement on competence in critical care ultrasonography. Chest 135:1050–1060

[49] Mowé G, Tellnes G (1995) Malignant pleural mesothelioma in Norway 1960–1992. Tidsskr Nor Laegeforen 115:706–709

[50] Nakano N, Yasumitsu T, Kotake Y et al (1994) Preoperativ histologic diagnosis of chest wall invasion by lung cancer using ultrasonically guided biopsy. J Thorac Cardiovasc Surg 107: 891–895

[51] Noble VE, Murray AF, Capp R, Sylvia-Reardon MH, Steele DJR, Liteplo A (2009) Ultrasound assessment for extravascular lung water in patients undergoing hemodialysis. Time course for resolution. Chest 135:1433–1439

[52] Reissig A, Kroegel C (2005) Accuracy of transthoracic sonography in excluding postinterventional pneumothorax and hydropneumothorax. Comparison to chest radiography. Eur J Radiol 53:463–470

[53] Reuß J (1996) Sonographic imaging of the pleura: nearly 30 years experience. Eur J Ultrasound 3:125–139

[54] Reuß J, Blank W, Drews U et al (2002) Sonographischanatomischer Vergleich des Aufbaus der inneren Thoraxwand zwischen Interkostalmuskulatur und Pleuraspalt. Ultraschall Med 23(Suppl 1):S70, abstract

[55] Roch A, Bojan M, Michelet P et al (2005) Usefulness of ultrasonography in predicting pleural effusions >500 mL in patients receiving mechanical ventilation. Chest 127:224–232

[56] Rubikas R (2001) Diaphragmatic injuries. Eur J Cardiothorac Surg 20:53–57

[57] Saito T, Kobayashi H, Kitamura S (1988) Ultrasonic approach to diagnosing chest wall tumors. Chest 94:1271–1275

[58] Shiotani S, Sugimura K, Sugihara M et al (2000) Detection of minute pleural fluid in the pleural retracted space associated with peripheral lung cancer: evaluation with MR imaging. Radiat Med 18:21–27

[59] Soldati G, Testa A, Sher S, Giulia P, La Sala M, Silveri NG (2008) Occult traumatic pneumothorax—Diagnostic accuracy of lung ultrasonography in the emergency department. Chest 133:204–211

[60] Stark DD, Federle MP, Goodman PC, Podrsky AE, Webb WR (1983) Differentiating lung abscess and empyema: radiography and computed tomography. AJR 141:163–167

[61] Sugarbaker DJ, Jaklitsch MT, Liptay MJ (1995) Mesothelioma and radical multimodality therapy: who benefits? Chest 107:345–350

[62] Suzuki N, Saitoh T, Kitamura S (1993) Tumor invasion of the chest wall in lung cancer: diagnosis with US. Radiology 187:39–42

[63] Urvoas E, Pariente D, Fausser C et al (1994) Diaphragmatic paralysis in children: diagnosis by TM-mode ultrasound. Pediatr Radiol 24:564–568

[64] Vermillion J, Wilson E, Smith R (2001) Traumatic diaphragmatic hernia presenting as a tension fecopneumothorax. Hernia 5:158–160

[65] Vignon P, Chastagner C, Berkane V et al (2005) Quantitative assessment of pleural effusion in critically ill patients by means of ultrasonography. Crit Care Med 33:1757–1763

[66] Volpicelli G, Mussa A, Garofalo G et al (2006) Bedside lung ultrasound in the assessment of alveolar-interstitieal syndrome. Am J Emerg Med 24:689–696

[67] Volpicelli G, Caramello V, Cardinale L, Cravino M (2008) Diagnosis of radio-occult pulmonary conditions by real-time chest ultrasonography in patients with pleuritic pain. Ultrasound Med Biol 34:1717–1723

[68] Wahidi MM, Herth FJF, Ernst A (2007) State of the Art—Interventional Pulmonology. Chest 131:261–274

[69] Wernecke K (2000) Ultrasound study of the pleura. Eur Radiol 10:1515–1523

[70] Wirbel RJ, Mutschler W (1998) Blunt rupture of the right hemidiaphragm with complete dislocation of the right hepatic lobe: report of a case. Surg Today 28:850–852

[71] Wu RG, Yuan A, Liauw YS et al (1994) Image comparison of real-time gray-scale ultrasound and color Doppler ultrasound for use in diagnosis of minimal pleural effusion. Am J Respir Crit Care Med 150:510–514

[72] Yang PC, Luh KT, Chang DB, Wu HD, Yu CJ, Kuo SH (1992) Value of sonography in determining the nature of pleural effusion: analysis of 320 cases. AJR 159:29–33

[73] Yu CJ, Yang PC, Chang DB, Luh KT (1992) Diagnostic and therapeutic use of chest sonography: value in critically ill patients. AJR 159:695–701

[74] Ziegler CM, Seitz K, Leicht-Biener U, Mauch M (2004) Detection of therapeutically relevant diagnoses made by sonography of the upper abdomen: portable versus high-endsonographic units—a prospective study. Ultraschall Med 25:428–432

第四章　肺　实　变

Gebhard Mathis，Sonja Beckh 和 Christian Görg 著　朱　璐　译

一、炎症性肺实变

Gebhard Mathis 著

1. 肺炎

（1）病生理必备知识：小叶性和节段性肺炎中，广泛纤维性渗出使得大量空气被排出肺外。受累肺叶或肺段内无空气，浸泡在液体中。充血和肝样变期（如病程第 1 周）为病理条件下声波传播提供了良好条件，此阶段超声图像可很好地显示肺炎。在溶解消散期，肺内炎症受累区域通气增加，空气反射与深方浸润相重叠，使得此时的超声图像可能低估实际的病变范围。

局灶性肺炎和间质性肺炎几乎不会扩散累及胸膜，因此超声检查效果差。但支气管肺炎常累及胸膜，因此有时可被超声探及。

（2）肺炎的超声形态学：肺炎性浸润有若干超声形态学标准，这些标准典型但不特异。病程中这些表现的程度和范围会发生变化。

肺炎的超声形态学：
- 早期与肝相似
- 空气滞留区呈晶状体形
- 空气支气管征（或支气管气象，译者注）
- 支气管液体征（狭窄后）（或支气管液象，译者注）
- 模糊的锯齿状边缘
- 边缘处混响伪像
- 脓肿存在时的低 - 无回声区（微小脓肿！）

（3）充血期：疾病初始阶段时（如充血期），炎性病变区域呈低回声，相对较均匀，形态与肝类似。病变区域外形有时稀奇古怪，极少像肺梗死那样呈节段性或像癌灶、转移灶那样呈圆形。病变边缘不规则、呈锯齿状，有些模糊（图 4.1，4.2）。

（4）肺泡液体征（或肺泡液象，译者注）：在致密的胸膜下区域，可见大片低回声带，范围及程度不一（浅表肺泡液体征）。是否能看到或重新观察到胸膜下区高回声的空气泡，取决于病变范围及分期（Targhetta 等，1992；图 4.1b）。

（5）空气支气管征：87% 的病例可见明显空气支气管征（bronchoaerogram，bronchopneumogram，air bronchogram），呈树枝状分布，强回声的支气管树走行于肺实质的实变区域间。肺炎所有阶段的空气支气管征都比肺栓塞时更明显。肺内常可探及少量（大部分病例中为许多）晶状体形的强回声，仅有数个毫米大小（图 4.1b）。这些回声提示小的细支气管中存在空气，换句话说，这也是空气支气管征的一部分。阻塞性分泌物的声阻抗多样，可部分解释这些肺内回声的产生原因（Weinberg 等，1986；Anzboec 等，1990；Mathis 等，1992；Gehmacher 等，1995；Lichtenstein 等，2009）。超声所见空气支气管征不能与放射学检查所见等同。病毒性肺炎的通气情况常更差，有时空气支气管征不如前文所述般明显，与细菌性肺

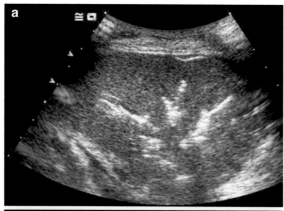

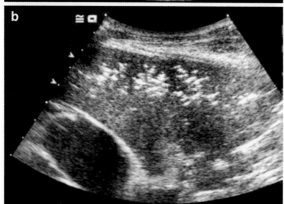

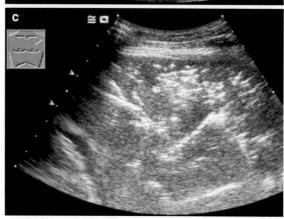

图 4.1　68 岁病重男性，临床体征提示急性肺炎。（a）左肺上叶呈肝样实变，内见空气支气管征。（b）胸膜下肺泡液体征。（c）空气滞留区延伸至肺表面

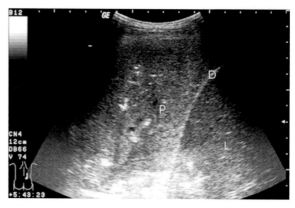

图 4.2　右下肺大叶性肺炎斜切面。炎性浸润区（P）在回声上与肝（L）相似。D，膈

射宽于血管壁。若分辨率较好，则支气管壁的回声呈螺纹状，而血管壁则比较光滑，因此，在 B 型超声图像上易于区分这两种管样结构（图 4.4）。对于诊断有疑问的病例，彩色多普勒超声有助于鉴别血管与支气管（图 4.5）。肺炎病人中有 20% 可见支气管液体征，发生于疾病早期，产生原因是支气管分泌物或支气管梗阻。持续存在的支气管液体征使阻塞性肺炎的可能性增大，为支气管镜检查的适应证（图 4.6）。支气管镜检查可能发现肿瘤或排除肿瘤，取出阻塞性分泌物栓子，并获得细菌学检查材料（Yang 等，1992；Targhetta 等，1992）。

（7）阻塞性肺炎：超声检查比胸部 X 线片更好地显示发生于外周或癌灶边缘的阻塞性肺炎，其特征为支气管液体征（图 4.6d）。这种情况下，动态超声检查效果与 CT 相当。发生该病时，治疗效果的监测很重要，需要判断肺炎是否逐渐消散、肿瘤大小是否增加（Braun 等，1990；Yang 等，1990）。

（8）血流：彩色编码的双功多普勒声像图中，肺炎有一典型表现：血流均匀一致地增加，呈分枝状，且走行位置正常。实际上，血流在整个浸润区都增加，延伸至胸膜下区（图 4.7）。这有助于与肺梗死和肿瘤鉴别，肺梗死血流减少或无血流信号，肿瘤的血流走行不规则。肺癌的边界处血流显著增加，由于新生血管形成，其边界处血流呈现典型的开瓶器样特征（Gehmacher 等，

炎相比更小、排列更紧凑，可类似大片肺梗死，但与其不同的是这些区域血流灌注很好（图 4.3）。

（6）支气管液体征：支气管液体征可作为超声诊断肺炎的进一步依据，表现为沿支气管树走行的无回声管样结构，支气管壁为强回声，而肺段支气管内的液体为低回声。支气管壁的回声反

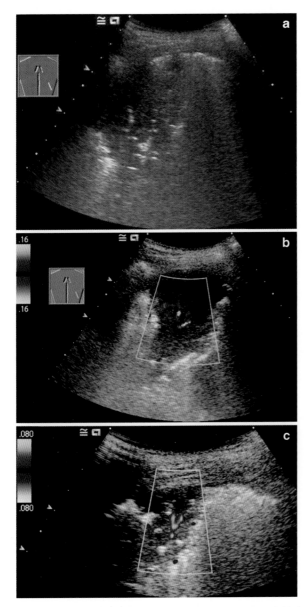

图 4.3　26 岁女性，呼吸困难、轻度胸痛。这是一个临床上和放射学上都不典型的肺炎病例。（a，b）超声上右肺下叶可见一通气差、血流灌注好的区域。（c）抗生素治疗 4 天后，病变区域明显变小（请注意图像上的标尺）

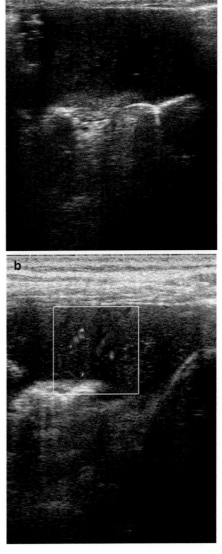

图 4.4　52 岁女性，吸气时疼痛，发热、咯血。（a）超声显示范围为 5cm×3.5cm 的实变区域，内见一小的空气支气管征。（b）彩色多普勒显示规则的血流灌注。该病例为病毒性肺炎

1995；Mathis 1997）。

　　行超声造影检查时，肺炎区域迅速充填造影剂，仅在 8～10 秒后即可呈现密集强化（Goerg 2007；Bertolini 等，2008；图 4.8；第七章）。

　　（9）脓肿形成：细菌性肺炎倾向于液化并形成脓肿，有 6% 的大叶性肺炎可出现此情况（该数据来源于放射学资料），而超声更多情况下可见微

脓肿（Yang 等，1991，1992；Mathis 1997）。

　　肺脓肿的超声所见很有特征性：圆形或卵圆形的较大无回声病变（图 4.8）。若周围形成包裹，则边缘呈平滑的高回声（图 4.9）。内部模糊不清的回声提示细胞成分或富蛋白质的黏稠脓液。由产气病原体所致的脓肿中可见强回声的空气泡在液体中活跃运动，与呼吸节律一致。脓肿内可见

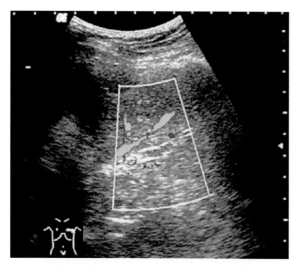

图 4.5　左肺上叶阻塞性肺炎。彩色多普勒可更好地显示血管。支气管回声中断，且管径增宽

分隔，呈飘动的高回声条索。偶尔炎性浸润的肺实质与脓液间的声阻抗差可在近场引起噪声伪像，不应误判为脓肿内真实存在的内部回声。真正的内部回声在远场也始终存在。在病变早期阶段，小脓肿表现为病理性聚集的液体区域，可见于肝样不规则实变浸润区域，缺乏平滑的边界和包膜回声。彩色多普勒超声不能很好地鉴别微脓肿与血管。

考虑到从痰或支气管灌洗物获得的可供细菌学检查的有用物质太少，超声引导下穿刺获得病原学检查的标本能有所帮助（图 4.9）。如果只是用普通注射针头进行穿刺，则穿刺前需要进行全面的超声检查；如果需要的话，可在超声监视下进行穿刺，以避开充气的肺组织和血管。80% 的

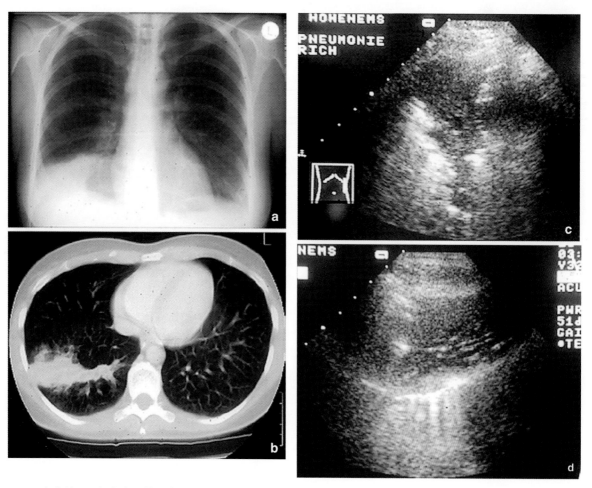

图 4.6　32 岁女性，1 年内发生第 3 次节段性肺炎。（a）胸部 X 线片示边界锐利清晰的节段性高密度影。（b）CT 示大片密度均匀的实变。（c）超声所示病变的形态与 CT 所见非常类似。病变区域含气体很少，在其中央还可见一小的无回声液体区域。（d）纵切面可见管样结构，为与血管平行的典型支气管液体征

病例可由此方法确定肺部感染的病原体（Yang 等，1992；Chen 等，1993；Lee 等，1993；Liaw 等，1994；Mathis 1997）。

　　肺脓肿引流可在超声或 CT 引导下进行，引流管的选择取决于病变大小和脓肿内容物的稠度。不大于 2 cm 的小脓肿可由常规穿刺来排空，而脓液黏稠的大脓肿需要更强的吸引和灌洗引流装置，

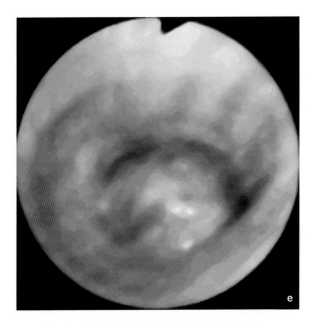

图 4.6 续　（e）支气管镜证实为腺癌；手术分期为 T_1N_0

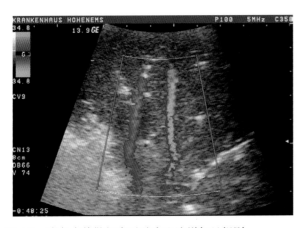

图 4.7　彩色多普勒超声示肺炎血流增加且规则

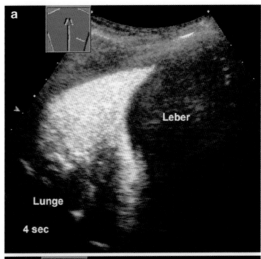

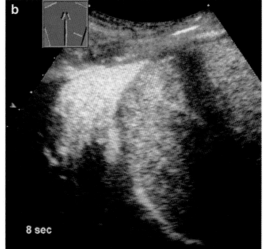

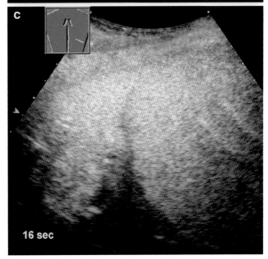

图 4.8　肺炎的超声造影。造影剂迅速灌注，在 4～10 秒后到达峰值。Lunge：肺，Leber：肝

这类装置有数种并已商业化生产。超声监视下可调控导管的位置，导管声像图表现为双层强回声（图 9.20 ）。穿刺时，按常规穿刺方式斜行穿入胸壁，在脓肿最接近胸膜的位置穿刺，可最大程度减少气胸的风险。使用正确的方法，如只穿刺均一受累的浸润区，避开血管可使支气管胸膜瘘的风险最小化（ Yang 等，1990 ；van Sonnenberg 等，1991 ；Blank 1994 ；Mathis 等，1999 ）。

（10）恢复期：当肺炎处于恢复期时，实变肺组织的通气程度逐渐增加，这些气体会产生反射和混响伪像。超声上肺炎逐渐消退，显示的病变区域常小于胸部 X 线片（图 4.10，图 4.11 ）。

依据临床体征和胸部 X 线片通常可做出肺炎的初步诊断，而超声可能低估病变范围，且无法观察到中心性肺炎。但最近的研究表明，以 CT 作为金标准时，超声检出的肺炎病例可比胸部 X 线片增加 25%。因此，对发热和呼吸困难的患者进行听诊之后，应行超声检查，尤其是在急诊科。超声检查可在疾病发展过程中起到监测作用，这对孕妇和儿童尤其有用（ Schirg 和 Larbig 1999 ；Reissig 和 Kroegel 2007 ；Riccabona 2008 ；Copetti 和 Cattarossi 2008 ；Iuri 等，2009 ；Parlamento 等，2009 ）。超声可诊断肺炎，但不能排除肺炎（ Winfocus 2010，第一届国际肺超声大会专家共识，到执笔为止未公开发表）。

肺炎超声检查适应证：

- 胸膜 / 基底段阴影
- 显示脓肿
- 帮助分离病原体
- 脓肿引流
- 监测治疗过程

2. 肺结核

肺结核在胸部 X 线片上有若干特征，在超声图像上特征甚至更加明显。超声的价值目前尚未充分研究，但某些特定的情况下价值很高。超声引导下穿刺或活检可更好地获得病原诊断，也便

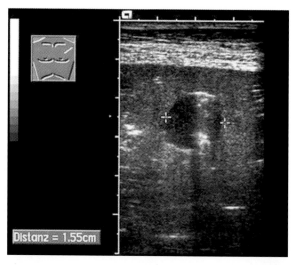

图 4.9　患者持续发热伴脓肿形成。超声引导下穿刺获得大量结核杆菌

于显示胸膜下液化区及合并的胸腔积液（ Yuan 等，1993 ；Kopf 等，1994 ；Mathis 1997 ；图 4.12，图 4.13，图 4.14 ）。

结核性肺部病变在超声上可表现为相对均一的圆形或不规则结构。这些病变也可合并肺炎中常见的空气残留区（与病变大小有关）。粟粒性肺结核中的结节性播散表现为数毫米大小的胸膜下多发结节（图 4.15 ）。

肺结核的超声表现：

- 狭长的胸腔积液
- 增厚、节段分布的脏层胸膜
- 胸膜下区域少量或若干低回声病变
- 肺内病变
- 空洞形成

超声也可很好地显示液化区，但空洞内的气体可能造成干扰，限制观察。即使胸腔积液量很少，超声也可观察到，还可能见到胸膜增厚。超声能很好地监测抗结核治疗效果，对于胸膜和胸膜下结核随访观察效果更好。

陈旧结核球在超声图像和平片上都可能疑诊为肺癌，但其无"乌鸦足"样表现（图 4.16 ）。胸

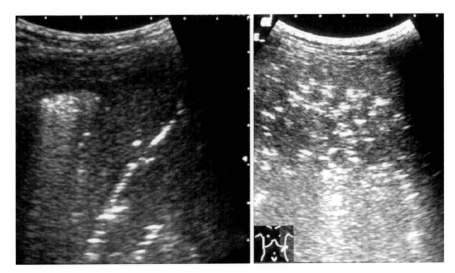

图 4.10　左图：肺炎球菌肺炎，临床表现典型，充血期。右图：5 天后，病情缓解中，通气增加。细菌性肺炎治疗后典型的恢复期表现：病变区域变小，含气增加，可见大量混响伪像

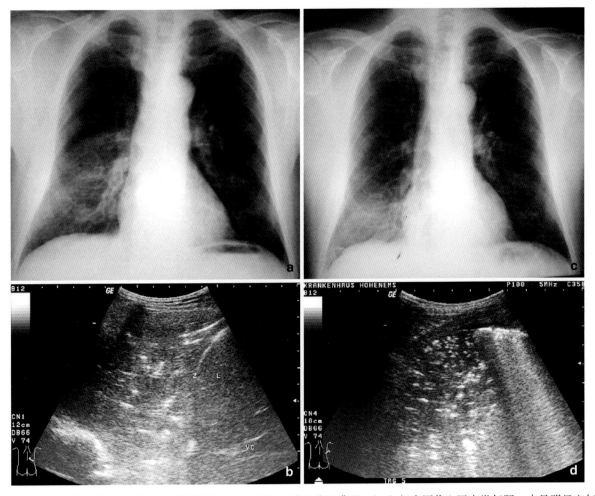

图 4.11　72 岁男性，肺炎，临床表现较严重。（a）胸部 X 线片表现典型。（b）超声图像上回声类似肝，内见明显空气支气管征。Z，膈；L，肝；VC，下腔静脉。抗生素治疗 1 周后患者发热消失，恢复情况允许其出院。（c）胸部 X 线片上依然有大片残留浸润。（d）超声仅可见到正在消散的浸润区

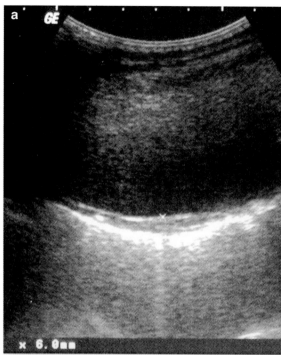

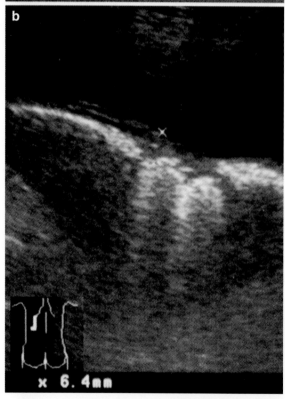

图 4.12 （a，b）32 岁女性，持续存在胸腔积液。注意脏胸膜下的结节及胸膜明显增厚，位于 15 mm 深的胸腔积液深方。超声引导下活检证实诊断为结核

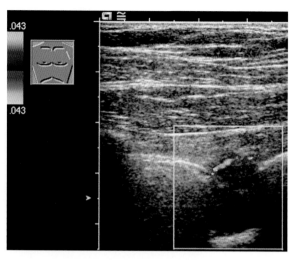

图 4.13 年轻女性，常规胸部 X 线片发现肺外周病变。超声见一低回声、乏血流病变。活检提示结核

膜下结核性瘢痕相对回声较高，为星形，有钙化时可见声影。

肺结核病的超声检查价值在于检出胸部 X 线片漏诊的少量胸腔积液，这类积液可在超声引导下穿刺以确诊结核。诊断性穿刺还可用于胸膜下结节。当监测治疗效果时，超声比胸部 X 线片更适于随访胸膜下病变，这类病变不需要行胸部 X 线片检查。但空洞内存在气体时，超声检查受限，这种情况下则必须进行胸部 X 线检查和 CT 检查。

其他引起肺实变的因素中，更少见的是感染性疾病，如曲霉菌病或棘球蚴病，典型的病变能够被超声检出，并在放射学检查的基础上提供更多重要的附加信息（图 4.17）。

3. 间质性肺病

从技术上来说，超声完全不适于检查肺间质疾病，但这类病变常合并胸膜受累，后者行超声检查比其他影像学检查更好：

- 微量胸腔积液
- 胸膜呈节段性增厚，伴多发彗星尾征

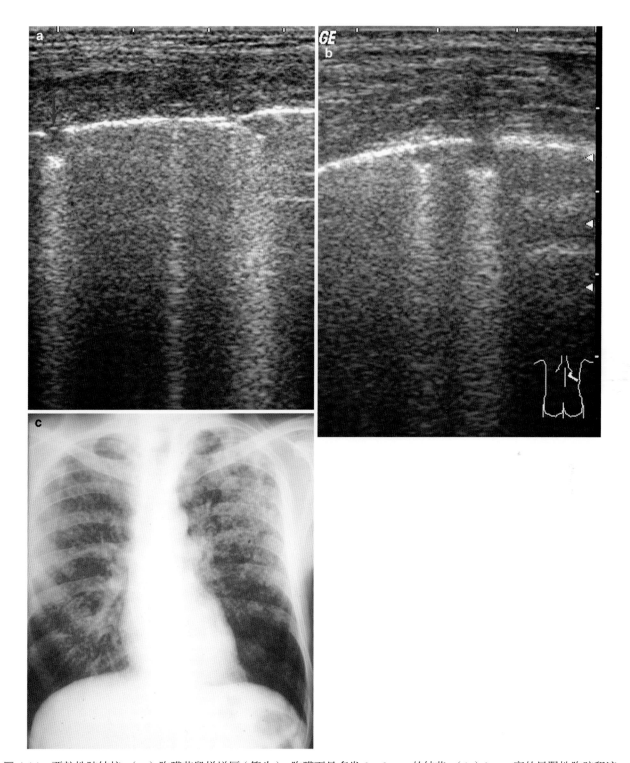

图 4.14　粟粒性肺结核。(a) 胸膜节段样增厚 (箭头)，胸膜下见多发 2 ~ 3 mm 的结节。(b) 2 mm 宽的局限性胸腔积液，不能被胸部 X 线片显影。(c) 胸部 X 线片提示粟粒性肺结核

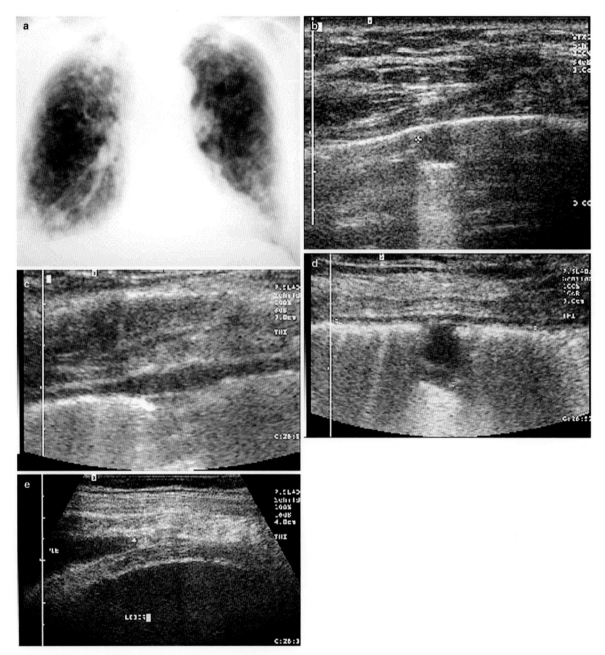

图 4.15　50 岁男性，酗酒、恶病质，因发热、呼吸困难、咳嗽、呼吸时疼痛就诊。（a）胸部 X 线片示全肺野内弥漫性分布斑点状病变，提示粟粒性肺结核。需要与肺泡癌鉴别。（b）超声示胸膜下区域多发低回声病变，呼吸时可移动。（c）合并胸腔积液，考虑与肺外周病变相关。（d）胸膜下见一低回声病变，大小为 8.5 mm，更像含液性病变。（e）在伴发胸腔积液（箭头）的衬托下，肋膈窦处壁胸膜上可见小的粟粒状病灶（2~3 mm）。含液性病变在超声引导下穿刺证实了粟粒性肺结核的诊断

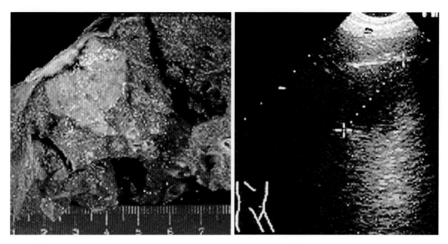

图 4.16　81 岁男性，胸部 X 线片怀疑外周型肺癌。超声可清楚地观察到该圆形病变。超声引导下穿刺"未见恶性细胞"。脏胸膜回声完整。尸检示陈旧瘢痕性结核球

- 胸膜下实变（图 4.18，图 4.19）

超声的价值在于检出严重病变，引导临床医师注意某个特别的病灶。

微量胸腔积液和胸膜下浸润的治疗非常有效，超声是治疗监测的最佳方法（Wohlgenannt 等，2001；Reissig 和 Kroegel 2003）。

4. 肺间质综合征

第一届胸膜和肺超声国际会议上，专家达成共识，将间质综合征的 B 线定义为起始于胸膜线并与其垂直的激光样高回声混响伪像（以往描述为"彗星尾征"），无衰减地延伸至图像底部，并与肺的滑动同步移动。评价弥漫性间质综合征时，最理想的超声扫查方法包括检查 8 个区域，但只扫查前面两个区域速度更快，对于某些病例来说已足够。阳性区域定义为在一个肋间的长轴切面见到 3 条或以上 B 线，但在正常肺有时也可见到局部多发 B 线。

间质综合征的病因包括以下情况：多种原因所致肺水肿、间质性肺炎或非感染性肺炎、弥漫性肺实质疾病（肺纤维化）。

许多肺部疾病在超声上都可见到类似于间质综合征的局部表现，如感染性/非感染性肺炎、肺不张、肺挫伤、肺梗死、胸膜疾病和肿瘤。

5. 小结

肺炎性浸润的超声表现典型（空气支气管征、液化、肺炎旁胸腔积液），肺炎可能在床边被首次诊断。超声伪像可能低估病变范围。再通气的超声评估与临床进展一致性较好。

肺炎的胸部超声检查价值在于评估并存的胸腔积液，有时可发现脓肿形成，行超声引导下穿刺获得病原诊断并可安排随访（尤其是孕妇和儿童）。

结核病和肺间质疾病时，超声检查是观察少量胸腔积液和胸膜下实变的最佳方法，因此在疾病随诊中不可或缺。

二、肺肿瘤性实变：原发肺肿瘤和肺转移癌

Sonja Beckh 著

在肺恶性病变的影像诊断学中，超声检查对

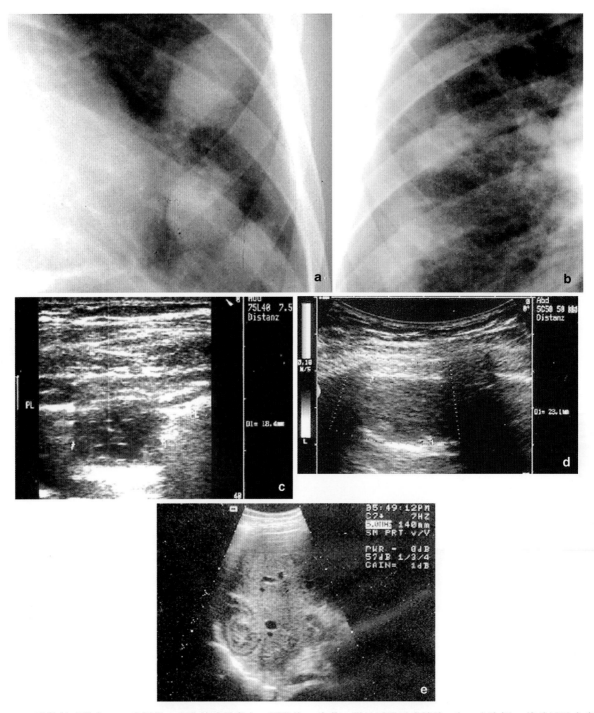

图 4.17 囊状棘球蚴病。28 岁男性，有肺棘球蚴病史，因发热、咳嗽、明显呼吸困难就诊。(a,b)胸部 X 线片示肺内多发圆形病变和肺浸润。(c,d)超声示多发圆形病变，累及肺表面。厚壁囊肿（十字光标）内另可见多发子囊，彩色多普勒超声未见血流信号。另外可见多发肺炎浸润区。(e)肝内可见一棘球蚴病灶。进一步检查证实双侧肺炎（双重感染）及长期存在的肺棘球蚴病。该患者在用抗生素和阿苯达唑治疗后依然发展为严重的肺动脉高压

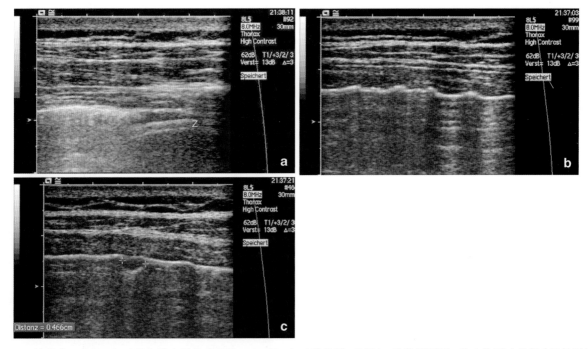

图 4.18 结节病，Ⅰ级。（a）基底处少量胸腔积液。Z，膈。（b）脏胸膜不平坦、节段样增厚，伴多发混响伪像（彗星尾征）。（c）胸膜下结节，约 5 mm 大小

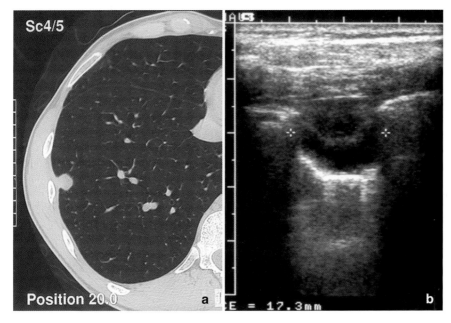

图 4.19 （a）患者因疑诊"肺转移"接受检查。（b）超声引导下穿刺提示类风湿结节

于补充放射学断层图像具有价值（Mueller 1997；Fraser 等，1999；Detterbeck 等，2003；Bandi 等，2008；Wahidi 2008；Prosch 等，2008）。超声图像分辨率高，因此能提供非常重要的附加信息，如可在无对比剂的情况下显示血管（Yang 1996；Hsu 等，1998；Goerg 和 Bert 2004；第七章）。

超声检查只能在无含气组织阻碍声束传播的情况下观察肺实变。为了对肺恶性病变进行分级、制订治疗计划，能提供断层图像的 CT 或 MRI 检查绝对是必需的，因为二者都能提供整个胸部的完整信息（van Kaick 和 Bahner 1998；Tuengerthal 2003；Knopp 等，1998；Schoenberg 2003）。一般说来，超声检查是在其他放射学检查结果已知之后进行，但在某些症状出现时，有针对性的超声检查具有意义（第十章）。

在肺癌的诊断中，超声检查需要回答以下这些问题：

- 鉴别肿瘤良、恶性的标准
- 影像引导下活检
- 帮助疾病分级（表 4.1）

表 4.1　依据声像图表现的肺肿瘤 TNM 分期

TNM 分期	超声检查所见
T_1	肿瘤<3 cm，延伸至肺的周缘区域（图 4.20）
T_2	肿瘤>3 cm，侵犯脏胸膜，局部肺不张（图 4.22，图 4.31a）
T_3	肿瘤侵犯胸壁、膈、壁层心包，完全性肺不张（图 4.25，图 4.27d，图 4.27e）
T_4	肿瘤侵犯纵隔、心脏、大血管；恶性胸腔积液（图 4.28）
N_1	支气管内镜超声见同侧支气管周围淋巴结（第六章）
N_2	经食管超声检查见同侧纵隔和（或）隆突下淋巴结（第五章第二部分）
N_3	锁骨上淋巴结（图 4.30a）
M_1	腹部和软组织转移（图 4.30b）

参考文献来源于 Thomas 等（2002）

- 判断是否能进行手术和切除
- 监测治疗效果
- 观察血管性并发症（充血，栓子形成）

肺部恶性病变的回声强弱多种多样，通常为低回声、中等回声或回声极不均匀，也有极少

数病变几乎为无回声（Mathis 1997；Mathis 等，1999；表 4.2）。但单凭回声结构并不能鉴别良恶性（图 4.20，图 4.21）。

与急性炎性浸润不同，恶性病变的超声形态在短期内不会发生变化，但与慢性肉芽肿性肺炎和外周茧性瘢痕病变的鉴别诊断较难（Mathis 1997）。

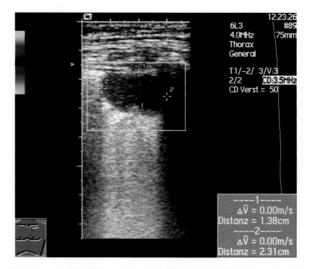

图 4.20　78 岁男性：左肺上叶锁骨下区偶然发现一个小的低回声病变。超声引导下活检提示鳞状细胞癌

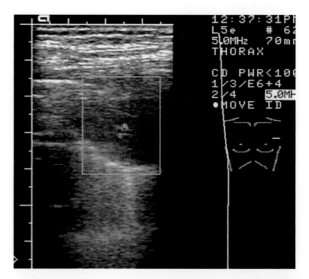

图 4.21　40 岁男性，反复发生嗜酸细胞性胸腔积液。胸部 X 线片示左肺上叶一外周性病变。超声检查于第 2 肋间隙腋前线水平发现肺内一低回声外周性病变，边界清晰，中央可见血管。胸腔镜下切除该病变，诊断为透明变性和愈合组织。胸腔积液原因依然未知

表 4.2　肺癌的超声形态

形态	回声类型	血管	复杂结构
边界清晰	不均质	血管移位	残余通气区
圆形	低回声	血管破坏	边缘区并发肺炎
息肉样	很少有回声	血管中断	实性占位性病变 / 肺炎
边缘分叉	很少无回声	新生血管形成	细菌 / 真菌集落形成
锯齿状边缘	坏死区	—	大片坏死区呈现奇异的形态

肺部肿物良恶性鉴别依据点如下：
- 肺表面轮廓
- 与周围含气肺组织的边界
- 是否侵犯周围结构（胸壁、膈、心包）
- 是否破坏正常组织结构
- 血管走行是否移位
- 是否有新生血管形成
- 需要鉴别中心性占位病变与胸骨后侵犯 / 肺不张

1. 肺表面轮廓

肺表面轮廓在周围包绕的胸腔积液衬托下非常清晰。图 4.22 显示左肺下叶凹凸不平的表面，该处被小细胞肺癌侵犯。

良性炎性浸润不会引起肺表面如此不规则。

2. 与周围含气肺组织的边界

恶性病变与周围肺组织间分界通常非常清晰（图 4.23），但有时可见到流苏状或指状分支突入正常通气的实质内，这是浸润性生长的征象（图 4.24）。

与炎性病变不同，这种位于肺边缘区域的实性恶性病变内无通气，因此与周围组织有更清晰的分界。

3. 侵犯邻近结构——胸壁、膈和心包

侵犯邻近结构的恶性病变通常提示其侵袭性生长特性（Suzuki 等，1993；Bandi 等，2008）。

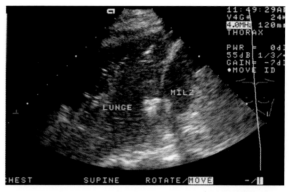

图 4.22　左肺下叶小细胞肺癌（由支气管镜下活检诊断），肺表面不规则，少量胸腔积液

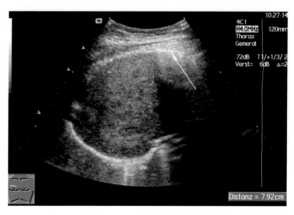

图 4.23　右肺上叶一较大的低回声占位性病变，与周围通气肺组织分界清晰。内侧（箭头）可见一不明显的高回声胸膜线。超声引导下穿刺活检提示低分化神经内分泌癌 G4

在一例 Pancoast 瘤病例中，可清楚地看到肺内占位性病变穿破胸膜顶（图 4.25）。

胸壁受恶性病变侵犯后通常会产生局部疼痛，对疼痛区域进行有目的的检查可帮助早期诊断胸壁受侵（图 4.26）。

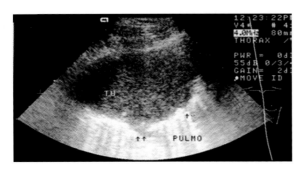

图 4.24　右上肺低回声占位性病变，可见分支突入周围通气肺组织内（箭头）。上叶切除后行组织学检查，示混合细胞性肺癌（鳞状细胞或大细胞肺癌）

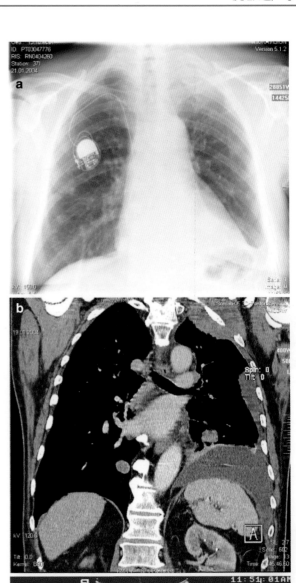

　　侵犯胸壁是恶性生长的一个非常可靠的征象。因此，现行 S-3 指南要求对肺癌患者进行超声检查以帮助分期（Goeckenjan 等，2011）。仅有一种疾病需要鉴别，即放射菌病或称诺卡菌病（Corrin 1999；图 4.27a，图 4.27b，图 4.27c）。

　　炎症也常播散至胸壁，但炎性浸润的组织内基本解剖结构依然规则地存留。结合临床症状和细菌学检查，可做出正确诊断。

　　以肝为声窗，通常可完整地观察到右侧膈肌。在左侧，位于脾内侧的肿瘤仅在有胸腔积液或以其自身为声窗时才观察到，后一种情况中，对膈的侵犯如图 4.27d 所示。

　　为了对疾病进行分期、制订治疗计划，判断肿瘤和心包的关系也十分重要。超声分辨率高，可动态扫查，因此可清楚地观察到心包壁层受侵（图 4.27e）。

4. 正常组织结构破坏和规则血管移位

　　恶性浸润会破坏组织的正常结构，支气管分支可移位或完全破坏（图 4.28），原有的正常血管可移位（图 4.25，图 4.29a）或完全消失（图 4.28）。

　　某些病例可观察到肿瘤自身的血管，尤其是在边缘区域（图 4.29b）。这些血管形态扭曲，直径不均一（Yuan 等，1994；Mathis 1997；Hsu 等，1996，1998）。

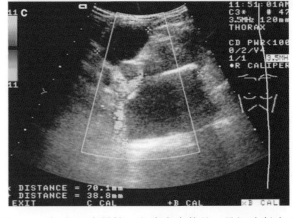

图 4.25　（a）72 岁男性，左胸疼痛数月；最初诊断为心绞痛。胸部 X 线片示左侧肺尖区阴影。（b）冠脉 CT 可见左胸肺尖区占位性病变，包绕第一肋骨，穿破软组织。（c）相应区域的超声图像：大的低回声病变，穿破胸膜顶，侵犯锁骨上软组织。锁骨下动脉轻度受压，向内侧移位。超声引导下穿刺活检诊断为中分化腺癌，内见瘢痕及结缔组织

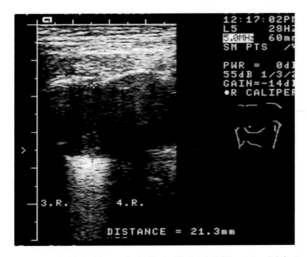

图 4.26 女性患者，6 个月前在楼梯间滑倒，近 4 周来左胸疼痛复发。CT 示可疑血肿。超声检查见一占位性病变侵犯胸壁肌层，第 3、4 肋骨侧面明显破坏，超声引导下穿刺活检诊断为低分化腺癌

5. 评估切除可能性的附加扫查

为了进一步评估病变是否可行手术及切除，需要进行详细的动态扫查（Beckh 和 Boelcskei，2003）。为了确定使用电视胸腔镜（VATS）还是开胸手术，需要确定该病变是否与壁胸膜广泛粘连还是可与肺组织一起自由移动。但是，仅凭粘连不能确定病变的良恶性。

在肿瘤分期中，超声比 CT 更适合评估锁骨上区淋巴结的转移（Fultz 等，2002；Prosch 等，2007；图 4.30a）。

基本诊断步骤中必须包括腹部超声检查，以检出转移灶（图 4.30b）。

（1）纵隔血管的肿瘤相关并发症：纵隔肿瘤播散时，应检查腔静脉及其引流血管，以检出压迫综合征或血栓形成（Ko 等，1994；图 4.30c）。

（2）中心性肺癌与肺不张的鉴别：不张的肺组织是观察阻塞支气管分支肿瘤的良好声窗。超声检查（图 4.31a）常比 CT 能更好地鉴别肿瘤与不张的肺组织（图 4.31b）。

在合并胸腔积液的情况下，肿瘤所致肺不张的轮廓更加清晰（图 4.31c）。

6. 不均质的内部结构

由于结构高度异质化，恶性病变的评价可能较为困难（Pan 等，1993；表 4.2）。肿瘤性实变组织内可残存通气的支气管分支（图 4.27e）或液化和（或）坏死区（图 4.29b，图 4.32）。

邻近肿瘤的肺组织可有炎症（图 4.32）或钙化灶（图 4.28）。

在有病变的肺内，肿瘤的实性成分可与炎性浸润并存（图 4.33）。

支气管肺泡癌的超声评估目前存在很大争议。一方面，含气程度不一的多发外周性实变可类似多灶性肺炎（Goerg 等，2002；图 4.34），另一方面，也可能仅发现无特征性的不平滑肺表面（图 4.35）。

所有不确定性质的肺部病变，超声检查均有助于做出决策，帮助临床医师决定后续处理——立即行超声引导下穿刺活检（Mathis 等，1999；Beckh 等，2002）或提供补充的影像学资料，以便选择恰当的手术方式。

7. 肺转移瘤

当肺转移灶位于肺部边缘时，超声检查可显示。超声检查并不是合适的筛查方法，因其对该区域显示效果不好。转移灶不含气，常表现为均质性低回声，有时可有分支延伸至肺组织内（Mathis 等，1999）。病理性血管主要发现于边缘区域（图 4.36，表 4.3）。

表 4.3 肺转移的超声形态

形态	回声类型	血管
圆形	低回声	边缘杂乱新生血管
卵圆形	无通气区域	–
边缘锯齿状	可能有坏死区域	–
边界锐利	–	

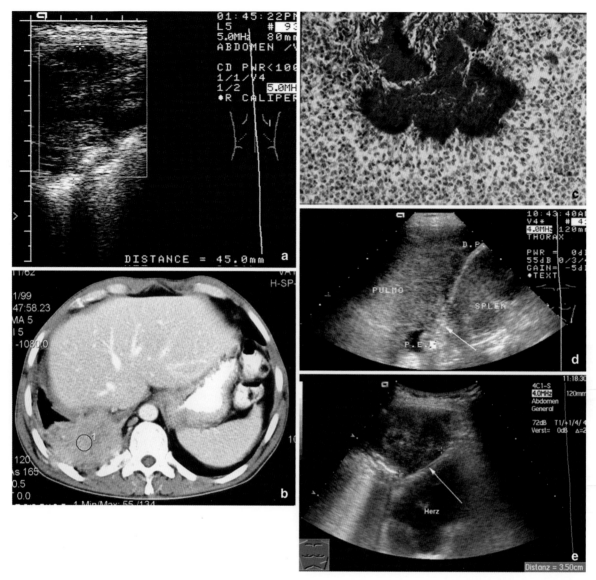

图 4.27 （a）这位 37 岁男性病情相当严重，表现为高热、呼吸困难。超声检查可见一边界不平滑病灶。局部支气管分支和血管走行规则，未被破坏，因此尽管该病变较大，但恶性可能性较低。（b）CT 检查示病变由右肺下叶侵犯至胸壁。（c）术中活检标本检出放线菌。大剂量青霉素治疗后，该病变在 10 周后基本消失，仅在基底部遗留少许假骨质（病理学标本由纽伦堡 Klinikum 医院病理科的 Peter Wünsch 提供）。（d）左下肺下方的大肿瘤侵犯膈（箭头）。超声引导下组织学检查和手术标本诊断为胸膜良性纤维性肿瘤。（e）舌段肿瘤侵及壁层心包长度约 3.5 cm。超声引导下活检诊断为低分化腺癌

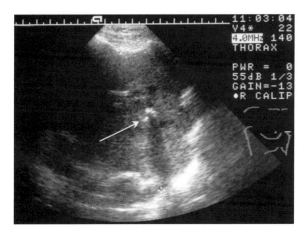

图 4.28 50 岁男性，胸骨后疼痛，初诊怀疑为冠状动脉性心脏病。超声检查示左肺上叶、左侧胸骨旁区一个较大的肿瘤，穿破纵隔，支气管分支完全被破坏。肿瘤内部可见一钙化灶，后方有声影（箭头）。超声引导下穿刺活检诊断为低分化腺癌，内见淋巴源性肿瘤细胞复合物

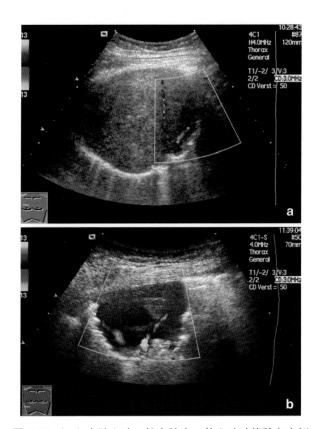

图 4.29 （a）右肺上叶一较大肿瘤，使上叶动静脉向内侧移位。超声引导下活检提示低分化神经内分泌癌。（b）右肺中叶外侧肿瘤，并内部坏死；边缘区域可见走行迂曲、宽窄不一的血管

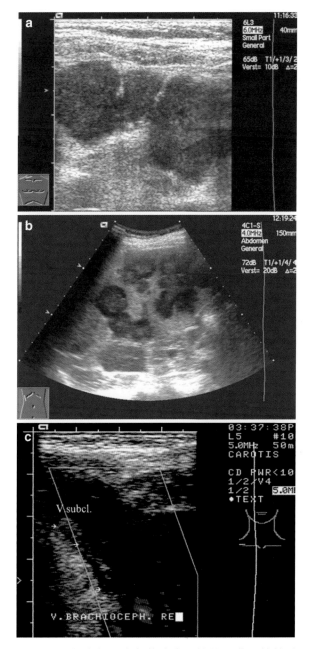

图 4.30 （a）女性，支气管腺癌，锁骨上淋巴结转移。（b）男性，非小细胞肺癌，弥漫性肝右叶转移。（c）69 岁男性，已诊断右肺腺癌、纵隔淋巴瘤，右臂出现肿胀。右锁骨上区超声检查见锁骨下静脉内新出现的栓子

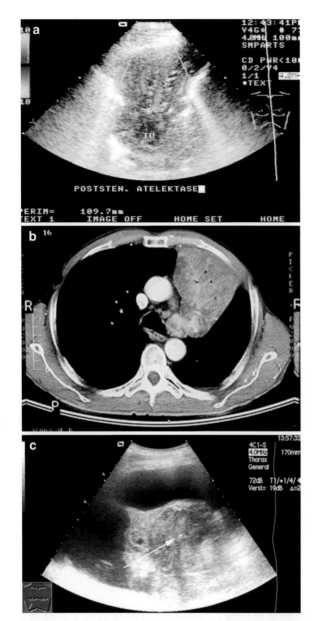

图 4.31 （a）左上肺中心性肺癌（TU）；其后方可见不张肺组织，内部血管走行规则。（b）CT 示肿瘤及上叶肺不张。（c）右肺下叶较大肿瘤（箭头）；边缘区域可见不张肺组织，被胸腔积液包绕。超声引导下穿刺活检提示小细胞肺癌

8. 小结

超声检查无法鉴别转移灶和周围型肺癌，鉴别诊断时需要结合患者病史及放射学检查结果。另外，在鉴别诊断时，需要行动态扫查排除壁胸膜病变。良性肺部病变（如错构瘤或血管纤维瘤）也可表现为累及肺外周区域的低回声病变。囊肿的壁厚度不一，内部常为无回声成分，有时可见

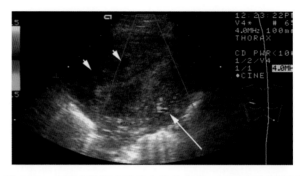

图 4.32 右肺上叶和中叶的占位性病变，可见多发坏死区（短箭头）。该病例最初临床上表现为典型的炎症，但抗生素治疗后受累肺组织（长箭头）无好转。对该占位性病变的实性成分进行超声引导下穿刺活检，提示鳞状细胞癌

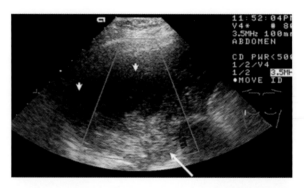

图 4.33 右肺中叶不均质占位性病变，内侧部分回声更高（长箭头）。对回声更高的部分进行超声引导下穿刺活检，组织学提示肺实质炎性改变，细菌学检查显示病原体为黑曲霉菌。另外，对边缘回声较低的区域（短箭头）也进行了穿刺活检，提示低分化、无角化鳞状细胞癌

有回声的液体成分。为了鉴别囊肿和肺脓肿、包裹性脓胸，需要结合临床及 CT 结果。在最终的分析中，细菌学、细胞学和组织学检查都有决定性作用。

致谢：感谢纽伦堡 Klinikum 医院诊断和介入放射科主任 R. Loose 先生提供放射学病例。

三、血管性肺实变：肺栓塞和肺梗死

Gebhard Mathis 著

肺栓塞是临床上因未能及时诊断而致死

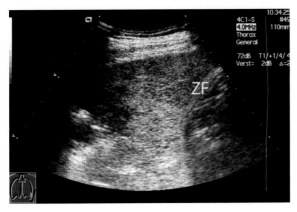

图 4.34 右肺下叶背侧可见一类似三角形的浸润性病变，边界模糊。胸腔镜下活检证实其为支气管肺泡癌。ZF，膈

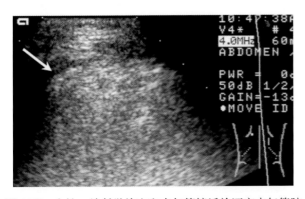

图 4.35 女性，放射学检查和支气管镜活检证实支气管肺泡癌，累及整个右肺下叶，超声检查仅显示肺表面不规则，呈颗粒状（箭头）

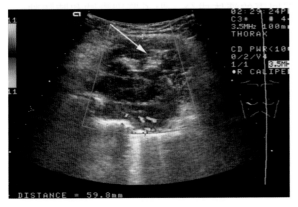

图 4.36 77 岁男性，右胸疼痛。超声检查显示一较大的肺部肿瘤侵及胸壁，致肋骨溶骨性破坏（箭头）。超声引导下穿刺活检提示尿路上皮癌（2 年前已手术）转移

的最常见原因。尸检研究表明肺栓塞发生率为 10%～15%，慢性心力衰竭人群中高达 30%，而 40% 患者的死因是肺栓塞。诊所死亡病例中有 10% 由肺栓塞导致，另 10% 与肺栓塞相关（表 4.4）。

肺栓塞很少出现临床症状，即使有，也并不显得危急和特异。胸部 X 线片不敏感，即使在 MSCT 的时代，也有 40% 的致死性肺栓塞被漏诊（Reissig 等，2010）。关键的诊断步骤仍为首先进行影像学检查。临床医师会使用任何检查手段来提高肺栓塞诊断的正确率、降低病死率，但病死率仍高达 15%（Goldhaber 等，1999；Janata 等，2002）。

表 4.4 尸检证实的肺栓塞病例的临床诊断结果

作者	年份	病例数	准确度 (%)
Morgentaler 和 Ryu	1995	92	32
Morpurgo 和 Schmid	1995	92	28
Pineda 等	2001	67	45
Reißig 等	2010	102	59

1. 肺栓塞超声检查的病理生理学必备知识

在二级肺动脉发生阻塞数分钟后，肺泡表面活性物质即发生坍缩，间质性液体和红细胞流入肺泡。出血性充血为超声检查提供了最理想的条件，这些出血性实变区朝向胸膜，其基底一直延伸至肺周缘，为经胸超声检查创造了良好条件（Joyner 等，1966；Mathis 和 Dirschmid 1993，图 4.37）。

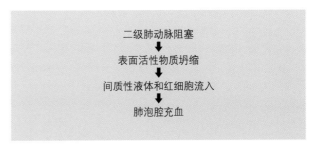

图 4.37 肺栓塞超声检查的病理生理学必备知识。外周肺泡腔充血肿胀为病理状态下的声束传播提供了良好条件

肺栓塞是一个动态的过程。少量出血会被局部纤维蛋白迅速溶解吸收，因为肺动脉的内膜层有足够的纤溶能力。大量或暴发性的肺栓塞常由小量、未被监测到的栓塞引发，后者被及时发现时即可开始正确的治疗。

传统肺梗死有两个先决条件：①肺动脉小分支栓塞性闭塞；②小循环中先前存在充血状态。

第 2 条已不再适用，因为肺梗死常发生于心血管系统完全正常的年轻患者。当肺动脉的更大分支发生阻塞时，毛细血管前的支气管肺动脉吻合支可提供代偿性血流供应，因此肺梗死罕见。

病理学著作表明，肺栓塞时发生出血性肺梗死的概率为 25%~60%。但最近的一些研究发现其概率更高，这可由既往不可行的影像学检查新手段证实。20 世纪 60 年代由病理学家描述的肺栓塞如今可由超声和 CT 检出。体外水槽实验中，超声检查能查出从可再灌注的新鲜早期梗死到明显组织坏死期的动态变化，随后由病理学、解剖学甚至组织学检查证实（Koenn 和 Schejbal，1978；Hartung，1984；Heath 和 Smith，1988；Mathis 和 Dirschmid，1993）。

2. 肺梗死的超声形态学

（1）早期肺梗死：新近发生的早期肺梗死可以恢复血流灌注，在超声上表现为均质性结构，基底部朝向胸膜，有时会有少许突起。病变相对比较均质，为低回声。头几个小时内边界有些模糊或有着平滑的边缘，也可突出、形态饱满。胸膜处的基底部分可能突出，与通气肺组织相邻的边缘可有轻度收缩（图 4.38）。

早期梗死中，中央的支气管回声很弱，甚至看不到。一方面，这是肺栓塞时众所周知的支气管收缩表现，另一方面，是由周围聚集的水肿和血肿压迫所致。早期肺梗死中不会看到清晰的空气支气管征（Mathis 等，1993；Mathis 和 Dirschmid，1993）。

（2）晚期肺梗死和组织坏死：晚期肺梗死比早期梗死结构更加粗糙，呈颗粒状；边界锐利，锯齿状；常为三角形或楔形，少数可为圆形或四边形。大多数病例比早期梗死回声更强；中央支

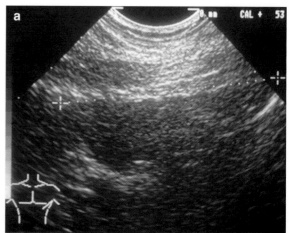

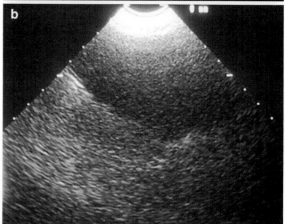

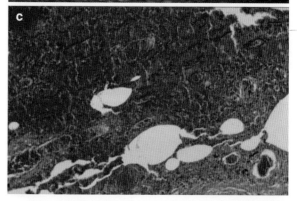

图 4.38 （a）新鲜肺梗死（十字光标之间）发生于肺栓塞 2 小时后肺的前基底部。低回声，圆形，朝向肺门。尸检和组织学检查证实病变的位置、形态，并且处于早期。（b）水槽中的同一肺梗死：大片均质性病变，组织学检查肺结构存在。（c）组织学检查发现肺泡腔内充满红细胞，但肺的结构保存完好

气管回声明显，断面上位于三角形中央，是肺段受累的标志。不大于 2 cm 的小型肺梗死常无支气管回声，梗死区域保持均一的低回声，直到其边界开始不清晰（图 4.39，图 4.40，图 4.41，图 4.42，

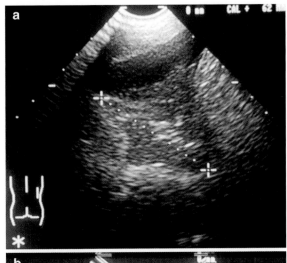

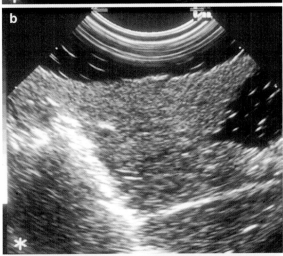

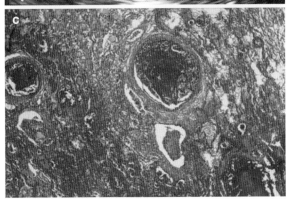

图 4.39　（a）陈旧性肺梗死，呈矩形（十字光标之间），回声稍强，稍粗。这一形态也是血管性实变的典型表现。中央可见较宽的支气管回声。（b）水槽中，肺梗死区回声强，呈木纹状。（c）组织学检查发现血栓栓塞和组织坏死导致的血管阻塞

图 4.43，图 4.53）。

　　可恢复血流灌注的早期肺梗死和存在组织坏死的晚期梗死，目前还没有很好的区分方法；目

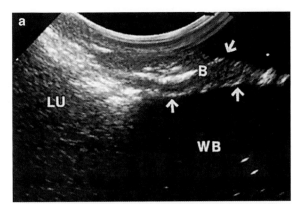

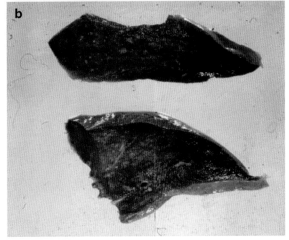

图 4.40　（a）水槽中的陈旧性肺梗死，来源于尸检的肺。B，支气管回声；LU，通气肺组织；WB，水槽。（b）该例肺梗死的大体病理标本，组织学检查亦证实肺梗死

前只是由病变大小来鉴别，当病灶＞2~3 cm 时为晚期梗死。不过，这些标准（表 4.5）对于鉴别梗死与炎症非常重要，炎症通常面积更大。

　　近几年发表的研究文献为肺栓塞中出血、坏死的超声形态学提供了更精确的描述（Reissig 和 Kroegel 2003；Reissig 等，2004；Mathis 等，2005）。

表 4.5　＞2~3 cm 肺梗死灶的超声形态学

早期梗死	晚期梗死
均质性	不均质 / 木纹样
圆形，三角形	三角形，圆形
平滑边界	锯齿状边界
内部几乎无回声	节段性支气管回声
血流中断	血流信号

　　（3）部位：三分之二的肺梗死发生于肺下叶

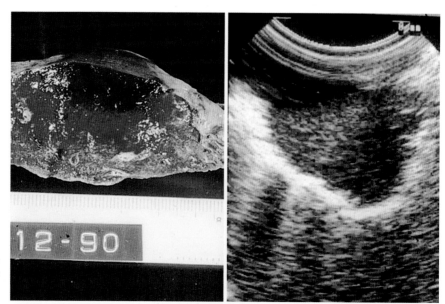

图 4.41　典型肺梗死，伴组织坏死。
左图为尸检肺的大体标本，右图为
水槽中的超声图像

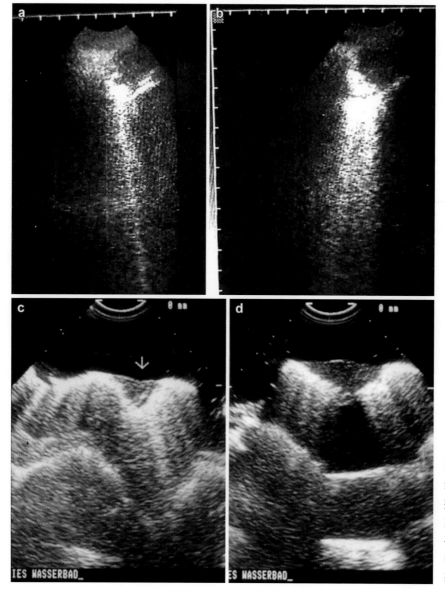

图 4.42　这位男性由于腿部静脉 3
级分支均有血栓，已经接受住院治
疗，在活动时发生了一次心搏骤停。
复苏过程中，床旁超声检查发现了一
些肺栓塞证据（a,b）。尸检及水槽中
的超声检查证实了肺栓塞的位置、形
态和大小（c,d）

背侧，右侧较左侧更为多见，这是由解剖和血流动力学原因所致：基底肺动脉通常走行平直，而较上部分的动脉倾向于以较大的角度分支。经皮超声检查特别适于检查背基底段（图 4.44）。

（4）数量：如今仪器分辨率提高，检查者可比数年前看到更多的病变。在肺栓塞病例中，平均每个患者超声检查可观察到 2.4 个梗死灶。若有两个或以上病灶，临床上也怀疑肺栓塞，则超声检查的特异性可达 99%。在体型较瘦的患者中，

推荐联合使用高频探头扫查（图 4.45，图 4.46，图 4.47，图 4.48，图 4.49，图 4.50，图 4.51，图 4.52，图 4.53）。

（5）大小：肺梗死灶的大小平均为 12 mm×16 mm（范围 5~70 mm）。小于 5 mm 的病灶不需要关注，因为其可能仅仅是瘢痕；如果确是梗死灶，则应监测其发展过程。胸膜炎也可有类似表现，但胸膜炎出现于疼痛处，常有胸膜广泛性、碎片样增厚。

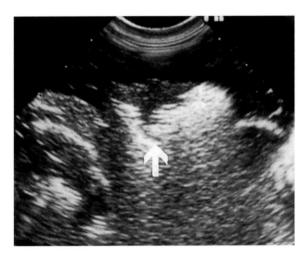

图 4.43　水槽中显示肺梗死的"血管征"。组织学上，这是新近发生的肺梗死，供血血管被血栓栓塞

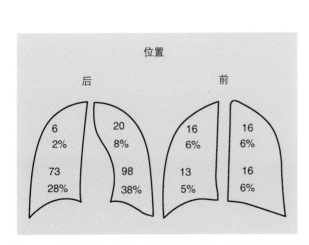

图 4.44　多数肺梗死发生于背侧基底段，这与解剖和血流动力学因素相关

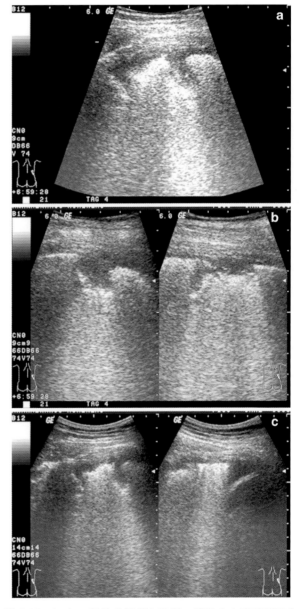

图 4.45　（a）二级肺动脉存在栓塞，其终末血流区的两个相邻肺梗死灶分别为三角形和圆形。（b）另两个梗死灶，为同一女性病例。（c）并发肋膈角处胸腔积液

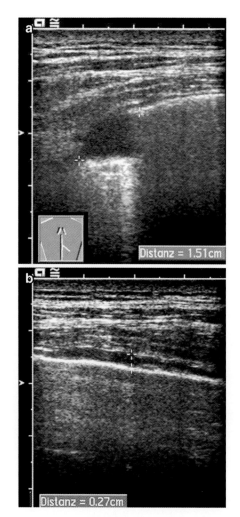

图4.46 （a）三角形肺梗死灶，形状和大小典型，胸膜稍有凸出。（b）少量狭长局灶性胸腔积液

（6）形态：肺梗死灶通常为三角形，基底朝向胸膜，可稍向外突出，但也经常为圆形，朝向肺门；偶尔可为多边形（Reissig 等，2003；Mathis 等，2005；图4.45）。

（7）血管征象：有些病例在灰阶图像上可见无回声的血管束。这些血管束由病灶尖部发出，指向肺门，与发生血栓栓塞的肺动脉分支相对应，CT证实（所谓的血管征）（Ren 等，1990；图4.43，图4.47f）。

（8）胸腔积液：约有一半病例可见少量胸腔积液，可能位于病灶浅方，呈局限性，也可能在胸膜窦内。积液主要为无回声区，比梗死灶小，这是与压迫性肺不张的一个重要鉴别点。胸腔积液也可造成肺梗死灶的回声明显增强。积液内部的回声和纤维索条提示梗死性肺炎（Mathis 等，1993；图4.46）。

（9）栓塞信号：广泛的肺栓塞常并发小的栓塞事件，后者称作栓塞信号，为单个三角形或圆形的小病灶（图4.42）。许多这样的小病灶彼此相邻，形成了邻近胸膜的未通气区域和正常通气区域之间撕裂状的边界。这种小病灶可被视为肺栓塞的先兆，或是与较大的中心性肺栓塞并存，因此，当胸部超声并未看到中心性栓子时，也可帮助诊断，但在有气体阻挡时无法观察到（Kroschel 等，1991）。

（10）肺栓塞的彩色多普勒超声：极少数病例中，彩色多普勒超声可见栓塞所致的血流中断（图4.54）。彩色多普勒超声应用受限，主要有以下几点原因：

- 呼吸困难的患者憋气时间不够长，造成彩色多普勒超声的伪像。
- 无法正确判断供应血管。
- 当再灌注迅速发生时，病灶早期即部分恢复血流供应，但其程度远小于肺炎。

虽然有局限性，但多普勒超声在鉴别胸膜下肺部病灶方面仍有重要作用（Yuan 等，1993；Gehmacher 和 Mathis 1994）。

（11）超声造影：肺栓塞所致肺梗死和出血的特征为缺乏血流灌注，超声造影时无造影剂进入。在病灶边缘处增强延迟或不明显，因为该区域由支气管动脉供血。另一方面，胸膜炎和肺炎病变区由肺动脉供血，因此增强早而强。在胸膜下实变无法确诊时，可用超声造影以除外栓塞病灶（Goerg 2006；第七章）。

（12）愈合期——梗死性肺炎：肺栓塞发生后数周，肺梗死灶的超声表现即变得不典型。在逐渐恢复血流灌注的过程中，超声图像类似肺炎（图4.51）。梗死性肺炎可发生于梗死灶处、邻近区域和多发梗死灶之间。咳出梗死物可产生梗死腔，可能发生继发性感染甚至形成脓肿。因此，晚期梗死的恢复过程在超声上可有多种表现，使得与其他原因所致外周性肺实变的鉴别变得困难。对于前来接受超声检查的梗死性肺炎期患者，发生肺梗死1至2周后超声可观察到相应病变，但对于鉴别诊断无太多帮助。

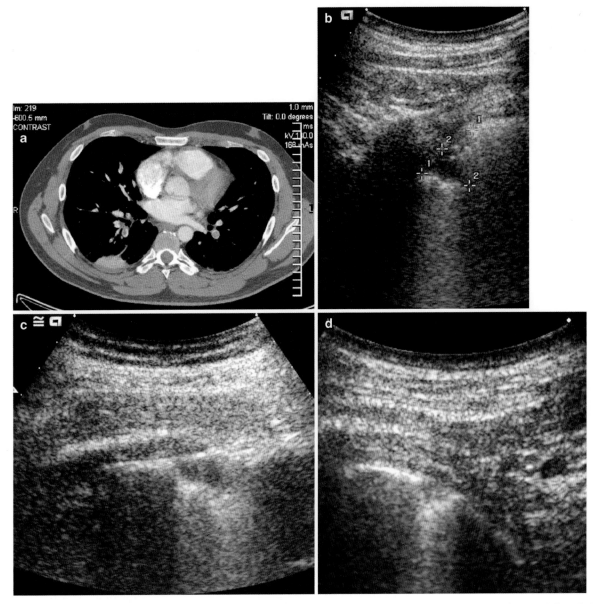

图 4.47　42 岁男性，阑尾切除术后，呼吸困难 2 周。（a）MSCT 显示中央周围区的肺栓塞。（b）超声上肺栓塞灶大小为 2 cm，与 MSCT 所见外周实变相对应。（c,d）两个大小为 1 cm 的肺梗死灶，32 排 CT 漏诊

3. 超声鉴别诊断

　　超声鉴别肺炎和其他肺部外周性病变有很多标准。肺炎的超声特征为边界模糊不清，内部回声不均，有多发晶状体回声，空气支气管征。支气管阻塞、狭窄后肺炎还可见支气管液体征，肺炎早期声像图表现类似肝（第四章第一部分）。

　　癌症和转移瘤倾向于圆形或多边形，浸润性生长，有蟹足征，肿瘤锥形帽，偶尔可见内部坏死区。

　　压迫性肺不张形态狭长，像一个帽子，至少有一面为凹面，漂浮在积液中，积液面积远大于肺不张的面积（Mathis 等，1993；Mathis 1997）。

　　彩色多普勒超声对于鉴别肺部炎性和肿瘤性病变非常适合。肺炎的血流位于病变内部，较明显且走行规则，而癌症和转移灶由边缘的不典型螺旋形血管供血。超声造影可鉴别肺梗死和炎性

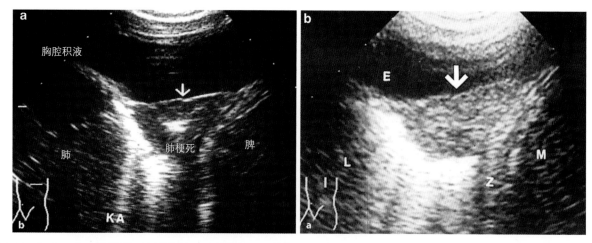

图 4.48 （a）5 岁，肺梗死。边界清晰，回声稍强，比早期回声稍粗，内见明显支气管回声。KA，彗星尾伪像。（b）纵切面同一病变；胸腔积液（E）使其回声稍强箭头。L，通气肺组织；Z，膈；M，脾。

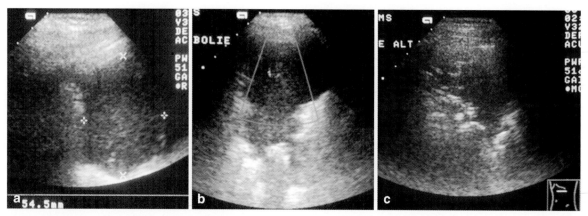

图 4.49 （a）肺栓塞事件发生后 5 小时，可见一圆形均质性早期梗死灶。（b）5 天后病灶变为三角形。（c）12 天后进展为典型的肺梗死灶，比最初稍小，为三角形，锯齿状边缘为其特征

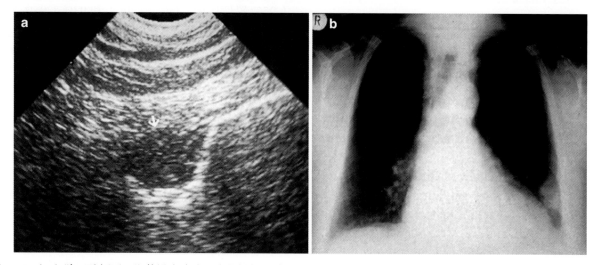

图 4.50 （a）陈旧肺梗死。即使没有胸腔积液的衬托，其基底部向外凸出也很明显（箭头）。（b）超声检查比胸部 X 线片早 4 天发现该病灶

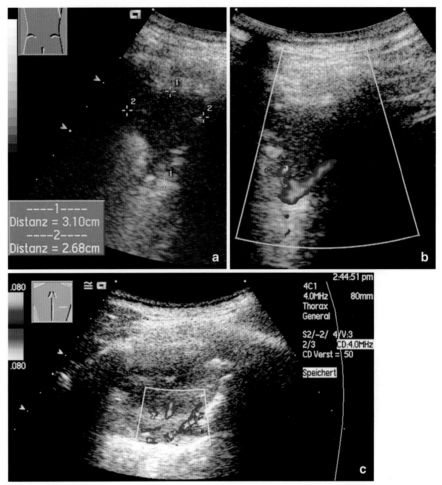

图 4.51 （a）三角形早期肺梗死灶，此时 D-dimer 检查仍为阴性。（b）梗死灶周边可见血流，中间无血流。（c）4 天后，临床上出现梗死性肺炎表现。此时病灶比最初大，局部可见通气及血流灌注

浸润区。

4. 胸部超声检查诊断肺栓塞的准确性

　　到目前为止，已有 7 个前瞻性研究来探讨胸部超声诊断肺栓塞的准确性，共纳入 551 例患者。所有肺栓塞诊断性研究的主要问题是缺乏金标准。但是，使用多种方法进行比较，可获得相似的结果（表 4.6）。

　　一个大的多中心性研究（TUSPE）比较了日常临床接诊的 352 例患者（24 小时不间断，因此研究者中有缺乏经验者），表明 3/4 的肺栓塞患者在超声上可见典型外周病变，特异性高达 95%，令人惊讶（Mathis 等，2005）。这些结果与一些外周肺栓塞的病理学研究结果一致。

　　最近一篇纳入 5 个研究，652 例患者的 Meta 分析文献中，总的敏感度和特异度分别为 80%（95% 置信区间：75%，83%）和 93%（95% 置信区间：89%，96%）。这些作者的结论是，在目前 CT 检查数量上升、某些特殊临床情况所受辐射剂量增加的背景下，胸部超声可作为除 CT 之外的另一种影像学检查方法（Niemann 等。2009）。

　　注意：和阴性 CT 结果、阴性 D-dimer 结果一样，正常的胸部超声结果并不能排除肺栓塞。

5. 胸部超声与其他影像学方法的比较

　　（1）胸部 X 线检查：胸部 X 线检查目前仍是肺部疾病的基础影像学检查，但在肺栓塞病例中结果不可靠，该检查的作用是帮助理解核素扫

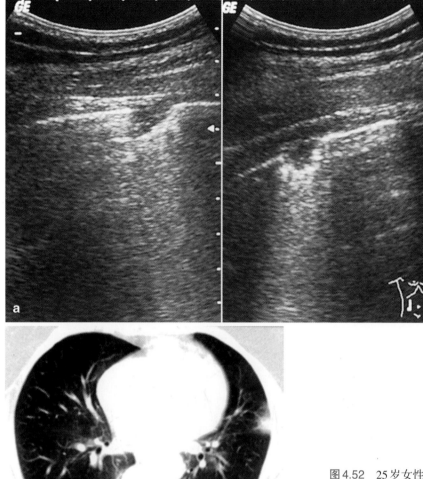

图4.52　25岁女性，突然发生呼吸困难、轻度呼吸性胸痛。（a）超声检查发现两个小梗死灶。（b）螺旋CT证实肺栓塞，但只在外周看到一个梗死灶

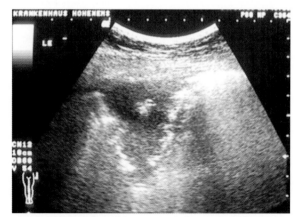

图4.53　较大的典型肺梗死，锯齿状边界非常明显，中央可见支气管回声

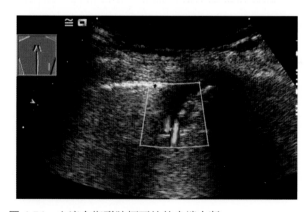

图4.54　血流在楔形肺梗死灶的尖端中断

表 4.6　肺栓塞的胸部超声诊断研究

作者	病例数	敏感度（%）	特异度（%）	PVW（%）	NVW（%）	准确度（%）	参考方法
Mathis 等（1990b）	33	96	60	93	75	91	核素扫描成像；血管造影
Kroschel 等（1991）	100	90	81	100	81	93	核素扫描成像
Mathis 等（1993）	58	98	66	91	89	90	核素扫描成像；血管造影
Lechleitner 等（1998）	119	86	67	55	91	73	核素扫描成像；D-dimer 检查
Mathis 等（1999）	117	94	87	92	91	91	螺旋 CT
Reissig 等（2001）	69	80	92	95	72	84	螺旋 CT
Lechleitner 等（2002）	55	81	84	97	84	82	MRI
Mathis 等（2005）	352	74	95	95	75	84	螺旋 CT
Niemann 等（2009）	652	80	93			95	Meta 分析

NVW，阴性预测值；PVW，阳性预测值

描成像，可建议进行胸部超声检查（Mathis 等，1993）。

（2）通气 / 灌注成像：在有关通气 / 灌注成像（V/P 成像）价值的最多病例研究完成之后，此方法诊断肺栓塞的价值即存在争议：由血管造影最终证实肺栓塞的患者中，只有小部分（11%）的 V/P 成像结果高度提示可疑肺栓塞。3/4 的患者需要进一步检查以证实或除外肺栓塞（PIOPED Investigators 1990），进一步检查通常为 CT 血管成像，这一方法目前已取代 V/P 成像。

胸部超声和 V/P 成像在"高度可疑"病例中，结果一致性很高，但在"中度可疑"和"低度可疑"病例中，超声能显示更多的典型栓塞（Mathis 等，1990a，b；Kroschel 等，1991；Lichtenstein 等，1997）。

在螺旋 CT 和胸部超声结果矛盾的病例中，V/P 成像可能仍有所助益。

（3）CT 血管成像：螺旋 CT 血管成像革新了肺栓塞的诊断（Remy-Jardin 等，1992；Teigen 等，1993），现在已成为疑诊肺栓塞患者的影像学首选方法，可直接观察到或排除中心性肺栓塞，准确性高。但该方法禁用于肾衰竭患者（因造影剂过敏）和妊娠女性。同时，血流动力学不稳定或人工通气的患者不易被搬运至 CT 检查室接受检查。另

外，CT 检查在任何医疗机构都不能立刻进行。

对于不能接受螺旋 CT 检查的患者，胸部超声可作为替代检查——甚至可用床旁超声仪器进行床边检查。

许多年前有文献表明，单排 CT 可漏诊 1/3 的肺段 / 亚段栓塞（Goodman 等，1995；Oser 等，1996；Ducker 等，1998；Rathbun 等，2000；Goodman 2005）。现在多排 CT 扫描层厚薄，运动伪像可被减少到数秒范围内，分辨率也得到提高。但小的肺栓塞问题依然存在——它们与临床的关联性目前并不清楚，不可被低估。现在的技术可使 MSCT 的敏感性达到 83%（Stein 等，2007）。

对于肺段和亚段水平的小栓塞，胸部超声检查可作为 CT 血管成像的重要补充，可观察到多排 CT 漏诊的小出血。多排 CT 层厚薄，分辨率可达毫米级，但依然不够，必须认识到超声检查在近场可提供一种与 CT 完全不同的物理成像方法，分辨率高于 CT。

这个特点在淋巴结的扫查中非常明显——例如，在颈部超声检查可看到更多的淋巴结，即使是灰阶图像也可获得比 CT 检查更清楚的淋巴结结构图像。在 TUSPE 多中心研究中，最终发展为肺栓塞的患者有 25% 不应纳入该项研究，因为 CT 检查无法及时进行，即使在设备配置非常好的机

构（Mathis 等，2005）。

6. 超声检查寻找栓塞来源

超声在肺部以外的部位是诊断血栓栓塞的首选方法。有经验的检查者仅使用一个检查步骤、一种影像学方法即可发现临床上确实存在的栓塞或者可能受累的区域。超声检查能够发现栓子的起源、走行路径和阻塞的部位。

（1）下肢静脉的双功多普勒超声：肺栓塞多半来源于下肢静脉。对 837 名成人进行尸检，盆腔/腿部血栓的发生率为 38.6%，其中有 55.5% 合并肺栓塞（Feigl 和 Schwarz 1978）。在 105 位证实下肢静脉血栓的患者中，肺栓塞患病率为 57%，而无下肢静脉血栓的患者肺栓塞患病率仅为 4.7%。进一步对血栓来源进行分析，肺栓塞时静脉血栓患病率结果如下（Koenn 和 Schejbal 1978）：

- 小腿静脉血栓：46%
- 大腿静脉血栓：67%
- 盆腔静脉血栓：77%

结合加压手法的双功多普勒超声是证实栓子来源于深静脉血栓的安全手段。疑诊下肢静脉血栓的患者中，敏感度平均为 95%（范围：38%~100%），特异度平均为 97%（范围：81%~100%）；在相对更常见的孤立性小腿血栓患者中，敏感度平均亦可达 89%（范围：36%~96%），特异度平均可达 92%（范围：50%~98%）（Jaeger 等，1993）。

下肢静脉血栓的直接征象是观察到血栓本身及血管内血流信号缺乏（图 4.55）。彩色多普勒超声可间接提高灰阶超声检出血栓的可能性。发生血栓的静脉不可被压缩或仅可被部分压缩，提示发生阻塞性凝血。但是，可压缩性的判断仅在腹股沟区和腘静脉区域有效，下腔静脉和盆腔静脉加压效果不明显。小腿深静脉血栓时，加压会有疼痛感。血流受阻处的远端，静脉血流随呼吸时相变化消失。急性血栓形成时，静脉明显扩张，瓣膜运动消失。仔细对比双侧静脉血管非常重要（Eichlisberger 等，1995；表 4.7）。

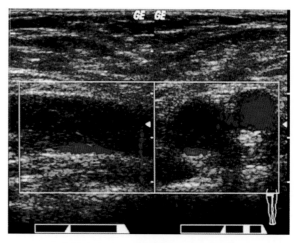

图 4.55　寻找栓塞来源：股静脉血栓。静脉直径大于动脉，其内充满低回声，不可压缩，边缘可见少量血流信号

表 4.7　下肢深静脉血栓（DVT）的双功多普勒超声

征象	显像方法
直接征象	
可见血栓	B 型图像
无血流	频谱多普勒，彩色多普勒
间接征象	
静脉不可压缩	B 型图像
与呼吸时相无关的血流状态	频谱多普勒，彩色多普勒
整个管腔内都无血流信号	彩色多普勒
静脉直径增大（急性 DVT）	B 型图像
侧枝静脉	B 型图像，彩色多普勒
瓣膜运动消失	B 型图像
瓦氏动作后静脉内径不增宽	B 型图像

基于 Eichlisberger 等的研究（1995）

（2）超声心动图：急性肺栓塞患者约有 40% 出现右心负荷过重，包括因血流动力学不稳定而需要接受溶栓治疗或栓子切除术以挽救生命的患者。症状出现后的头几个小时，对引起血流动力学变化的肺栓塞预后非常重要。超声心动图可快速评估病情的危险程度、确定监测强度、给出治疗建议。

下列指标可用于评估急性右心负荷过重（Wacker 等，2003；McConell 等，1996；Jackson 等，2000；Miniati 等，2001）：

—右心房大小（图 4.56）
—右心室游离壁收缩性

—室间隔运动情况

—右心房大小

—右心系统中有无血栓？

—除外心房黏液瘤

这些指标较常用，每个都有诊断意义，但不能直接给出最终结论。这种"概述"超声心动图能提供重要的主观病情评价及一些测量数值，有时还能为右心负荷过重的原因提供一部分不完全的鉴别诊断。最近文献报道的一种右心评分可很好地区分急性右心负荷过重和预先存在的慢性损伤或左心室功能不全（Wacker 等，2003）。

右心室功能不全的常见典型部位是心底部，在心尖部动力学相对未受损伤的急性右心衰竭中，更多的情况心室内侧区域收缩无力（McConell 等，1996）。在慢性右心负荷过重的病例中，整个右心室整体一致的收缩无力并扩张。

在三尖瓣反流时，常需要评估肺动脉高压的情况：

—使用连续波多普勒于心脏长轴方向评价三尖瓣反流

—使用伯努利方程测量最大压力梯度（图4.57），并

—附加估测心房压力

但是，当产生急性右心负荷过重的急性肺栓塞患者没有既往右心室损害时，右心室收缩压可能达不到40 mmHg；而暴发性肺栓塞病例反而会出现右心室收缩压下降。因此该参数的意义需要严格地结合临床情况来考虑。

关于超声心动图的准确度，对于未经选择的

可疑肺栓塞病例来说，其敏感度只有41% ~ 50%，特异度90%（Jackson 等，2000；Miniati 等，2001）。另一方面，在血流动力学不稳定的患者人群中，敏感度很高。当未除外左心衰或先前存在的右心损害时，特异度降低。

经食管超声心动图开始应用以来，来源于心脏内部的血栓检出率也逐渐升高。经胸超声心动图可显示右心房内附壁和漂浮的血栓（图4.58）；经食管进行心脏扫查时，还有可能发现肺动脉中央主干的骑跨性血栓（Kronik 等，1989；Vuille 等，1993）。

血栓超声检查的主要优点在于多方面应用，可用于床旁扫查、急诊室或 ICU。超声心动图和下肢静脉加压超声检查的联合应用，使肺栓塞诊断的敏感度达90%（Mathis 等，2005；图4.57，图4.58）。

肺栓塞时进行超声检查："一石三鸟！"

7. 小结

存在肺栓塞时，至少3/4的病例在胸部超声检查时可观察到胸膜下病变。一方面是因为肺栓塞时肺泡再灌注损伤，发生水肿和出血（肺梗死早期），另一方面，也有可能是明显的梗死灶，超声下形态典型，为基底朝向胸膜的三角形或稍呈圆形的小病变。联合超声心动图和下肢静脉加压超声检查准确度可超过90%，其他任何检查方法均不能超越这一数据。

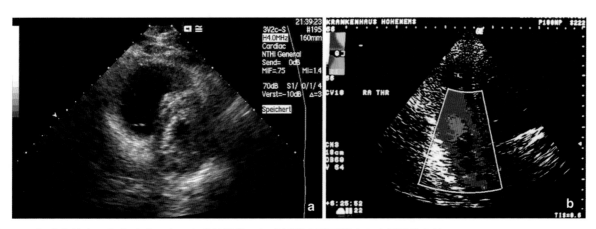

图 4.56 （a）急性右心负荷过重，右心室明显扩张。（b）瓣膜水平可见右心内漂浮的血栓

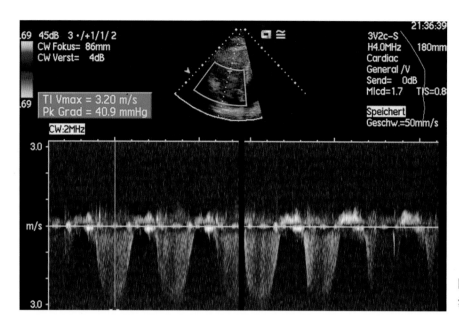

图 4.57　急性肺栓塞时的三尖瓣反流：根据伯努利方程测量压力梯度

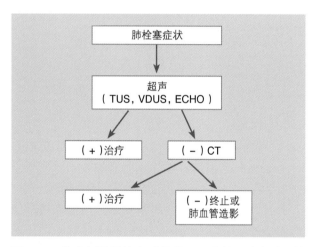

图 4.58　临床怀疑肺栓塞时的处理。诊断不确定时，核素扫描可能也是一个有用的辅助工具。CT，断层扫描；TUS，经皮肺超声；VDUS，静脉双功多普勒超声；ECHO，超声心动图检查（引自 Goodman 和 Lipchik 1996）

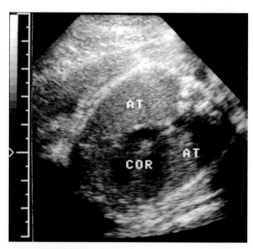

图 4.59　32 周胎儿，声束可穿透胸部，双侧肺呈均质性低回声，为完全性肺不张（AT）

四、机械原因性肺实变：肺不张

Christian Görg 著

1. 定义

肺不张指部分或全部肺组织缺乏通气。这种通气缺乏可为持续性或暂时性、完全或部分性（肺膨胀不全）、先天性或获得性（图 4.59）。

2. 病理形态学

根据病因不同，肺不张可分为压迫性肺不张和再吸收性肺不张（阻塞性肺不张）。当液体积聚产生的胸腔内压力高于空气压力时，可产生压迫性肺不张，当积液多于 2 L 时就可发生（Grundmann，1986）。

由于外部压迫或支气管内部闭塞导致支气管不通畅，而其相应区域血流供应正常，则发生阻塞性肺不张。

阻塞性肺不张又可再分为中心型和外周型。中心型阻塞常由腔内病变（如支气管癌或异物）、支气管外改变（增大的淋巴结）所致，而周围型支气管阻塞的特征是炎性黏液栓和小支气管分支的挤压移位。黏液或脓液、支气管瘢痕性扭曲、外部淋巴结压迫所致的中叶管腔阻塞可导致肺中叶综合征。

肺不张使实质内循环受损伤，动脉血氧欠饱和，因为不张的肺实质有血流灌注，但无肺通气。

病理解剖学上，阻塞性肺不张早期的特征是肺泡腔内高蛋白积液。下一阶段的特征是巨噬细胞迁移，淋巴细胞浸润。压迫性肺不张或阻塞性肺不张长期存在时，肺组织发生收缩及纤维硬化。

支气管阻塞患者还可出现的现象或并发症包括分泌物潴留，支气管扩张见于 40% 的病例（ Burke 和 Fraser 1988；Yang 等，1990；Liaw 等，1994 ）。极少数病例可有细菌性双重感染、微脓肿或肉眼可见的脓肿；不张的肺组织中也可能见到坏死或出血性病变。

3. 超声形态学

肺不张的特征是局部或全部缺乏通气。因此，原则上来说，超声可显示病变区域。而且，声束可穿透肺，使得检查者可以评估肺实质。不张的肺组织可作为观察其深方中央结构的"声窗"，特别是存在阻塞性肺不张的情况。

4. 压迫性肺不张

最常见的情况是合并胸腔积液。根据积液范围不同，胸腔内可观察到均质性低回声楔形或尖帽形肺组织（图 4.60），与邻近通气肺组织之间的边界模糊不清。不张的肺组织常被积液包绕，但也有可能与胸膜部分粘连。下列特征可帮助超声确诊：

• 吸气时部分再通气（图 4.61 ）。

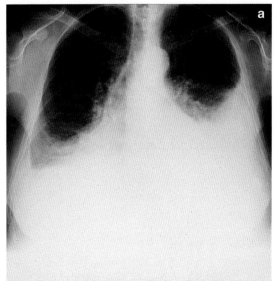
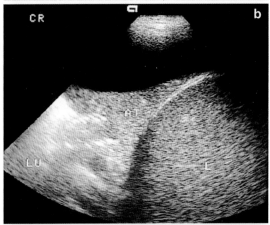
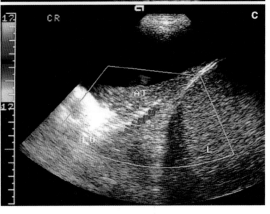

图 4.60 （ a ）胸部 X 线片：60 岁男性，全心失代偿性心衰，双侧胸腔积液。（ b ）超声检查：右外侧肋间隙扫查可见胸腔积液，其内可见下叶局部肺不张（ AT ），呈楔形低回声结构，与通气肺组织间边界不清，可见广泛"空气支气管征"。L，肝。（ c ）彩色多普勒超声显示与充气支气管分支并行的血流信号

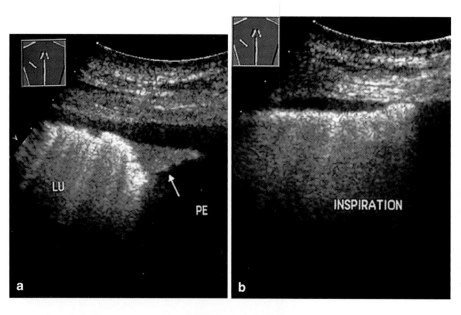

图 4.61 （a）左外侧肋间隙扫查可见一尖帽状、边界平滑的低回声区，位于左肺下叶（箭头）尖部，另见胸腔积液。LU，肺；PE，胸腔积液。（b）存在压迫性肺不张时，深吸气（INSPIRATION）后肺通气增加

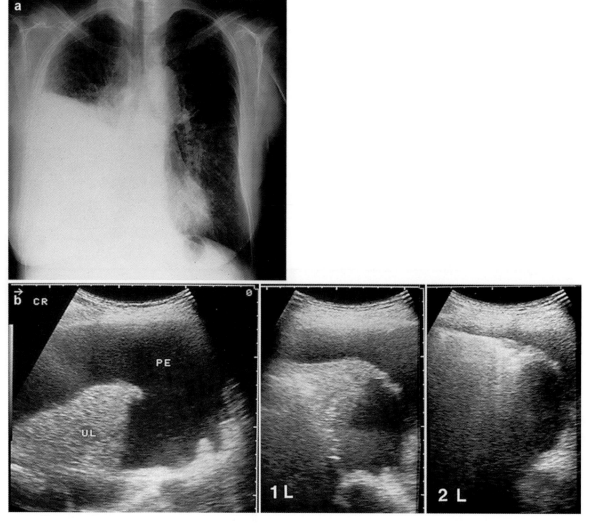

图 4.62　66 岁男性，肺泡癌。（a）胸部 X 线片：右胸下方均一的片状阴影，为血胸。（b）超声：右外侧肋间隙扫查可见明显胸腔积液（PE）合并下叶肺（UL）不张。穿刺抽液后（1 L，中图；2 L，右图），肺通气程度逐渐增加

- 穿刺引流胸腔积液后部分再通气（图 4.62 ）。

　　吸气过程中，超声可显示肺不张区域内气体量增加和空气支气管征形成。但在渗出性胸腔积液、纤维索条、分隔和积液内出现回声时，吸气时再通气情况较差，因为此时肺弹性下降。这种情况曾被描述为 "受困" 肺（ "trapped" lung ）（ Lan 等，1997 ）。

　　不张肺组织合并实质炎性浸润时会进一步限制肺的再通气，导致充血性肺炎，吸气时的通气现象受限，仅凭超声所见无法与肺炎鉴别（图 4.63 ）。

　　压迫性肺不张可能的超声所见如下：

（ 1 ）B 型超声

（ a ）中到大量胸腔积液

（ b ）肺实质呈三角形尖帽状低回声改变

（ c ）与通气肺实质间边界模糊

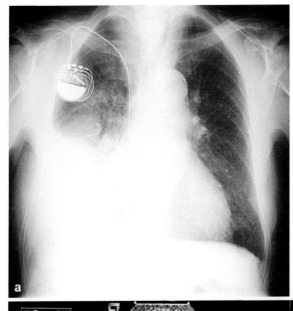

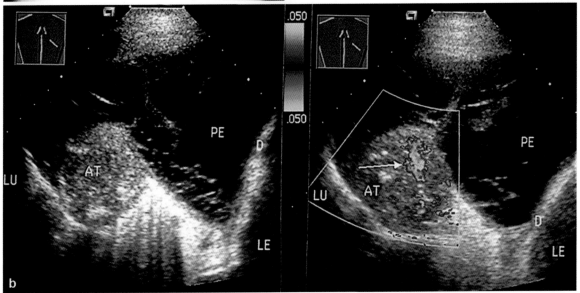

图 4.63　75 岁男性，心衰。（ a ）胸部 X 线片：右肺下部可见阴影。（ b ）超声：右侧背部扫查，可见明显且部分分隔的胸腔积液（ PE ）和局部肺组织内圆形低回声实变区域（ AT ）。彩色多普勒超声可见明显血流信号。胸腔积液明显，吸气时未见再通气，提示恒定的压迫性肺不张。一般来说，图像上不能排除并存充血性肺炎的可能。LE，肝；LU，肺

（d）吸气时部分再通气（"空气支气管征"）

（e）穿刺抽液后部分再通气

（2）彩色多普勒超声：与同一患者的肝比较，
可见血流信号增加。

压迫性肺不张时，穿刺引流积液后肺组织可
部分再通气，但也与肺弹性相关。穿刺抽液后实
质再通气，并不能除外并存中心性占位病变的可
能。

5. 阻塞性肺不张

阻塞肺不张的超声图像特征为一较大的均质
性低回声区，类似肝样变（图 4.64，图 4.65），无
胸腔积液或仅有少量积液。大叶性肺不张时，与
通气肺组织间边界相当清楚（图 4.66）。根据肺不

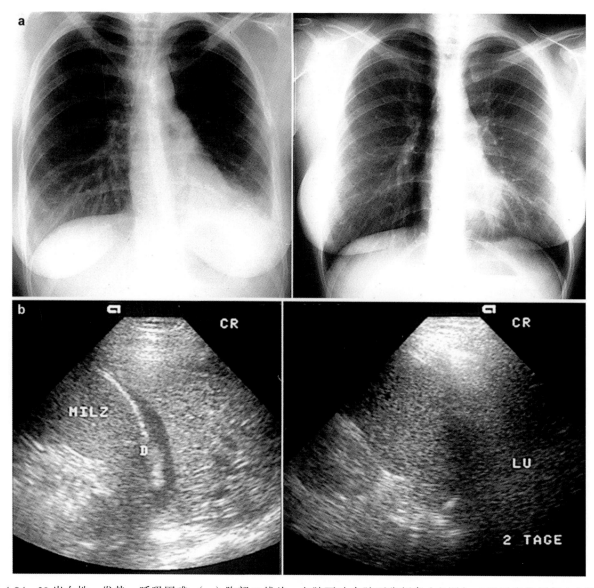

图 4.64 20 岁女性，发热、呼吸困难。（a）胸部 X 线片：左肺下叶内肺不张征象（左图），2 天后自发缓解（右图）。
（b）超声：左外侧肋间隙扫查示阻塞性肺不张时的均质性肺实变改变，合并少量胸腔积液（左图）。48 小时后复查示肺已
恢复通气。这一病例最可能的病因是炎性黏液阻塞支气管。LU，肺；D，膈

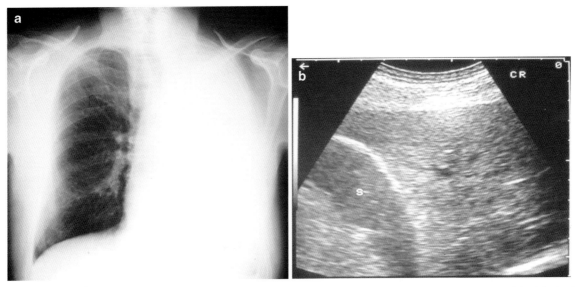

图 4.65 68 岁男性，支气管癌。(a)胸部 X 线片：左侧胸腔均质性阴影，为血胸。(b)超声：左外侧肋间隙扫查示阻塞性肺不张，左肺完全呈低回声改变，无胸腔积液，类似肝样变。S，脾

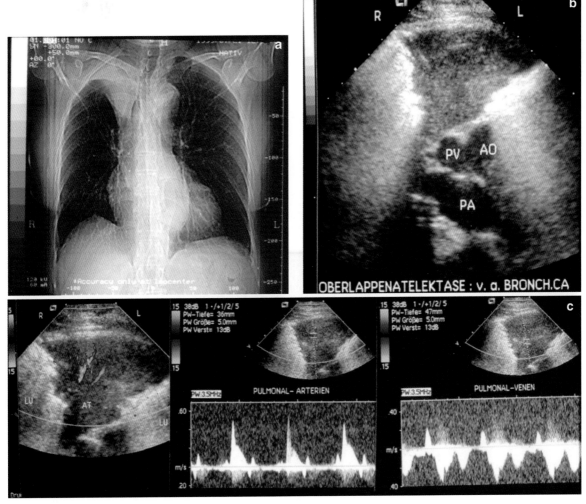

图 4.66 74 岁女性，呼吸困难。(a)胸部 X 线片：右上叶肺不张征象。(b)超声：右侧肋间隙经前胸扫查示肺不张呈边界平滑的楔形低回声改变。中央可见血管，不能判断有无并存的肿瘤。AO，主动脉；PV，肺静脉；PA，肺动脉。(c)多普勒超声显示明显的动静脉血流信号和典型频谱

张持续时间不同，还可能见到实质内的以下结构：

- 低回声血管腔和高回声管壁反射（图4.67，图4.68）
- 无回声、低回声或高回声的局灶性病变（图4.69，图4.70）

长期存在的肺不张常伴随肺实质内回声增强。这些回声来源于扩张的支气管，因为其内充满分泌物（所谓的支气管液体征；图4.71）。彩色多普勒超声可见与支气管伴行的肺动、静脉分支（图4.66；第七章）。

阻塞性肺不张病例可能有以下超声发现：

（1）B型超声

（a）无-少量胸腔积液

（b）肺实质呈均质性低回声改变

（c）可能见到高回声反射（支气管液体征）

（d）可能见到实质内局灶性病变
- 实质液化
- 微脓肿、肉眼可见脓肿
- 转移灶

（e）可能见到中心性占位性病变

（f）吸气时无再通气

（2）彩色多普勒超声

（a）与同一受检者的肝比较，血流增加

（b）肺动脉呈三相波频谱（类似四肢动脉）

检查者在肺实质中常可见到局灶性病变。有时可见实质内无回声、低回声甚至高回声病变，这是分泌物阻塞、支气管扩张的结果。有相应临床特征时，病变可能为微脓肿。有时脓肿内可见气体回声（Yang等，1992；图4.69）。肿瘤所致肺不张常可见实质内液化，超声上表现为较大的低回声圆形病变，动态观察时可见特征性的内部回声流动，主要因为坏死或肿瘤相关的分泌物潴留。仅凭超声图像无法完全排除脓肿，临床表现可能成为诊断的主要依据之一。但超声引导下穿刺可确定诊断，获得细菌学检查的标本（Goerg 2003；Liaw等，1994；第七章）。

有时，不张肺组织中可见高回声圆形病变或转移灶，彩色多普勒可见内部血流信号（第七章）。

基本上，在大叶性或全肺不张时，超声可穿透不张肺组织，显示中心区域。其主要目的在于显示中央的肿瘤。根据超声结构特征，在少于50%的病例中可确切地鉴别不张肺组织和肿瘤

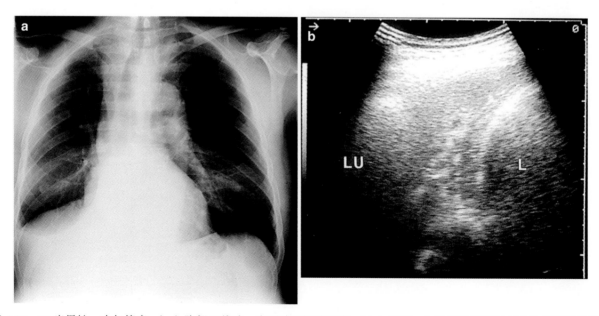

图4.67　84岁男性，支气管癌。（a）胸部X线片：右下肺可疑肺不张。（b）超声：右外侧肋间隙扫查示边界不清的低回声改变及不张肺组织中明显的高回声带，LU，肺；L，肝

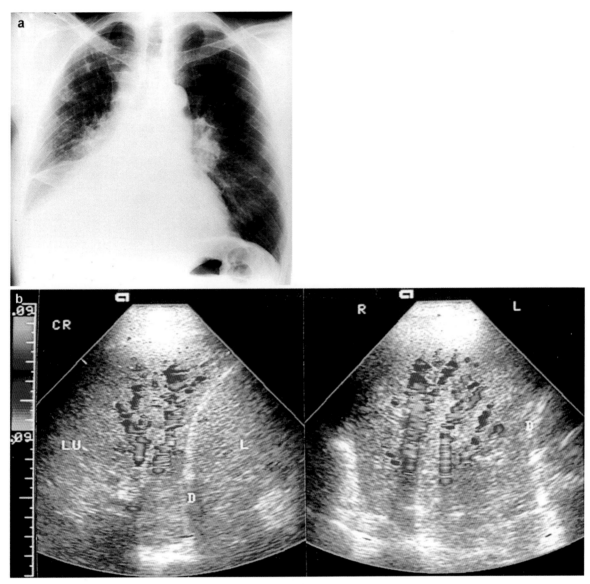

图 4.68　58 岁男性，支气管癌。（a）胸部 X 线片：右下叶肺不张征象。（b）右外侧肋间隙扫查示右下肺呈低回声改变。彩色多普勒显示血流信号丰富（与肝对比），这是肺不张的特征性证据。D，膈；L，肝；LU，肺

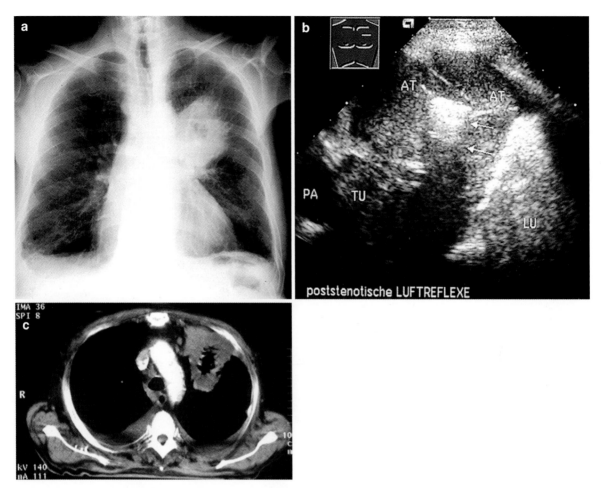

图 4.69　68 岁男性，支气管癌。（a）胸部 X 线片：左肺门处占位性病变，可疑内部空腔。（b）左侧肋间隙经前胸壁扫查示左肺上叶不张（AT）和肺门处肿瘤（TU），与肺不张区别明显。不张肺组织中央有一空气腔（箭头），最可能为炎性分泌物潴留。LU，肺；PA，肺动脉。（c）CT：上叶肺不张，内见空气腔

组织（Goerg 等，1996；图 4.72，图 4.73a，图 4.73b）。

6. 彩色多普勒超声

　　不张肺组织在彩色多普勒超声下的特征是血流增加（与同一受检者的肝相比），这在压迫性肺不张中尤为明显（Goerg 等，1996；图 4.68）。检查效果受呼吸运动及心脏搏动所致伪像的影响。静脉血流频谱显示肺静脉特征性的三相波曲线。

　　动脉频谱为高外周阻力时可见的三相波（类型：四肢动脉），收缩期陡峭上升，收缩晚期迅速下降，舒张期短暂反流，舒张晚期又呈前向血流。阻力测量显示高阻力（＞0.80）和高搏动性（PI＞2.50；Yuan 等，1994；图 4.66）。

　　加入彩色多普勒超声检查可能有助于鉴别中心性肿瘤和不张肺组织（Yuan 等，1994）。与不张肺组织相比，肿瘤组织的特征为血流信号稀疏（图 4.74）。肿瘤内部动脉阻力测量显示舒张期高速低阻血流（＜0.80）和低搏动性（＜2.50；Yuan 等，1994）。当阻塞性肺不张发生于中心性支气管癌基础上时，在肿瘤进展过程中（与其结构无关），

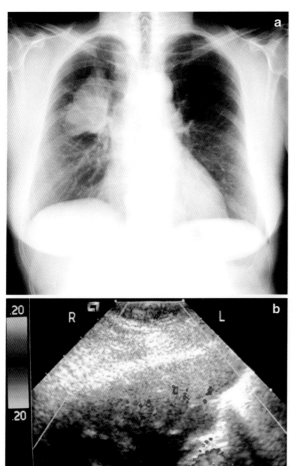

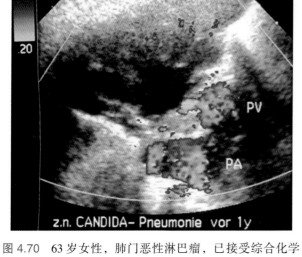

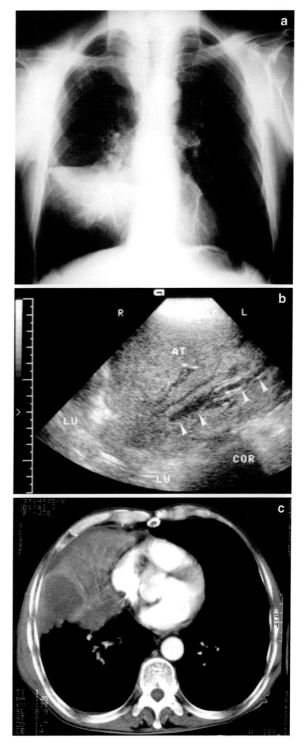

图 4.70　63 岁女性，肺门恶性淋巴瘤，已接受综合化学治疗，念珠菌肺炎史。(a) 胸部 X 线片：右侧肺门处中心性占位病变。(b) 超声：右侧肋间隙经前胸壁扫查示上叶局部肺不张。未见肺门处肿瘤形成。不张肺组织中央有一无回声假性囊肿，持续随访 12 个月无变化。PA，肺动脉；PV，肺静脉

图 4.71　68 岁男性，支气管癌。(a) 胸部 X 线片：中叶肺不张。(b) 超声检查：右侧肋间隙经前胸壁扫查示中叶肺不张 (AT)，内见明显扩张的支气管，提示支气管液体征（"树枝"）。中央的肿瘤未能清楚显示。(c) CT：中叶肺不张

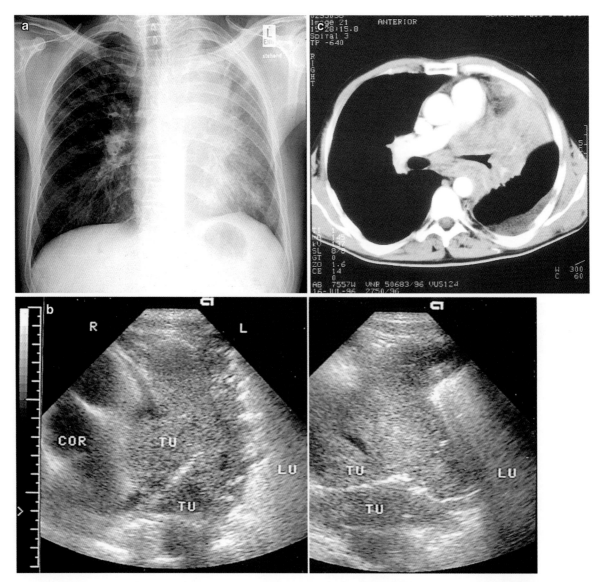

图 4.72　44 岁男性，支气管癌。（a）胸部 X 线片：左肺上叶肺不张、左肺下叶膨胀不全。（b）超声检查：左侧肋间隙经前胸壁扫查示上叶肺不张。中心性肿瘤（TU）与不张组织界限不清。高度收缩的支气管呈气体回声带。（c）CT：上叶肺不张和中心性肿瘤

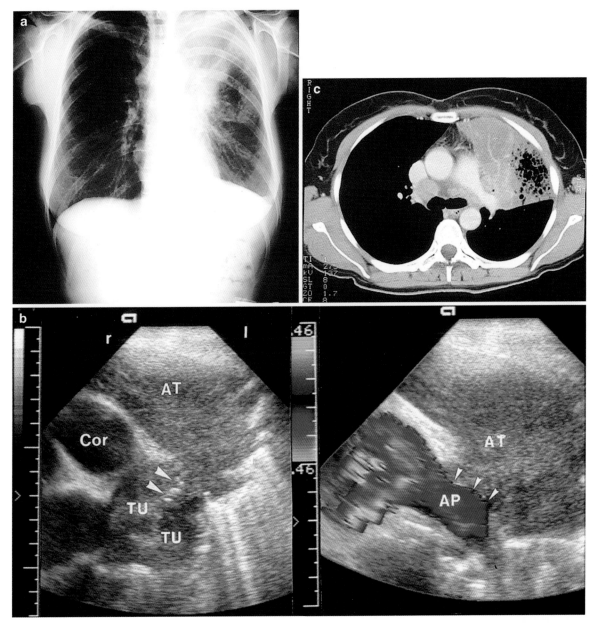

图 4.73 48 岁男性，支气管癌。（a）胸部 X 线片：左肺上叶不张征象。（b）超声检查：左侧肋间隙经前胸壁扫查示上叶不张（AT）和中心性肿瘤（TU），二者分界清晰。彩色多普勒超声可见肿瘤紧邻肺动脉（AP；"树枝"样）。（c）CT：上叶肺不张、肿瘤及周边肺动脉

肺动脉阻塞程度逐渐增加，因此彩色多普勒超声显示不张肺组织血流信号稀疏（第七章）。

少数病例可见中心性肿瘤侵犯大血管，如主动脉、肺动脉、肺静脉（图4.75a，图4.75b）。

看到中心性肿瘤的重要性在于可在超声引导下经不张肺组织穿刺肿瘤，实际应用中无并发症

风险（Yang等，1990；图4.76，图4.77）。

7.肺挫伤

胸部外伤中，特别是多发肋骨骨折时，超声

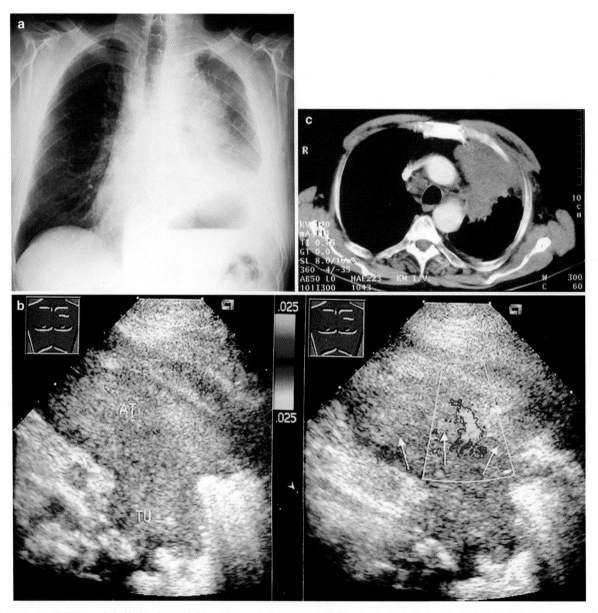

图4.74　70岁男性，支气管癌。（a）胸部X线片：左上肺区域大肿瘤。（b）超声检查：左上肺低回声肿瘤，与不张肺组织分界不清。彩色多普勒超声可在周边区域探及丰富血流信号，可能为不张肺组织。肿瘤中央未见血流信号。（c）CT：左肺门肿瘤；可疑侵犯胸壁

比胸部 X 线片能更好地显示肺挫伤。外伤所致肺泡水肿和出血呈低回声的模糊病变，边界不清（图2.17，图 4.78），在合并少量胸腔积液时更为清晰，但无胸腔积液时也可观察到。任何临床相关的胸部外伤事件中，都应接受胸部 X 线片和超声检查（Wuestner 等，2005；第二章）。与 CT 相比，胸部超声可准确地诊断钝性创伤患者的肺挫伤，其征象之一为 B 线（Soldati 等，2006）。

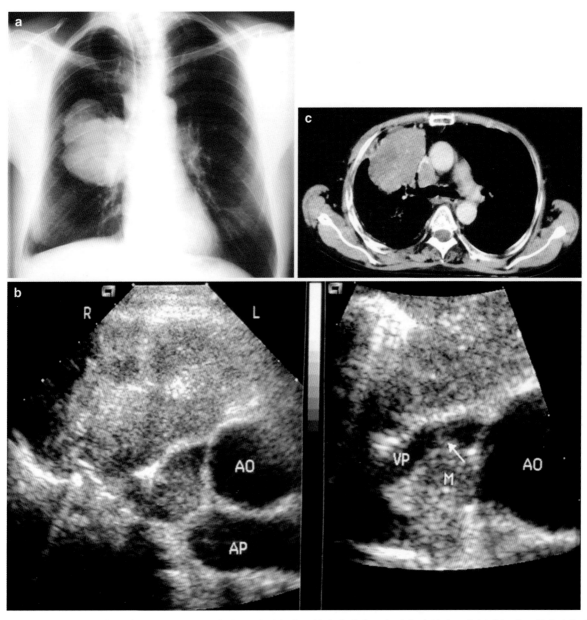

图 4.75　49 岁男性，支气管癌。（a）胸部 X 线片：　右肺门中心性占位肿块。（b）超声检查：右侧肋间隙经前胸壁扫查显示低回声改变。不张肺组织与中央的肿瘤在声像图上无法鉴别。主动脉、肺动脉窗可见多发肿大淋巴结，不能除外主动脉受侵。（c）CT：可见肿瘤，与主动脉相邻。AO，主动脉；AP，肺动脉；VP，肺静脉；M，肿大淋巴结

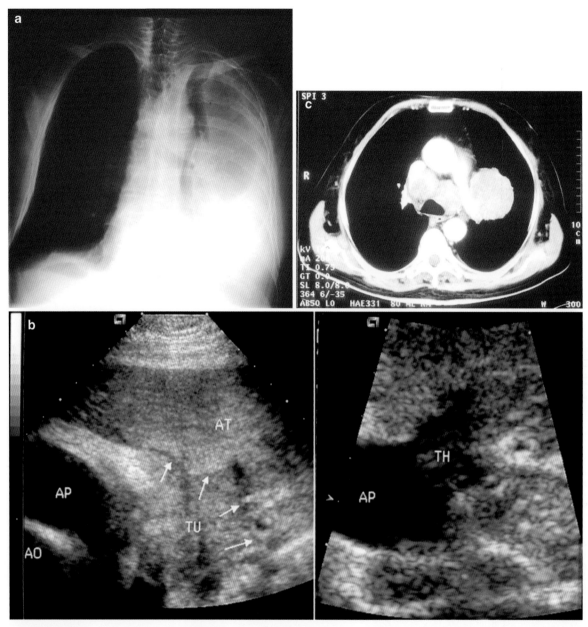

图 4.76　77 岁男性，支气管癌。（a）胸部 X 线片：左半胸呈大片均一高密度影。（b）超声检查：左侧肋间隙经前胸壁扫查示中心性肿瘤（TU）和肺不张（AT）。箭头所指为肿瘤和肺不张的分界处。肺动脉（AP）内可见栓子（TH，可疑癌栓）。（c）CT：可见肿瘤，与肺动脉相邻。AO，主动脉

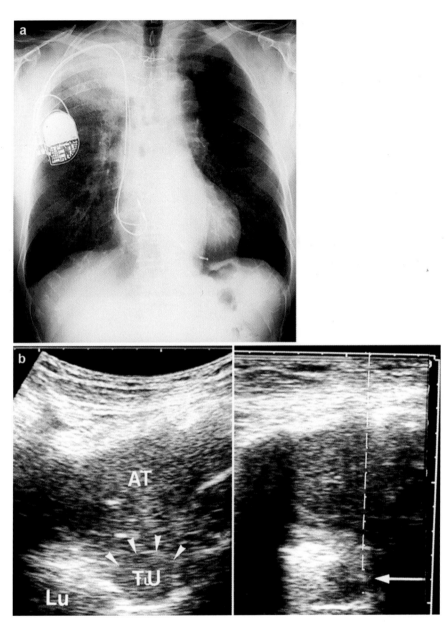

图 4.77　67 岁男性，支气管癌。（a）胸部 X 线片：右肺上野阴影。（b）超声检查：右侧肋间隙经前胸壁扫查示左图中小的中心性肿瘤（TU）及继发肺不张（AT）。支气管镜未能诊断该肿瘤。超声引导下使用 16G 穿刺针通过不张的肺组织穿刺该肿瘤，右图中箭头显示针尖回声。诊断为腺癌。Lu，肺

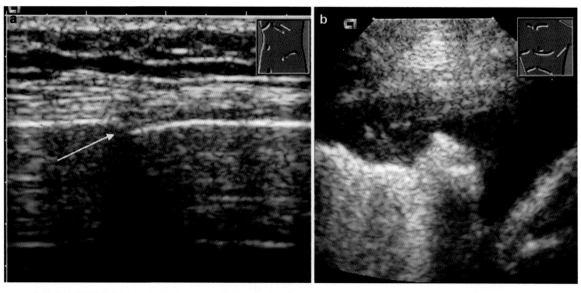

图 4.78　肺挫伤和肋骨骨折。（a）超声上可见肋骨局部台阶样改变——这是骨折的征象之一。另外，胸腔内见游离积液，穿刺示血胸。（b）肺表面回声不规则——这是实质挫伤的征象之一

8. 小结

压迫性肺不张时，在胸腔积液内可见肺组织呈尖帽状、楔形、均质性低回声改变，与邻近通气肺组织边界模糊。阻塞性肺不张的超声表现为大片均质性低回声肺组织，类似肝样变，无胸腔积液或量很少。大叶性肺不张时其与通气肺组织间边界相当模糊。实质性结构内可见呈低回声的血管影、高回声支气管壁或局灶性病变。

五、先天性肺隔离症

Gebhard Mathis 著

肺隔离症非常罕见，但体现了胸部超声在新生儿学和儿科学中的价值和重要性。患该病的新生儿出现呼吸困难及不特异的收缩期心脏杂音。胸部 X 线片可见一肿瘤样密度影。隔离肺声像图表现类似于肝，内有较宽的动静脉（Gudinchet 和 Anderegg，1989）。供血动脉在彩色多普勒超声上可见典型频谱，据此可确诊（Yuan 等，1992）。CT 不能提供更多信息。如果超声能很好地显示该病变，患儿可不接受血管造影检查（Riccabona 2008，图 4.79）。

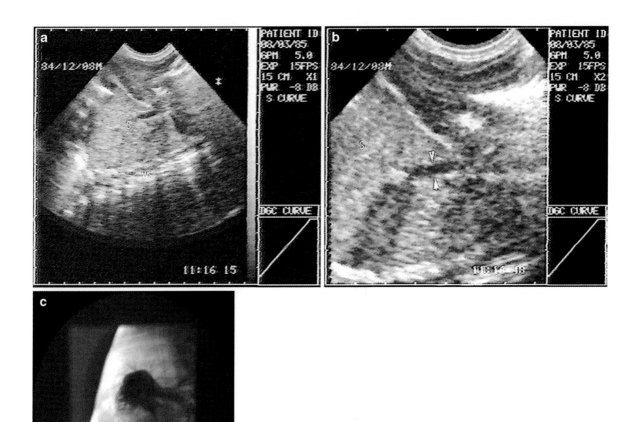

图 4.79 男婴，3 个月。呼吸困难，左侧胸部肿胀。胸部 X 线片示左下肺野肿瘤样阴影，纵隔向右侧偏移。（a，b）超声见左侧膈上一类似肝回声的实变结构，可见供血血管。S，隔离肺；WS，脊柱。（c）血管造影证实了超声所见。（病例资料及图片由 A.Anderegg，Lausanne 提供）

参考文献

炎症性肺实变

[1] Anzboeck W, Braun U, Stellamor K (1990) Pulmonale und pleurale Raumforderungen in der Sonographie. In: Gebhardt J, Hackelöer BJ, von Klingraeff G, Seitz K (eds) Ultraschalldiagnostik ' 89. Springer, Berlin, pp 394–396

[2] Bertolini FA, Goerg C, Mathis G (2008) Echo contrast ultrasound in subpleural consolidations. Abstract ECR 2008. Eur Radiol Suppl 18:S395

[3] Blank W (1994) Sonographisch gesteuerte Punktionen und Drainagen. In: Braun B, Guenther R, Schwerk WB (eds) Ultraschalldiagnostik Lehrbuch und Atlas, vol III-11.1. Ecomed, Landsberg/Lech, pp 15–22

[4] Braun U, Anzboeck W, Stellamor K (1990) Das sonographische Erscheinungsbild der Pneumonie. In: Gebhardt J, Hackeloeer BJ, von Klingraeff G, Seitz K (eds) Ultraschalldiagnostik ' 89. Springer, Berlin/Heidelberg/New York/Tokyo, pp 392–393

[5] Chen CH, Kuo ML, Shih JF, Chang TP, Perng RP (1993) Etiologic diagnosis of pulmonary infection by ultrasonically guided percutaneous lung aspiration. Zhonghua Yi Xue Za Zhi (Taipei) 51:5

[6] Copetti R, Cattarossi L (2008) Ultrasound diagnosis of pneumonia in children. Radiol Med 113:190–198

[7] Gehmacher O, Mathis G, Kopf A, Scheier M (1995)

Ultrasound imaging of pneumonia. Ultrasound Med Biol 21:1119–1122

[8] Goerg C (2007) Transcutaneous contrast-enhanced-sonography of pleural-based pulmonary lesions. Eur J Radiol 64:213–221

[9] Iuri D, De Candia A, Bazzochini M (2009) Evaluation oft he lung in children with suspected pneumonia: usefullness of ultrasonsography. Radiol Med 114:321–330

[10] Kopf A, Metzler J, Mathis G (1994) Sonographie bei Lungentuberkulose. Bildgebung 61(S2):12

[11] Lee LN, Yang PC, Kuo SH, Luh KT, Chang DB, Yu CJ (1993) Diagnosis of pulmonary cryptococcosis by ultrasound guided perdutaneous aspiration. Thorax 48:75–78

[12] Lichtenstein D, Meziere G, Bidermann P, Gepner A, Barre O (1997) The comet-tail artifact: an ultrasound sign of alveolar- interstitial syndrome. Am J Respir Crit Care Med 156:1640–1646

[13] Lichtenstein D, Meziere G, Seitz J (2009) The dynamic airbronchogram. A lung ultrasound sign of alveolar consolidation ruling out atelectasis. Chest 135:1421–1425

[14] Liaw YS, Yang PC et al (1994a) The bacteriology of obstructive pneumonitis. Am J Respir Crit Care Med 149:1648–1653

[15] Mathis G (1997) Thoraxsonography—part II: peripheral pulmonary consolidation. Ultrasound Med Biol 23: 1141–1153

[16] Mathis G, Metzler J, Fußenegger D, Feurstein M, Sutterluetti G (1992) Ultraschallbefunde bei Pneumonie. Ultraschall Klin Prax 7:45–49

[17] Mathis G, Bitschnau R, Gehmacher O, Dirschmid K (1999) Ultraschallgeführte transthorakale Punktion. Ultraschall Med 20:226–235

[18] Parlamento S, Copetti R, Di Bartolomeo S (2009) Evaluation of lung ultrasound for the diagnosis of pneumonia in ED. Am J Emerg Med 27:379–384

[19] Reissig A, Kroegel C (2003a) Transthoracic sonography of diffuse parenchymal lung disease: the role of comet tail artefacts. J Ultrasound Med 22:173–180

[20] Reissig A, Kroegel C (2007) Sonographic diagnosis and follow-up of pneumonia: a prospective study. Respiration 74:537–547

[21] Riccabona M (2008) Ultrasound of the chest in children (mediastinum excluded). Eur Radiol 18:390–399

[22] Schirg E, Larbig M (1999) Wert des Ultraschalls bei der Diagnostik kindlicher Pneumonien. Ultraschall Med 20:34

[23] Targhetta R, Chavagneux R, Bourgeois JM, Dauzat M, Balmes P, Pourcelot L (1992) Sonographic approach to diagnosing pulmonary consolidation. J Ultrasound Med 11:667–672

[24] van Sonnenberg E, Agostino H, Casola G, Wittich GR, Varney RR, Harker C (1991) Lung abscess: CT-guided drainage. Radiology 178:347–351

[25] Weinberg B, Diaboumakis EE, Kass EG, Seife B, Zvi ZB (1986) The air bronchogram: sonographic demonstration. AJR Am J Roentgenol 147:593–595

[26] Wohlgenannt S, Gehmacher O, Mathis G (2001) Thoraxsono-graphische Veraenderungen bei interstitiellen Lungener-krankungen. Ultraschall Med 22:27–31

[27] Yang PC, Lee YC, Wu HD, Luh KT (1990) Lung tumors associated with obstructive pneumonitis: US studies. Radiology 174:593–595

[28] Yang PC, Luh KT, Lee YC (1991) Lung abscesses: ultrasono-graphy and ultrasound-guided transthoracic aspiration. Radiology 180:171–175

[29] Yang PC, Luh KT, Chang DB, Yu CJ, Kuo SH, Wu HD (1992) Ultrasonographic evaluation of pulmonary consolidation. Am Rev Respir Dis 146:757–762

[30] Yuan A, Yang PC, Chang DB et al (1993a) Ultrasound guided aspiration biopsy for pulmonary tuberculosis with unusual radiographic appearances. Thorax 48:167–170

肺肿瘤性实变：原发肺肿瘤和肺转移癌

[1] Bandi V, Lunn W, Ernst A, Eberhardt R, Hoffmann H, Herth FJF (2008) Ultrasound vs CT in detecting chest wall invasion by tumor. A prospective study. Chest 133:881–886

[2] Beckh S, Boelcskei PL, Lessnau KD (2002) Real-time chest ultrasonography. A comprehensive review for the pulmonologist. Chest 122:1759–1773

[3] Beckh S, Boelcskei PL (2003) Die Bedeutung der dynamischen Untersuchung in der Diagnostik thorakaler Herdbildungen. Praxis 92:1223–1226

[4] Corrin B (1999) Actinomycosis. In: Corrin B (ed) Pathology of the lungs. Churchill Livingstone, London, pp 194–195

[5] Detterbeck FC, Malcolm M, Jr DeCamp et al (2003) Invasive staging—the guidelines. Chest 123:167S–175S

[6] Fraser RS, Mueller NL, Colman N, Paré PD (1999) Fraser and Paré's diagnosis of diseases of the chest. Saunders, Philadelphia, pp 299–338

[7] Fultz PJ, Feins RH, Strang JG et al (2002) Detection and diagnosis of nonpalpable supraclavicular lymph nodes in lung cancer at CT and US. Radiology 222:245–251

[8] Goeckenjan G, Sitter H, Thomas M et al (2011) Prevention, diagnosis, therapy, and follow-up of lung cancer: interdisciplinary guideline of the German Respiratory Society and the German Cancer Society. Pneumologie 65:39–59

[9] Goerg C, Bert T (2004) Transcutaneous colour Doppler sonography of lung consolidations. Ultraschall Med 25(221–226):285–291

[10] Goerg C, Seifart U, Holzinger I et al (2002) Bronchioloalveolar carcinoma: sonographic pattern of "pneumonie". Eur J Ultrasound 15:109–117

[11] Hsu WH, Ikezoe J, Chen CY et al (1996) Color Doppler ultrasound signals of thoracic lesions. Am J Respir Crit Care Med 153:1938–1951

[12] Hsu WH, Chiang CD, Chen CY et al (1998) Color Doppler ultrasound pulsatile flow signals of thoracic lesions: comparison of lung cancers and benign lesions. Ultrasound Med Biol 24:1087–1095

[13] van Kaick G, Bahner ML (1998) Computertomographie. In: Drings P, Vogt-Moykopf I (eds) Thoraxtumoren. Springer, Berlin/Heidelberg/New York/Tokyo, pp 165–179

[14] Knopp MV, Hawighorst H, Flömer F (1998) Magnetresonanztomographie. In: Drings P, Vogt-Moykopf I (eds) Thoraxtumoren. Springer, Berlin/Heidelberg/New York/Tokyo, pp 180–190

[15] Ko JC, Yang PC, Yuan A et al (1994) Superior vena cava syndrome. Am J Respir Crit Care Med 149:783–787

[16] Landreneau RJ, Mack MJ, Dowling RD et al (1998) The role of thoracoscopy in lung cancer management. Chest 113:6S–12S

[17] Mathis G, Bitschnau R, Gehmacher O et al (1999b) Ultraschallgeführte transthorakale Punktion. Ultraschall Med 20:226–235

[18] Mueller W (1997) Ultraschall-Diagnostik. In: Rühle KH (ed) Pleura-Erkrankungen. Kohlhammer, Stuttgart, pp 31–44

[19] Pan JF, Yang PC, Chang DB et al (1993) Needle aspiration biopsy of malignant lung masses with necrotic centers. Chest 103:1452–1456

[20] Prosch H, Strasser G, Sonka C, Oschatz E, Mahaal S, Mohn-Staudner A, Mostbeck GH (2007) Cervical ultrasound (US) and US-guided lymph node biopsy as a routine procedure for staging of lung cancer. Ultraschall Med 28:598–603

[21] Prosch H, Mathis G, Mostbeck GH (2008) Perkutaner Ultraschall in Diagnose und Staging des Bronchialkarzinoms. Ultraschall Med 29:466–484

[22] Schoenberg SO (2003) Magnetresonanztomographie. In: Drings P, Dienemann H, Wannenmacher M (eds) Management des Lungenkarzinoms. Springer, Berlin, pp 117–124

[23] Suzuki N, Saitoh T, Kitamura S et al (1993) Tumor invasion of the chest wall in lung cancer: diagnosis with US. Radiology 187:3942

[24] Thomas M, Baumann M, Deppermann M et al (2002) Empfehlungen zur Therapie des Bronchialkarzinoms. Pneumologie 56:113–131

[25] Tuengerthal S (2003) Radiologische Diagnostik des Bronchialkarzinoms— Projektionsradiographie und Computertomographie. In: Drings P, Dienemann H, Wannenmacher M (eds) Management des Lungenkarzinoms. Springer, Berlin/Heidelberg/New York/Tokyo, pp 73–115

[26] Wahidi MM (2008) Ultrasound. The pulmonologist's new best friend. Chest 133:836–837

[37] Yang PC (1996) Review paper: color Doppler ultrasound of pulmonary consolidation. Eur J Ultrasound 3:169–178

[28] Yuan A, Chang DB, Yu CJ et al (1994a) Color Doppler sonography of benign and malignant pulmonary masses. AJR Am J Roentgenol 163:545–549

血管性肺实变：肺栓塞和肺梗死

[1] Ducker EA, Rivitz SM, Shepard JAO et al (1998) Acute pulmonary embolism: assessment of helical CT for diagnosis. Radiology 209:235–241

[2] Eichlisberger R, Frauchinger B, Holtz D, Jaeger KA (1995) Duplexsonographie bei Verdacht auf tiefe Venenthrombose und zur Abklaerung der Varikose. In: Jaeger KA, Eichlisberger R (eds) Sonokurs. Karger, Basel, pp 137–147

[3] Feigl W, Schwarz N (1978) Haeufigkeit von Beinvenenthrombosen und Lungenembolien im Obduktionsgut. In: Ehringer H (ed) Aktuelle Probleme in der Angiologie 33. Huber, Bern, pp 27–37

[4] Gehmacher O, Mathis G (1994) Farkodierte Duplexsonographie peripherer Lungenherde—ein diagnostischer Fortschritt? Bildgebung 61(S2):11

[5] Goldhaber SZ, Visani L, De Rosa M (1999) Acute pulmonary embolism: clinical outcomes in the International Cooperative Pulmonary Embolism Registry. Lancet 353(9162): 1386–1389

[6] Goodman LR (2005) Small pulmonary emboli: what do we know? Radiology 234:654–658

[7] Goodman LR, Lipchik RJ (1996) Diagnosis of pulmonary embolism: time for a new approach. Radiology 199:25–27

[8] Goodman LR, Curtin JJ, Mewissen MW et al (1995) Detection of pulmonary embolism in patients with unresolved clinical and scintigrafic diagnosis: helical CT versus angiography. AJR Am J Roentgenol 164:1369–1374

[9] Hartung W (1984) Embolie und Infarkt. In: Remmele W (ed) Pathologie 1. Springer, Berlin/Heidelberg/New York/Tokyo, pp 770–772

[10] Heath D, Smith P (1988) Pulmonary embolic disease. In: Thurlbeck WM (ed) Pathology of the lung. Thieme, Stuttgart, pp 740–743

[11] Jackson RE, Rudoni RR, Hauser AM, Pascual RE, Hussey M (2000) Prospective evaluation of two-dimensional transthoracic echocardiography in emergency department patients with suspected pulmonary embolism. Acad Emerg Med 7:994–998

[12] Jaeger K, Eichlisberger R, Frauchinger B (1993)

Stellenwert der bildgebenden Sonographie für die Diagnostik der Venenthrombose. Haemostaseologie 13:116–123 Janata K, Holzer M, Domanovits H, Müllner M, Bankier A, Kurtaran A, Bankl HC, Laggner AN (2002) Mortality of patients with pulmonary embolism. Wien Klin Wochenschr 113:766–772

[13] Joyner CR, Miller LD, Dudrick SJ, Eksin DJ (1966) Reflected ultrasound in the detection of pulmonary embolism. Trans Assoc Am Phys 79:262–277

[14] Koenn G, Schejbal E (1978) Morphologie und formale Genese der Lungenthromboembolie. Verh Dtsch Ges Inn Med 84:269–276

[15] Kronik G, The European Working Group (1989) The European cooperative study on the clinical significance of right heart thrombi. Eur Heart J 10:1046–1059

[16] Kroschel U, Seitz K, Reuß J, Rettenmaier G (1991) Sonographische Darstellung von Lungenembolien. Ergebnisse einer prospektiven Studie. Ultraschall Med 12:263–268

[17] Lechleitner P, Raneburger W, Gamper G, Riedl B, Benedikt E, Theurl A (1998) Lung sonographic findings in patients with suspected pulmonary embolism. Ultraschall Med 19:78–82

[18] Lechleitner P, Riedl B, Raneburger W, Gamper G, Theurl A, Lederer A (2002) Chest sonography in the diagnosis of pulmonary embolism: a comparison with MRI angiography and ventilation perfusion scinitgraphy. Ultraschall Med 23:373–378

[19] Mathis G, Dirschmid K (1993) Pulmonary infarction: sonographic appearance with pathologic correlation. Eur J Radiol 17:170–174

[20] Mathis G, Metzler J, Fussenegger D, Sutterluetti G (1990a) Zur Sonomorphologie des Lungeninfarktes. In: Gebhardt J, Hackeloeer BJ, von Klingraeff G, Seitz K (eds) Ultraschalldiagnostik ' 89. Springer, Berlin/Heidelberg/New York/Tokyo, pp 388–391

[21] Mathis G, Metzler J, Feurstein M, Fussenegger D, Sutterluetti G (1990b) Lungeninfarkte sind sonographisch zu entdecken. Ultraschall Med 11:281–283

[22] Mathis G, Metzler J, Fussenegger D, Sutterluetti G, Feurstein M, Fritzsche H (1993) Sonographic observation of pulmonary infarction and early infarctions by pulmonary embolism. Eur Heart J 14:804–808

[23] Mathis G, Bitschnau R, Gehmacher O et al (1999c) Chest ultrasound in diagnosis of pulmonary embolism in comparison to helical CT. Ultraschall Med 20:54–59

[24] Mathis G, Blank W, Reissig A, Lechleitner P, Reuss J, Schuler A, Beckh S (2005) Thoracic ultrasound for diagnosing pulmonary embolism. A prospective multicenter study of 352 patients. Chest 128:1531–1538

[25] Miniati M, Monti S, Pratali L et al (2001) Value of transthoracic echocardiography in the diagnosis of pulmonary embolism. Results of a prospective study of unselected patients. Am J Med 110:528–535

[26] Morgenthaler TI, Ryu JH (1995) Clinical characteristics of fatal pulmonary embolism in a referral hospital. Mayo Clin Proc 70:417–424

[27] Morpurgo M, Schmid C (1995) The spectrum of pulmonary embolism. Clinicopathologic correlations. Chest 107(Suppl 1):18S–20S

[28] McConell MV, Solomon SD, Rayan ME, Come PC, Goldhaber SZ, Lee RT (1996) Regional right ventricular dysfunction detected by echocardiography in acute pulmonary embolism. Am J Cardiol 78:469–473

[29] Niemann T, Egelhof T, Bongratz G (2009) Transthoracic sonography for the Detection of pulmonary embolism – a meta analysis. Ultraschall Med 30:150–156

[30] Oser RF, Zuckermann DA, Guttierrez FR, Brink JA (1996) Anatomic distribution of pulmonary emboli at pulmonary angiography: implications for cross-sectional imaging. Radiology 199:31–35

[31] Pineda LA, Hathwar VS, Grant BJ (2001) Clinical suspicion of fatal pulmonary embolism. Chest 120:791–795

[32] PIOPED Investigators (1990) Value of the ventilation/perfusion scan in acute pulmonary embolism. JAMA 263:2753–2759

[33] Rathbun SW, Raskob GE, Whitsett TL (2000) Sensitivity and specificity of helical computed tomography in the diagnosis of pulmonary embolism: a systematic review. Ann Intern Med 132:227–232

[34] Reissig A, Kroegel C (2003b) Transthoracic ultrasound of lung and pleura in the diagnosis of pulmonary embolism: a novel non-invasive bedside approach. Respiration 70:441–452

[35] Reissig A, Heyne JP, Kroegel C (2001) Sonography of lung and pleura in pulmonary embolism: sonomorphologic characterization and comparison with spiral CT scanning. Chest 120:1977–1983

[36] Reissig A, Haase U, Schulze E, Lehmann T, Kroegel C (2010) Diagnosis and therapy of pulmonary embolism prior to death. Dtsch Med Wochenschr 135(30):1477–1483, Epub 20 Jul 2010

[37] Remy-Jardin M, Remy J, Wattinne L, Giraud F (1992) Central pulmonary thromboembolism: diagnosis with spiral volumetric CT with a single-breath-hold technique—comparison with pulmonary angiography. Radiology 185:381–387

[38] Ren H, Kuhlman JE, Hruban RH, Fishman EK, Wheeler PS, Hutchins GM (1990) CT of infation-fixed lungs: wedgeshaped density and vasular sign in the diagnosis of

infarction. J Comput Assist Tomogr 14:82–86

[39] Stein PD, Kayali F, Hull RD (2007) Spiral computed tomography for the diagnosis of acute pulmonary embolism. Thromb Haemost 98:713–720

[40] Teigen CL, Maus TP, Sheedy PF, Johnson CM, Stanson AW, Welch TJ (1993) Pulmonary embolism: diagnosis with electron- beam CT. Radiology 188:839–845

[41] Wacker P, Wacker R, Golnik R, Kreft HU (2003) Akute Lungenembolie: Ein neuer Score zur Quantifizierung der akuten Rechtsherzinsuffizienz. Intensivmed 40:130–137

[42] Vuille C, Urban P, Jolliet P, Louis M (1993) Thrombosis of the right auricle in pulmonary embolism: value of echocardiography and indications for thrombolysis. Schweiz Med Wochenschr 123:1945–1950

[43] Yuan A, Yang PC, Chang CB (1993b) Pulmonary infarction: use of color doppler sonography for diagnosis and assessment of reperfusion of the lung. AJR Am J Roentgenol 160: 419–420

机械性肺实变：肺不张

[1] Burke M, Fraser R (1988) Obstructive pneumonitis: a pathologic and pathogenetic reappraisal. Radiology 166:699–704

[2] Goerg C, Weide R, Walters E, Schwerk WB (1996) Sonographische Befunde bei ausgedehnten Lungenatelektasen. Ultraschall Klin Prax 11:14–19

[3] Goerg C (2003) Focal lesions in the opacified lung: a sonographic pictorial essay. Ultraschall Med 24:123–128

[4] Grundmann E (1986) Spezielle Pathologie, 7th edn. Urban & Schwarzenberg, Munich Lan RS, Lo KS, Chuang ML, Yang CT, Tsao TC, Lee CM (1997) Elastance of the pleural space: a predictor for the outcome of pleurodesis in patients with malignant pleural effusion. Ann Intern Med 126:768–774

[5] Liaw YS, Yang PC, Wu ZG et al (1994b) The bacteriology of obstructive pneumonitis. Am J Respir Crit Care Med 149:1648–1653

[6] Soldati G, Testa A, Silva FR, Carbone L, Portale G, Silveri NG (2006) Chest ultrasonography in lung contusion. Chest 130:533–538

[7] Wuestner A, Gehmacher O, Haemmerle S, Schenkenbach C, Haefele H, Mathis G (2005) Ultraschalldiagnostik beim stumpfen Thoraxtrauma. Ultraschall Med 26: 285–290

[8] Yang PC, Luh KT, Wu DH, Chang DB, Lee NL, Kuo SM, Yang SP (1990b) Lung tumors associated with obstructive pneumonitis: US studies. Radiology 174:717–720

[9] Yuan A, Chang DB, Yu CJ, Kuo SH, Luh KT, Yang PC (1994b) Color Doppler sonography of benign and malignant pulmonary masses. AJR Am J Roentgenol 163:545–549

先天性肺隔离症

[1] Gudinchet F, Anderegg A (1989) Echography of pulmonary sequestration. Eur J Radiol 9:93–95

[2] Yuan A, Yang PC, Chang DB et al (1992) Lung sequestration diagnosis with ultrasound and triplex doppler technique in an adult. Chest 102:1880–1882

第五章　纵　隔

Wolfgang Blank, Jouke T. Annema, Maud Veseliç, and Klaus F. Rabe 著　沈伟伟　译

一、经胸扫查

Wolfgang Blank 著

计算机断层成像（CT）及磁共振成像（MRI）能够很好地观察纵隔结构。目前，除了超声心动图检查外，超声经胸检查纵隔结构应用尚不广泛。

但是，超声在此领域的应用非常有价值，Goldberg 于 1971 年最早提出胸骨上超声可以用来检查纵隔结构，而在 20 世纪 70 年代，这项技术在心脏病学之外的领域中几乎被遗忘。直至 20 世纪 80 年代中期，纵隔超声检查在儿科（Lengerke 和 Schmid 1988；Liu 等，1988）及成人中应用的研究才开始展开，其有效性也得到了证实（Braun 1983；Heckemann 1983；Blank 等，1986；Wernecke 等，1986；Brüggemann 等，1991）。在随后的几年里，这项技术得到了系统的研究（Heizel 1985；Wernecke 等，1986；Wernecke 1991；Blank 等，1996b）。随着彩色多普勒技术及近期超声造影技术的发展及应用，超声在纵隔中的应用前景日益广阔（Betsch 等，1992，1994；Dietrich 等，1997，1999；Ganesan 2001；Caremani 等，2009）。

1. 超声扫查技术及报告内容

熟悉纵隔解剖当然绝对必须（图 5.1，图 5.2）。

检查步骤依据 Heinzmann 的纵隔 8 分区，这个分区与淋巴结分区相对应（Heitzmann 1988）。由于声窗较小，只有小径线的 3.5 ~ 5 MHz 的扇形（电子扇扫）探头、凸阵探头和相控阵探头可适用于该部位检查。纵隔的超声扫查切面主要为胸骨上及胸骨旁扫查，偶尔可从胸骨下扫查（Blank 等，1996a）。大血管及其与心脏的相对空间位置关系在各切面构成基本的结构。胸骨上区扫查，患者采取仰卧位，观察上纵隔时嘱患者头部偏向一侧，最好在胸椎部位加软垫给予缓冲，头部左右侧偏转会对观察有帮助。Wernecke 等人 1988 年的研究及 Brüggemann 等人 1991 年的研究认为，在头部左 - 右侧位时，纵隔及胸腔会发生移位，使得纵隔结构的观察效果更佳。另外，多位学者研究发现，呼气时纵隔更容易观察（Beckh 等，2002；Koh 等，2002；Braun&Blank 2005；Herth 2009）。

2. 超声解剖

原则上，超声经胸骨上切面扫查可以显示主动脉上段、气管旁区域以及主、肺动脉窗的解剖结构（图 5.3，图 5.4，图 5.5，图 5.6a）：
胸骨上切面（仰卧位）：上 / 前纵隔
- 右侧—气管区
- 头臂动脉干，左颈总动脉，左锁骨下动脉
- 主动脉弓
- 上腔静脉，头臂静脉

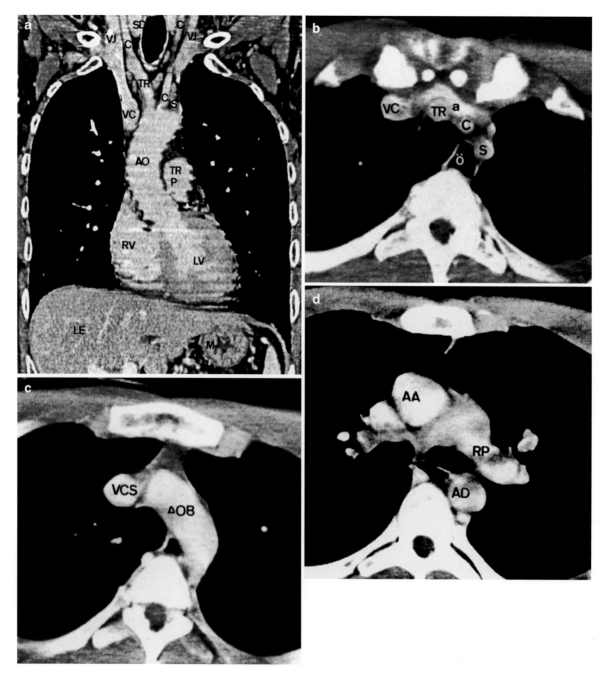

图 5.1 纵隔 CT 解剖图像。（a）冠状断面重建图像。（b–d）纵隔横断面图像（足侧观）。a，头臂静脉；AA，升主动脉；AD，降主动脉；AO，主动脉；AOB，主动脉弓；C，颈动脉；LP，左肺动脉；LV，左心室；Ö，食管；RA，右心房；RP，右肺动脉；RV，右心室；S，锁骨下动脉；SD，甲状腺；TP，肺动脉干；TR，头臂动脉干；VC，VCI 下腔静脉；VJ，颈静脉

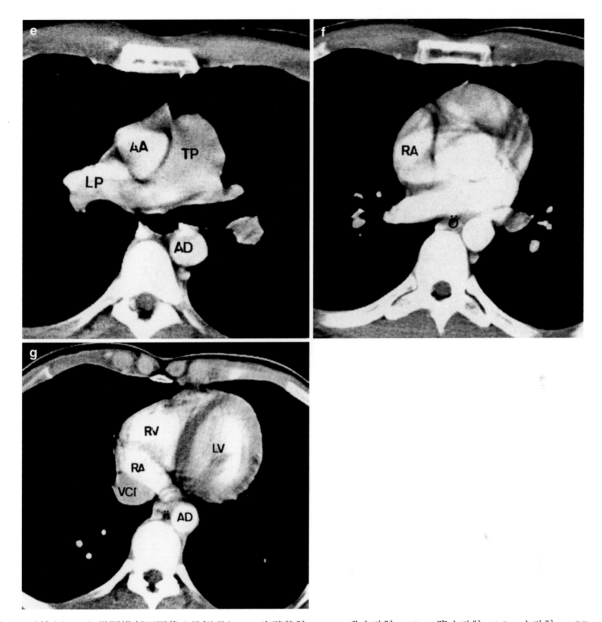

图 5.1 （续）（e–g）纵隔横断面图像（足侧观）。a，头臂静脉；AA，升主动脉；AD，降主动脉；AO，主动脉；AOB，主动脉弓；C，颈动脉；LP，左肺动脉；LV，左心室；Ö，食管；RA，右心房；RP，右肺动脉；RV，右心室；S，锁骨下动脉；SD，甲状腺；TP，肺动脉干；TR，头臂动脉干；VC，VCI，下腔静脉；VJ，颈静脉

- 肺动脉干，肺动脉
- 左心房，肺静脉
- 胸腺
- 胸骨后间隙

　　为了全面观察上述结构，需要进行双侧矢状切面（分别从右侧和左侧观察）、冠状切面和横切面扫查。食管的颈段（5～8 cm）也可以在此处进行观察（后纵隔）（Blank 等，1998；Zhu 等，

2005；图 5.4d）。联合左侧卧位及右侧卧位进行胸骨旁切面扫查，可进行前纵隔和中纵隔的观察（图5.7，图 5.8，图 5.9）。为完成这些扫查目的，探头放置于胸骨旁，自头侧逐渐向足侧移位，进行横断切面及矢状切面的扫查，声束倾斜一定角度。总结如下（图 5.4，图 5.5，图 5.6）：

（1）胸骨旁切面（右侧卧位）：前/中纵隔

- 上腔静脉

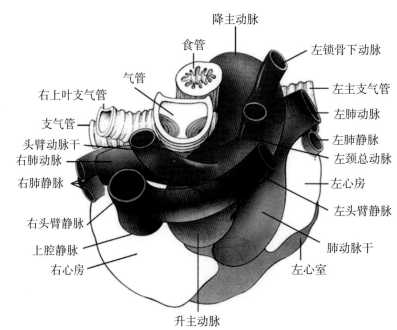

图 5.2　纵隔血管形态解剖图—胸骨上面观（From　Wernecke　1991）

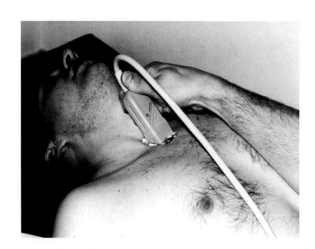

图 5.3　胸骨上扫查：探头放置于颈静脉窝，头 - 肩后方置垫，使颈部最大角度后倾

- 升主动脉
- 右肺动脉
- 左心房，肺静脉
- 左心室，右心室
（2）胸骨旁切面（左侧卧位,）：前 / 中纵隔
- 降主动脉

- 肺动脉干
- 左心房，肺静脉
- 左心室、右心室、右心房

　　胸骨下切面扫查仅能提供后纵隔足侧有限的信息。食管、主动脉及下腔静脉穿越膈的部位可在此处观察，通过肝左叶进行横断切面和矢状切面扫查（Blank 等，1996a；Janssen 等，1997；图5.10）。

3. 纵隔的声像图显示区域

　　超声可以很好地显示上纵隔及中纵隔，90％ ~95％的病例通过胸骨上切面扫查可以很好地观察。后纵隔、椎旁区、肺门区以及胸骨正中后间隙只能通过经胸廓扫查进行观察。肥胖、肺气肿、纵隔结构扭曲以及脊柱畸形会妨碍纵隔的经胸廓扫查。

　　很多因素会限制对纵隔的观察：
- 肥胖，乳房过大
- 肺气肿

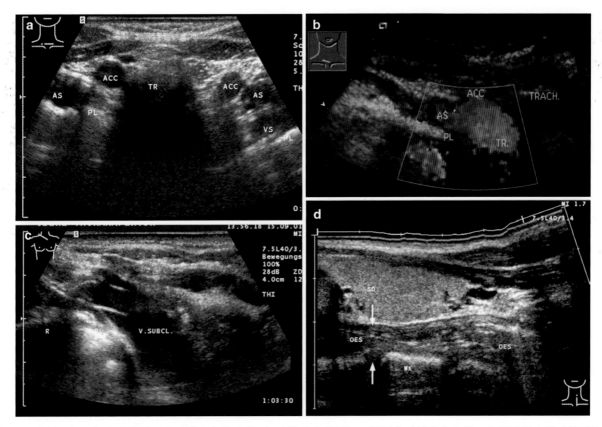

图 5.4　胸骨上切面扫查声像图：主动脉上方的血管（a）胸骨上横断切面显示主动脉分支血管，右侧显示头臂动脉干的远端分支。ACC，颈总动脉；AS，锁骨下动脉；VS，锁骨下静脉；TR，气管；PL，胸膜 / 肺界面反射。（b）右侧矢状切面：彩色多普勒超声显示头臂动脉干（TR），分为锁骨下动脉（AS）和颈总动脉（ACC）。此切面可显示动脉干后方的气管旁淋巴结，侧方为胸膜 / 肺界面反射（PL），由于镜面反射出现大血管的伪像。（c）探头轻度向腹侧倾斜，显示右侧锁骨下静脉，可辨认出静脉瓣结构。PL，胸膜 / 肺界面反射；R，肋骨。（d）食管的颈段（箭头），探头轻度向外侧移位可显示甲状腺左侧叶。高频超声可清晰显示食管管壁的 5 层结构（箭头）。当患者吞咽时，可观察到食管蠕动波，管腔内可见高反射界面的气 - 液团通过。食管的平均管壁厚度为 2.5 mm。OES，食管；SD，甲状腺；WK，颈椎

- 纵隔结构扭曲（包括手术、炎症、放射治疗后改变等）
- 脊柱畸形

4. 纵隔肿物的声像图表现

　　临床显示，成人中大约 75% 的纵隔占位性病变发生在前、中纵隔，因此可很好地通过超声进行评估（Rosenberg，1993）。超声可以评价纵隔占位性病变的局部解剖位置、大小、活动性，高分辨率超声可以很好地区分病变的回声特性（囊性、实性以及钙化），B 型超声可以清晰显示周围的血管结构，彩色多普勒超声可以提供更多细节的信息，包括血管的区分、血管的浸润情况、肿瘤的血供（Betsch，1994；Blank 和 Braun，1995）。如果能够利用高质量超声诊断仪的超声造影技术，则肿瘤的血管可以更敏感地探测到，而不受心血管运动伪像的干扰（Betsch，1994；Blank 和 Braun，1995）。许多纵隔占位性病变具备特征性的声像图表现（表 5.1），然而最终的诊断依赖于肿物切除后的组织学结果（第九章）。

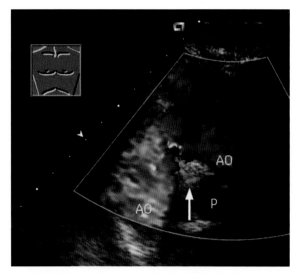

图 5.5　胸骨上切面扫查声像图：胸骨上矢状切面。主、肺动脉窗（箭头）显示主动脉弓和肺动脉（P）呈交叉方向。如二维切面显示困难，经常采用彩色多普勒超声来将血管与周围软组织加以区分，增加诊断的准确性（脉冲多普勒提供特征性的血流频谱）

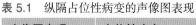

表 5.1　纵隔占位性病变的声像图表现

声像图表现	占位性病变
无回声	囊性肿物、血管
低回声	淋巴瘤、"活跃的"淋巴结，少数为"静止的"淋巴结
低 - 不均匀回声	癌、转移癌、炎症、动脉瘤
高回声	生理性结构、胸腺、瘢痕（需要除外少见的脂肪肉瘤、畸胎瘤）

参照修改自 Wernecke 1991

图 5.6　胸骨上冠状切面扫查（a）主动脉弓（AOB）旁显示为腔静脉（VC）斜断面，彩色多普勒血流成像显示背离探头血流信号（编码为蓝色），可与其他血管区分。（b）二维声像图显示肺动脉分支（P），灰阶图像较彩色多普勒图像能更清晰显示主、肺动脉窗结构

5. 超声、胸部 X 线平片及 CT 的诊断价值

　　胸部超声探查几乎可以显示纵隔所有区域的病变（脊柱旁区除外）。在主动脉弓上区、心脏周围区域、血管前区及气管旁区域，超声的敏感性可达到 90% ~100%，准确性可以媲美 CT。然而，在主、肺动脉窗区和气管隆突下区域，超声的敏感性仅为 82% ~70%（Wernecke 等，1988；Wernecke 1991；Brüggemann 等，1991；Betsch 1994；Dietrich 等，1995）。超声的诊断价值介于胸部 X 线片和 CT 之间（Castellino 等，1986；Bollen 等，1994；表 5.2）。

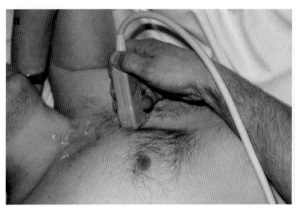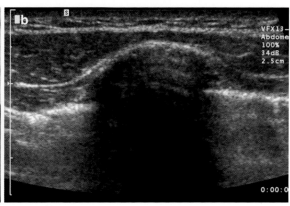

图 5.7 （a）仰卧位胸骨旁切面扫查。（b）由于胸骨（S）及充满气体的肺组织遮挡，超声无法显示纵隔结构，此为正常现象

表 5.2 纵隔各区域超声与胸部 X 线平片显示率（对比 CT）

区域	超声（%）	胸部平片（%）
主动脉弓上区	98	67
气管旁区	89	69
主、肺动脉窗	81	62
血管前区	92	46
气管隆突下	69	31
心脏周围	100	67
后纵隔	6	6
脊柱旁	11	44

参照修改自 Wernecke 1991

6. 检查指征概述

当胸部 X 线片表现不特异或怀疑有纵隔占位性病变的时候，可在胸部 X 线检查后进行超声扫查。存在急性胸部症状的患者中，超声是首选检查手段（图 5.11）。经胸部纵隔超声检查的指征概括如下：

- 急性胸部症状
- 胸部 X 线片：显示纵隔占位性病变
- 胸部 X 线片：不能确定是否存在纵隔占位性病变
- 肿瘤的分期（血管并发症）
- 监测病程或疗效评估（如肿瘤的治疗）
- 穿刺或引流

7. 纵隔不同区域占位性病变的特异性超声表现

（1）淋巴结病变：淋巴瘤几乎占所有原发性纵隔肿物的 1/4。但是，支气管肺癌的淋巴结转移更为常见。

淋巴结炎症、肿大的淋巴结（例如 Boeck 病）或肿瘤累及淋巴结（霍奇金淋巴瘤或非霍奇金淋巴瘤，淋巴结转移）均表现为低回声，超声可通过周围是否存在高回声组织来进行区分（图 5.12，图 5-13，图 5.14）。

单纯超声检查对上述疾病的区分很困难，往往需要活检（Gulati 等，2000）。

经过治疗的淋巴结回声会重新增高（Wernecke 1990），彩色多普勒超声及超声造影检查可以提示病变内血供的减少，超声造影技术目前作为一种更为敏感的检查方式得到推广应用（Betsch 1994；Braun 和 Blank 2005）。随着高分辨率超声仪器的应用，使得纵隔正常淋巴结（低回声）的显示率增高（如气管旁区、主肺动脉窗）。但是对这些淋巴结病理的区分（第九章）必须通过活检才能确定（Dietrich 等，1995，1999；Bosch-Marcet 等，2007）。

（2）胸腺肿瘤：胸腺位于胸骨后、前纵隔，成人不易将其与周围高回声组织区分。1/4 ~ 1/3 的

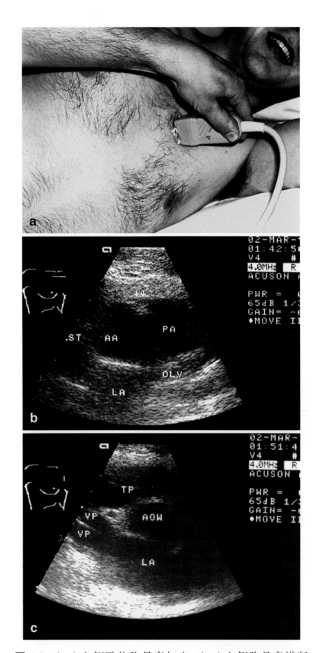

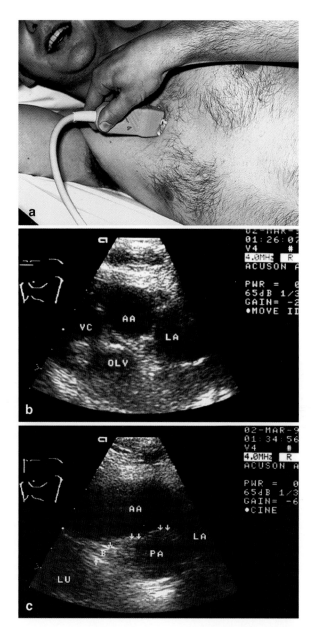

图 5.8 （a）左侧卧位胸骨旁扫查。（b）左侧胸骨旁横断切面声像图：肺动脉（PA）环绕升主动脉横断面（AA），二者之间为上心包隐窝（双箭头）、胸骨（ST）、左心房（LA）、上肺静脉（OLV）。（c）左胸骨旁矢状切面声像图：肺动脉（TP）在主动脉根部（AOW）水平从腹侧包绕，背侧显示肺静脉（VP）汇合入左心房（LA）

图 5.9 （a）右侧卧位胸骨旁扫查。（b）右侧胸骨旁横切面声像图。AA，升主动脉；VC，上腔静脉；LA，左心房；OLV，上肺静脉。（c）右侧胸骨旁矢状切面声像图，清晰显示主、肺动脉窗（双箭头）内的升主动脉（AA）和肺动脉（PA）横断面，以及气管隆突下区域。支气管（B）可显示为高回声反射界面（单箭头）。LU，肺；LA，左心房

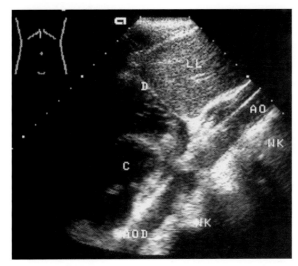

图 5.10　胸骨下矢状切面扫查声像图：显示食管穿越膈（D），位于腹主动脉（AO）腹侧，降主动脉（AOD）部分被伪像遮挡。WK，椎体；C，心脏

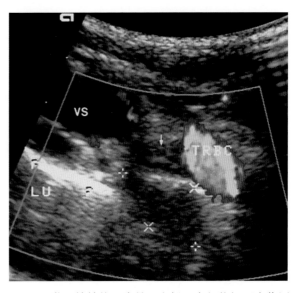

图 5.12　淋巴结结核。胸骨上右侧面半矢状切面声像图。彩色多普勒超声显示头臂干（TRBC），其背侧气管旁区可见一低回声、边界清晰的淋巴结（×...×），正常应显示为均质的高回声结构。淋巴结结核的诊断依赖于彩色多普勒超声引导下的细针抽吸活检。LU，肺

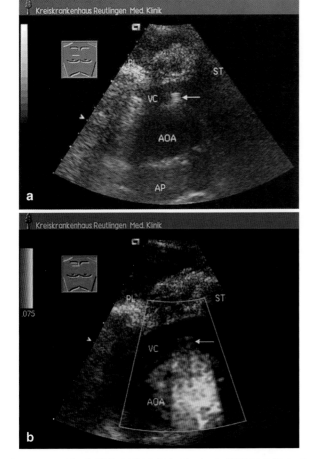

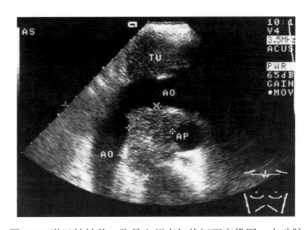

图 5.13 淋巴结转移。胸骨上超声矢状切面声像图。主动脉（AO）被肿瘤（TU）包绕。主、肺动脉窗，即主动脉弓与肺动脉（AP）之间显示一淋巴结受累。细针穿刺抽吸活检（0.9 mm）组织学检查显示为前列腺癌转移

图 5.11　已知非霍奇金淋巴瘤患者。（a）静脉插管置入术后，急性上肢淤血表现。二维声像图显示仍然存在的胸骨旁肿瘤。静脉插管呈双层强回声结构（箭头），易于在低回声的上腔静脉内辨出。AOA，升主动脉；AP，右肺动脉；ST，胸骨；PL，胸膜。（b）上腔静脉（VC）内血栓被检出

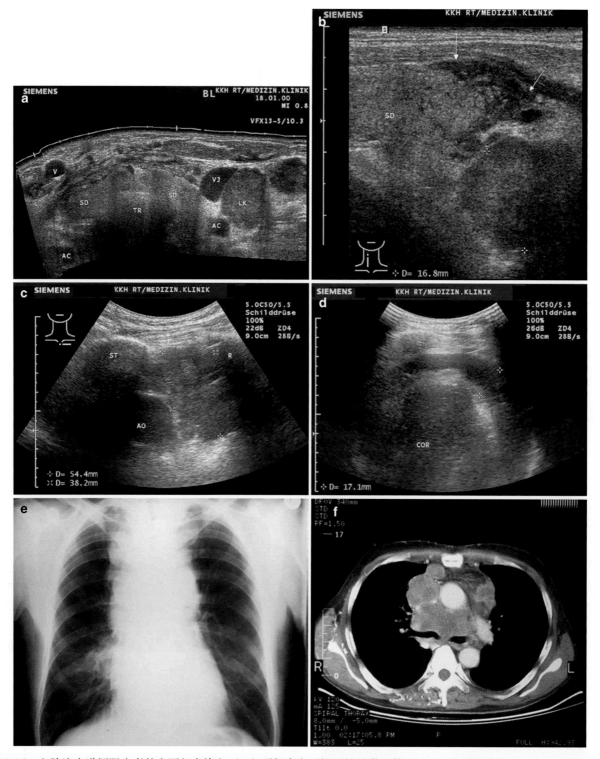

图 5.14　上肢流出道梗阻患者的主要超声检查：(a) 颈部多发可疑恶性的淋巴结 (LK)。全景超声 (SieScape, Siemens) 能够提供更大范围的信息。(b) 低回声肿物侵及甲状腺，肿物 (×···×) 达胸骨后区。(c) 左侧胸骨旁切面，紧邻低回声肿物 (×···×)。主动脉 (AO) 管壁无法清晰锐利显示。ST，胸骨；R，肋骨。(d) 心包沉积物及心包积液 (×···×)。患者为可疑支气管癌患者 (男性，吸烟)，右肾上腺区实性肿物考虑转移 (×···×)。超声引导下胸骨旁穿刺活检 (Sonocan 穿刺针，直径 1.2 mm) 予以确诊，组织学为小细胞支气管肺癌。(e) 胸部 X 线片提示纵隔转移。(f) CT 显示肿瘤位于右肺下叶支气管，伴有纵隔广泛转移

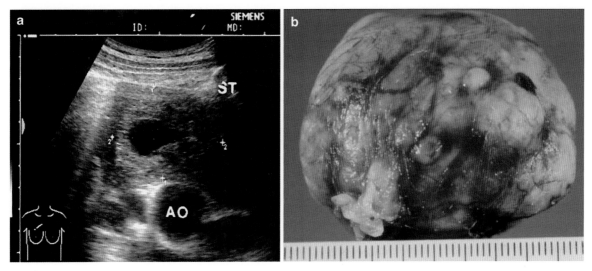

图 5.15 胸腺肿瘤。（a）胸骨旁，横断切面扫查。患者仰卧位，主动脉腹侧可见一低回声肿物，边界清晰，中心液化，进行了超声引导下穿刺活检（穿刺针直径 1.2 mm）。AO，主动脉；ST，胸骨。（b）病理标本。肿瘤边界清晰

原发性纵隔肿物起源于胸腺。胸腺可发生多种恶性肿瘤，胸腺瘤和淋巴瘤是最常见的病变（较少见病变包括生殖细胞瘤、类癌、癌）。这些病变具有典型的声像图特征（图 5.15，表 5.3）。超声或 CT 引导下穿刺活检可予以确诊（Schuler 等，1995；第九章）。

表 5.3 胸腺肿物的超声表现

良性	恶性
低回声	低回声，不均质回声
边缘清晰、锐利	边缘模糊
圆形，部分分叶状	肿瘤成角
无浸润	存在浸润（心包、血管）

（3）生殖细胞肿瘤：畸胎瘤和精原细胞瘤多位于纵隔的近腹侧和中间部分，约占纵隔原发肿瘤的 10%。畸胎瘤好发于 20—30 岁，生长缓慢，只有在肿瘤大到一定程度时引起症状（侵犯周围组织），病变边界清晰，可出现囊性变和表皮成分（皮肤及其附属物）以及间叶组织成分起源（软骨、骨，平滑肌）。25% ～ 30% 肿瘤出现恶变（图 5.16）。

（4）神经源性肿瘤：神经源性肿瘤起源于交感神经干、肋间神经或迷走神经，所以一般位于后纵隔，故只有病变引起椎旁肺组织移位、向头侧延伸时（胸骨后）或向足侧延伸时（胸骨下），经胸廓超声才可检出病变。必要时行经食管超声检查可更容易显示病变并引导穿刺活检。

（5）胸骨后甲状腺和甲状旁腺：依据甲状腺或甲状旁腺的解剖断层和典型的声像图表现，超声可以将二者进行区分。对于诊断困难的病例，彩色多普勒超声可帮助病变起源的区分。胸骨后甲状旁腺腺瘤往往表现为极低回声、血供丰富的占位性病变（典型的实验室检查为甲状旁腺激素水平及血钙水平升高）。穿刺可将其与肿大的淋巴结鉴别（Braun，1992）。

（6）纵隔囊肿：超声通常能够辨别心包和支气管囊肿。但是，如果病变内含有高黏稠度的液体成分，即使使用动态扫查（如嘱患者变换体位），对诊断来说也有难度，病变内无血供（彩色多普勒超声或超声造影检查）对做出正确的诊断有帮助（图 5.17）。

（7）心包病变：超声能够很容易地发现心包病变，例如心包积液、心包积血及肿瘤的心包浸润（图 5.18，图 5.19）。

（8）食管病变：胸骨上及胸骨下切面扫查可清晰地显示食管的近端和远端部分。跨壁的食管肿物声像图表现为边界模糊的低回声（图 5.20）。

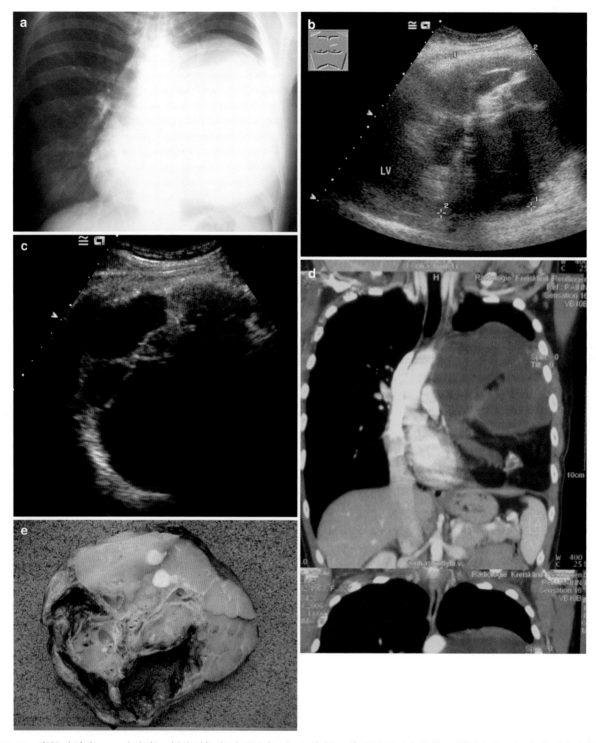

图 5.16　囊性畸胎瘤，32 岁患者，慢跑时轻度呼吸困难。（a）胸部 X 线片显示巨大肿物，纵隔右移。（b）仰卧位左侧胸骨旁切面显示边界清晰的肿物，内伴分隔样结构。中心强反射界面伴后方声影，该病变推移胸膜使之贴近胸壁，后者随呼吸运动，滋养血管提示该病变起自于纵隔。（c）超声造影检查清晰地显示肿物的囊性成分，病变中等增强，边界清晰，提示畸胎瘤（伴中心钙化），术前的其他检查方式包括 CT 和经食管超声心动图检查。（d）CT 冠状重建。（e）大体病理显示肿瘤边界清晰，伴分隔、囊变，内有脂肪组织和软骨 / 骨成分，组织学提示为良性畸胎瘤

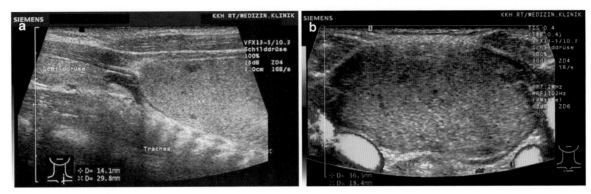

图 5.17　纵隔囊肿。（a）胸骨上矢状切面声像图，显示边缘光滑的均质回声包块，位于气管的腹侧。近端的食管位于甲状腺左叶的背侧。（b）横切面图像，包块内无血流信号，即使应用高敏感的能量多普勒技术。晃动探头，B 型超声及彩色多普勒超声均可显示包块内流动的液体。细针抽吸活检最终确诊，由于包块局部引起压迫综合征，患者接受了手术切除治疗

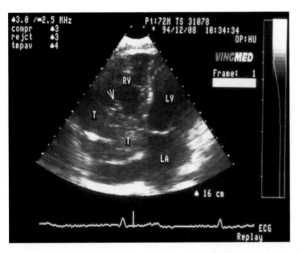

图 5.18　超声心动图检查。慢性淋巴细胞性白血病侵犯心脏右侧壁（T），导致三尖瓣狭窄、房室传导阻滞（Ⅲ度）。LA，左心房；LV，左心室；RV，右心室。（图片由 Reutlingen 的心内科医师 Martin Hust 提供）。

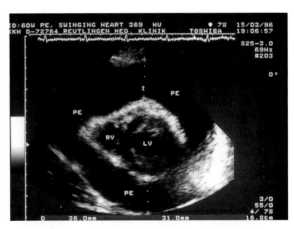

图 5.19　超声心动图检查。大量慢性心包积液（PE）。（图片由 Reutlingen 心内科的 Martin Hust 医师提供）

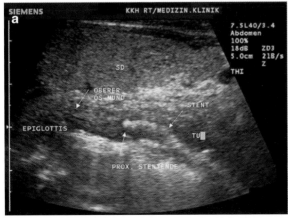
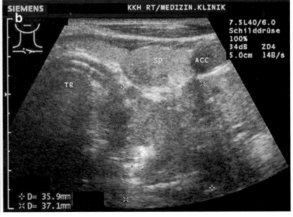

图 5.20　（a）近端食管癌波及管壁（TU），侵及会厌、食管上括约肌（OBERER ÖS-MUND，箭头）。内置支架的突出部分清晰显示（箭头）。本图采用组织谐波成像技术，图像对比度清晰，伪像少。THI，甲状腺。（b）肿物（+…+）累及整段食管（OES）并引起狭窄，TR，气管；ACC，颈总动脉

对于外科手术食管替代的患者，超声可用于观察上端吻合口。局部肿瘤复发也能被超声检出（Blank 等，1998；图 5.21）。

对于"食管贲门功能障碍"而言，超声是有价值的检查（Blank 等，1996a；Janssen 等，1997）。

8. 小结

前上纵隔的占位性病变较容易被发现，检查方式包括经胸超声和 CT，超声引导下穿刺可较容易地获得病变的组织学标本（Herth 和 Becker 2003；第九章）。

但是，超声也存在明显的局限性，检查具有很强的操作者依赖性，相较于 CT，超声只能显示纵隔的一部分。另外，图像的质量存在很大差异。经胸超声检查的某些局限性（表 5.4）可通过腔内超声（包括经食管超声和经气管超声）弥补（本章第二部分，第六章）。

表 5.4 经胸纵隔超声检查

优势	不足
可动态观察	操作者依赖性强
可多切面观察	仅能观察纵隔的一部分
主、肺动脉窗显示良好	–
穿刺并发症发生率低	仅前纵隔病变可行穿刺

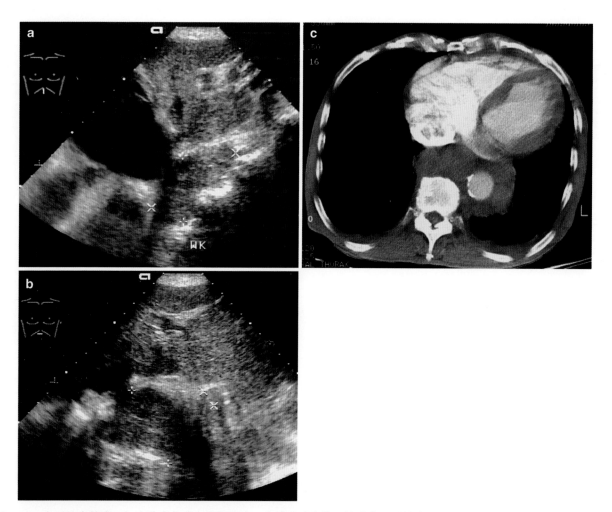

图 5.21 广泛性食管癌。（a）临床表现为吞咽困难，内镜显示食管远端狭窄。活检病理未明确肿瘤，胸骨下矢状切面声像图显示肿瘤位于脊柱腹侧（后纵隔）。WK，椎体。（b）胸骨下横断面声像图显示肿瘤（×···×）位于食管远段（大"十"字），边界不清。经皮经肝细针切割活检（Sonocan 穿刺针，0.9 mm），组织学提示为食管癌。（c）CT 显示肿物位于后纵隔，围绕降主动脉

致谢　在此特别感谢 Martin Lenz（罗伊特林根 Steinenberg Clinic 的首席外科顾问 ）为我们准备和提供的影像资料，并感谢我的儿子 Valentin 担当图像技术处理。

二、肺癌和纵隔病变的经食管超声检查

Jouke，T. Annema，Maud Veseliç 和 Klaus F. Rabe 著

对于肺癌合并纵隔淋巴结肿大的患者，获得纵隔病变的组织学诊断具有重要的临床意义。到目前为止，外科的分期——例如纵隔镜检查和纵隔探查术——依然作为纵隔病变评估的主要方式。然而，这些检查方式不仅具有侵袭性，而且临床花费比较高，诊断价值也有局限。经食管超声引导下细针抽吸活检（FNA）技术的发展，为纵隔病变的诊断提供了一种微创手段。经食管超声引导下 FNA 目前可应用于多种胃肠道恶性肿瘤的分期，自 1996 年首次报道经食管超声引导 FNA 进行纵隔病变分期诊断以来（Pedersen 等 1996），这项检查技术已成为胸部医学中的重要诊断手段。本节将介绍检查技术以及肺部经食管超声引导下的 FNA，重点放在肺肿瘤分期的诊断。

1. 相关技术

进行经食管超声检查需要掌握该项技术，也可由胃肠道医生操作。凸阵及线阵探头均可用来观察食管旁区域，但是，实时超声引导下 FNAs（图 5.22b）仅能使用线阵或纵向方向的探头。细针抽吸取材可用于细胞学检查以及分子水平检测——例如，可疑结核患者可进行 PCR 检查。

胸部医学中，大部分需要组织活检的病例只能在线阵探头引导下进行。患者左侧卧位，可使用低剂量的咪达唑仑镇静，利多卡因喷雾进行喉部麻醉，之后将超声内镜送入至食管的远段，直

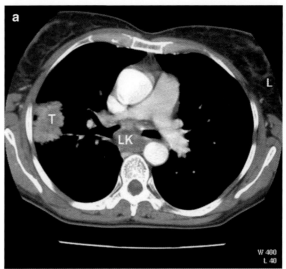

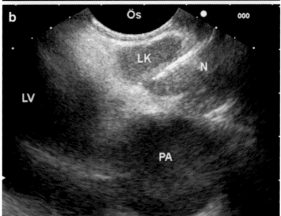

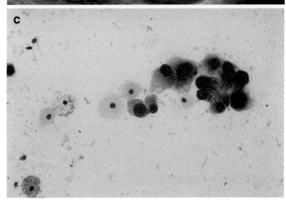

图 5.22　（ a ）胸部 CT 检查。右肺上叶肿物（ T ）以及增大的气管隆突下淋巴结（ LK ）。（ b ）经食管超声显示食管旁低回声淋巴结，边缘锐利，超声引导下细针抽吸活检（ N 穿刺针）。食管（ Ös ）、肺动脉（ PA ）和左心房（ LV ）（淋巴结分区 7 区）。（ c ）细胞学涂片。细针抽吸细胞学检查提示腺癌，伴空泡形成及中心核质增大，左侧的细胞为食管的鳞状上皮细胞

至显示肝左叶。从该处缓慢回撤超声内镜——同时做旋转运动，以便能够观察到纵隔内所有食管旁组织。如果发现淋巴结，记录病变的大小、形态、回声特性和边界。纵隔内淋巴结短径＞1 cm、低回声、圆形和边缘清锐利为恶性征象。当发现有这些征象的淋巴结时，记录声像图及动态图像。要证实淋巴结为恶性侵犯，需要获得组织取材（Toloza 等，2003b）。可疑的食管旁病变可在实时超声引导下进行穿刺（图 5.23）。淋巴结分区标准依赖于 Naruke 分区（Mountain 和 Dresler，1997；图 5.24）。对于可疑的肾上腺转移，左侧肾上腺肿物可经胃对肿物行抽吸活检（Eloubeidi 等，2004）。为确保获得有代表性的取材，现场即刻进行抽吸活检细胞学检查行之有效。对于一个有经验的操作者，完成一项经食管超声检查对肺癌的诊断和分期判断只需 25 分钟。独立进行超声引导下肺组织细针抽吸活检的前提条件：在上级医师指导下，至少进行 50 例内镜检查（Annema 等，2010）。

尽管上消化道的经食管超声检查极少存在禁忌证，但是食管狭窄和憩室会增加穿孔的风险。关于纵隔淋巴结取样的相关并发症尚无报道（Annema 等，2005c，d；Eloubeidi 等，2005b；Fritscher-Ravens 等，2000a；Kramer 等，2004；Larsen 等，2002；Wallace 等，2001；Williams 等，

1999）。但是，囊肿会增加感染的风险，因此为了减少纵隔炎发生的风险，不建议对其进行抽吸（Annema 等，2003a；Wildi 等，2003）。

相较于影像学和外科学的其他手段，经食管超声检查作为一种新的技术手段具有很多优势（表5.5）。相较于 CT，经食管超声对纵隔淋巴结分期的诊断具有很高的敏感性（Hawes 等，1994；Toloza 等，2003a，b），并且为组织取材提供了可能性。相较于外科手段，经食管超声检查侵袭性小，可应用于门诊患者，从而减少医疗花费（Kramer 等，2004）。

经食管超声可以全面观察下纵隔区域，特别是气管隆突下淋巴结（7 区）和下段食管周围淋巴结（8 区）以及肺韧带内淋巴结（9 区）（图 5.24）。尽管经食管超声可以观察到主、肺动脉窗内（5区）及主动脉旁淋巴结（6 区），但是由于存在血管损伤的风险，往往不进行这些区域的淋巴结取样。经食管超声检查同样存在局限性，例如由于气管和主支气管内气体的干扰，使之不能观察气管旁上部（2 区）及下部（4 区）淋巴结及该区域的纵隔结构。为了达到一定的诊断目的，经食管超声检查可以同纵隔镜和经气管超声检查进行互补（Annema 等，2005d；Eloubeidi 等，2005a）。纵隔镜可以很好地观察气管旁上部及下部的淋巴结。

表 5.5　经食管超声引导下细针抽吸活检——优势和不足

优势	不足
可显示下纵隔和主、肺动脉窗淋巴结	不能显示气管前和气管周围淋巴结
实时超声引导下组织活检	操作者依赖性强
操作安全性高	
侵袭性小	
费用低	

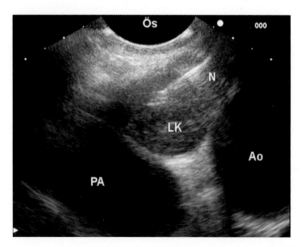

图 5.23　经食管超声显示食管旁低回声淋巴结，边缘锐利，超声引导下细针抽吸活检（N 穿刺针）。淋巴结位于食管（Ös）、肺动脉（PA）和主动脉（AO）之间（淋巴结分区 4 L 区）

2. 经食管超声引导下细针抽吸活检与肺癌

（1）肺癌的诊断：对可疑肺癌以及存在肿大或 PET 阳性的纵隔淋巴结且支气管镜无法获得诊

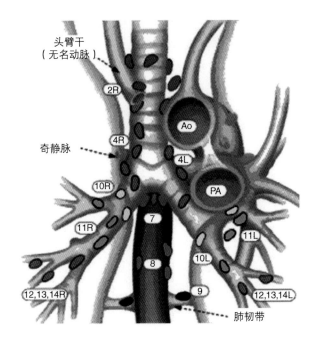

上纵隔淋巴结

● 1 高位纵隔

● 2 上部气管旁

● 3 血管前气管后

● 4 下部气管旁（包括奇静脉旁淋巴结）

N₂= 单发，同侧
N₃= 单发，对侧或锁骨上区

主动脉旁淋巴结

● 5 主动脉下（主、肺动脉窗）

● 6 主动脉旁（包括降主动脉和膈旁）

下纵隔淋巴结

● 7 气管隆突下

● 8 食管旁（低于气管隆突）

● 9 肺韧带

N₁ 淋巴结

● 10 肺门

● 11 叶间

● 12 肺叶

● 13 段

● 14 亚段

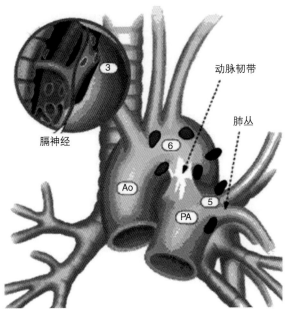

图 5.24 肺癌的淋巴结分区及分级（引自 Mountain & Dresler 1997）

断结果的患者，应考虑行经食管超声引导下 FNA。如果 FNA 穿刺结果为纵隔转移，同一操作下可进行组织学诊断和局部淋巴结分期判断。在一项纳入 142 例可疑肺癌及纵隔肿大淋巴结的前瞻性研究中，在支气管镜无法获得诊断结果后进行经食管超声检查，73% 的患者可得到组织学诊断（Annema 等，2005d）。

经食管超声引导下 FNA 也可直接用于邻近

食管的肺部肿瘤的诊断（Annema 等，2005b；Varadarajulu 等，2004a；图 5.25）。在一项 32 例中央型肺癌患者中，支气管镜无法获得组织学诊断，97% 的患者通过经食管超声引导下 FNA 获得确诊（Annema 等，2005b）。

（2）肺癌的分期：肺癌的纵隔淋巴结转移及分期是经食管超声引导下 FNA 最常见的指征，准确率 76%～98%（Annema 等，2005c，d；Eloubeidi

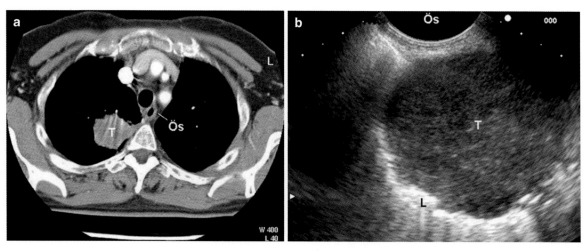

图5.25 （a）胸部CT。显示肺内病变（T），形态尚光滑，位于右肺上叶（3cm×3cm×6cm），邻近食管（Ös），食管位于气管后方。（b）内镜超声显示病变回声欠均匀，边缘不规则，为压迫深方肺组织（L）的支气管癌（T）

等，2005b；Fritscher-Ravens 等，2000a；Kramer 等，2004；Larsen 等，2002，2005；Leblanc 等，2005；Savides 及 Perricone 2004；Wallace 等，2001，2004；Williams 等，1999；表5.6）。目前，多数研究选择病人的指标为淋巴结肿大（短径＞1 cm）或PET阳性的纵隔淋巴结（Annema 等，2004；Eloubeidi 等，2005b；Kramer 等，2004）。有研究报道，对于再次确认纵隔分期的患者——经食管超声引导下FNA的新出现指征——准确率高达83%～92%（Annema 等，2003b，Stigt 等，2009）。

经食管超声通常可以探查到位于中央区域的肺癌。对于这些病例，超声经常可用于评估是否存在肿瘤的纵隔侵犯（T4）（Schroder 等，2005；Varadarajulu 等，2004b；图5.26）。一项包含97例肺癌患者的研究中，病灶紧邻食管，经食管超声可以发现病灶对主动脉的侵犯，准确性高达92%（Schroder 等2005）。

左侧肾上腺是肺癌远处转移的常见部位，可通过经食管超声经胃进行观察（图5.27）。一项31例患者的研究中，CT显示左肾上腺增大，经食管超声获得42%患者的转移组织学证据（Eloubeidi 等，2004）。对于肺癌分期的经食管超声探查，是否应该将左侧肾上腺作为常规扫查项目，目前尚存争议（Ringbaek 等2005）。

表5.6 经食管超声引导下纵隔淋巴结细针抽吸活检

作者	病人数量	准确性（%）
Williams 等（1999）	82	90
Fritscher-Ravens 等（2000a）	153	97
Wallace 等（2001）	107	97
Larsen 等（2002）	79	94
Kramer 等（2004）	81	77
Savides 和 Perricone(2004)	59	98
Wallace 等（2004）	69	83[a]
Leblanc 等（2005）	72	76
Annema 等（2005d）	100	91
Eloubeidi 等（2005b）	93	97[b]
Annema 等（2005c）	215	93
	1.110	76～98

[a] 淋巴结小于1cm；[b] PET阳性病变

（3）临床意义：一项随机性研究中，经食管超声显著降低外科手术肿瘤分期的患者比例（Tournoy 等，2008）。

对于存在或可疑肺癌的患者，经食管超声可以提供纵隔转移的组织学证据，从而减少70%的计划内纵隔镜检查（Annema 等，2005c；Larsen

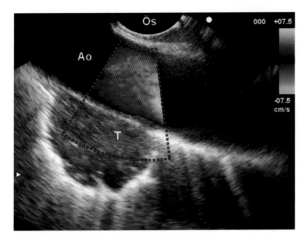

图 5.26　内镜超声。左肺上叶肺肿瘤（T），紧邻主动脉（Ao）。主动脉壁无肿瘤侵犯的征象（T4）。Ös，食管

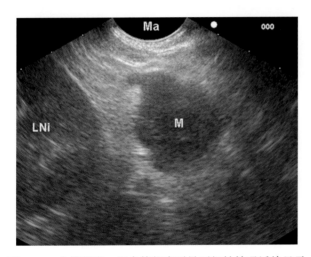

图 5.27　内镜超声。经食管超声引导下细针抽吸活检显示左肾上腺转移性肿瘤（M）。Ma，胃；LNi，左肾

等，2002）。相较于需要入院和常规麻醉的外科探查肿瘤分期，患者更倾向于无须住院的经食管超声检查（Annema 等，2005d），且后者较前者可减少 40% 的花费（Kramer 等，2004）。

（4）经食管超声的肺癌策略：肺癌诊断和分期的超声引导下 FNA 指征是什么？目前的研究显示，一般在支气管镜针吸活检无结果后，为了肺癌的诊断和纵隔淋巴结转移分期，应早期应用超声引导下 FNA。

经食管超声引导下 FNA 联合纵隔镜检查会明显改善对区域淋巴结分期的评估，因为二者可观察不同位置的淋巴结，确认纵隔肿瘤侵犯（T_4），达到优势补充（Annema 等，2005d；Eloubeidi 等，2005a）。因此，将经食管超声作为常规纵隔镜检查的补充，可以显著减少无效的开胸手术（Larsen 等，2005）。对于氟脱氧葡萄糖 PET 检查显示可疑肺癌纵隔转移的患者，经食管超声引导下 FNA 可作为肺癌分期的准确、微创的检查手段（Annema 等，2004；Eloubeidi 等，2005b；Kramer 等，2004；Iwashita 等，2008）。经食管超声引导下细针抽吸活检（EUS-FNA）和经食管超声引导下粗针活检（EBUS-TBNA）的联合应用，几乎可以对整个纵隔进行检查（Wallace 等，2008）。目前的指南认为，对纵隔淋巴结转移的评估，EUS 或 EBUS 可作为纵隔镜的备选方法（De Leyn 等，2007；Detterbeck 等，2007）。

经食管超声引导下 FNA 在胸外科的应用指征如下：

- 可疑肺癌，纵隔淋巴结肿大
- 可疑肺癌，肿瘤邻近食管
- 纵隔（淋巴结）分期及再分期
- PET 阳性纵隔病变的分析
- 中央型肺部肿瘤可疑浸润的分期（T_4）
- 可疑左肾上腺转移（左侧）
- 可疑结节病
- 可疑结核
- 可疑纵隔囊肿

3. 经食管超声引导下细针抽吸活检与结节病

结节病是最常见的间质性肺疾病，纵隔淋巴结经常受累。无论是为了激素治疗前的确诊，还是为了排除结核、淋巴瘤或恶性上皮细胞来源病变，对于可疑结节病的患者往往需要进行组织学的诊断支持。对于结节病的诊断，先进的支气管镜评估——包括外周肺组织活检——诊断率约为 66%（Costabel 和 Hunninghake 1999）。但是，外周活检存在气胸和咯血的风险。经食管超声对于非干酪性肉芽肿的评估具有高检出率（82%；Annema 等，2005a）和 89% ~94% 的高敏感性

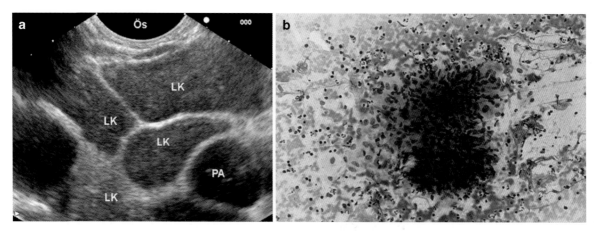

图 5.28 （a）内镜超声显示多发的肿大淋巴结（LK），边缘锐利，呈等回声，提示结节病，PA，肺动脉。（b）淋巴结细胞学检查提示典型的无中心坏死肉芽肿

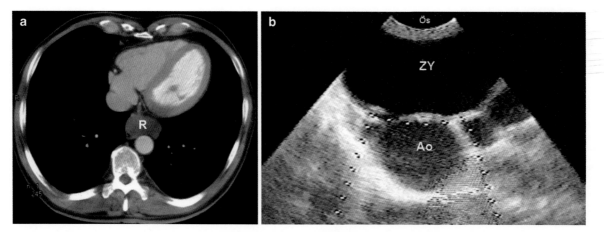

图 5.29 （a）胸部 CT。显示形态规则、边缘锐利的病变（R）（2 cm × 1 cm × 1 cm）位于下纵隔。心脏及降主动脉清晰可见。（b）内镜超声显示极低回声、边界清晰、可压缩的病变，紧邻食管（Ös）），彩色多普勒超声显示无血流信号——超声提示囊肿，Ao，主动脉

（Fritscher-Ravens 等，2000b；Wildi 等 2004），且目前为止尚无不良反应的报道。结节病的纵隔淋巴结具有特征性声像图表现，包括多发的、边界清晰的等回声或低回声的纵隔淋巴结，中央高回声区消失，彩色多普勒超声可探查淋巴结内部血流信号（Fritscher-Ravens 等，2000b）。结节病的纵隔淋巴结细胞学表现为无坏死的非干酪性肉芽肿（图 5.28）。

4. 经食管超声与纵隔囊肿

食管旁和气管旁囊肿占纵隔病变的很大一部分。经食管超声可显示邻近食管的囊肿（图 5.29a），常表现为圆形、边界清晰的无回声或内伴低回声内容物（图 5.29b）。由于存在纵隔炎的风险，不推荐进行囊肿的抽吸（Annema 等，2003a；Wildi 等，2003）。

5. 小结

距经食管超声引导 FNA 进行纵隔评估的首次报道已经 10 年，到目前已有强有力的证据表明，经食管超声引导下 FNA 是一种肺癌诊断和分期的安全、准确的检查方法，也有助于分析纵隔其他病变。当这项技术应用于临床实践后，经食管超声引导下 FNA 不仅大幅度缩短了外科诊断流程，且减少了无效开胸手术的数量，并且降低了花费。目前，线阵支气管内镜超声——衍生于经食管超声——开始应用于临床。为明确这些超声-内镜方法在诊断和分期中的最终价值，需要进行经食管超声引导下细针抽吸活检和支气管内镜超声引导下经支气管针吸活检的对比研究（Herth 等，2005；Vilmann 等，2005；Wallace 等，2008）。这些研究的最终目的应包括精确性、安全性、可行性和患者的选择。目前比较完全超声内镜分期（EUS + EBUS，内镜超声与内镜超声引导下活检）和外科手术分期的随机研究正在进行。

根据已有文献的支持，笔者认为，经食管超声引导下 FNA 是纵隔病变分析及肺癌诊断和分期的重要诊断工具。

参考文献

经胸扫查

[1] Beckh S, Bolcskei PL, Lessnau KD (2002) Real-time chest ultrasonography. A comprehensive review for the pulmonologist. Chest 122:1759–1773

[2] Betsch B (1994) Farbdopplersonographie des Mediastinums. Radiologe 34:599–604

[3] Betsch B, Knopp MV, van Kaick G (1992) Malignant tumors and lymphomas of the mediastinum: diagnosis and followup with color assisted doppler sonography. Eur J Cancer Res Clin Oncol 118:107

[4] Betsch B, Berndt R, Knopp MV, Schmähl A, Trost U, Delorme S (1994) Vergleich von Computertomographie und B-Bild- Sonographie in der bildgebenden Diagnostik des Mediastinums. Bildgebung 61:295–298

[5] Blank W, Braun B (1995) Gewebsdiagnostik durch Dopplersonographie. Bildgebung 62:31–35

[6] Blank W, Braun B, Gekeler E (1986) Ultraschalldiagnostik und Feinnadelpunktion pleuraler, pulmonaler und mediastinaler Prozesse. In: Hansmann M (ed) Ultraschalldiagnostik. Springer, Berlin/Heidelberg/New York/Tokyo, pp 562–565

[7] Blank W, Braun B, Schuler A, Wild K (1996a) Die percutane Sonographie zur Differenzierung der Dysphagie. Ultraschall Med 17:S1 32

[8] Blank W, Schuler A, Wild K, Braun B (1996b) Transthoracic sonography of the mediastinum. Eur J Ultrasound 3:179–190

[9] Blank W, Schwaiger U, Wild K, Braun B (1998) Die percutane Sonographie zur Darstellung des cervicalen Ösophagus. Ultraschall Med 19:S1 4

[10] Bollen EC, Goci R, van't Hof-Grootenboer BE, Versteege CWM, Engelshove HA, Lamers RJ (1994) Interobserver variability and accuracy of computed tomographic assessment of nodal status in lung cancer. Ann Thorac Surg 58:158–162

[11] Bosch-Marcet J, Serres-Creixams X, Borras-Perez V et al (2007) Value of sonography for follow-up of mediastinal lymphadenopathy in children with tuberculosis. J Clin Ultrasound 35(Issue 3):118–224

[12] Braun B (1983) Abdominelle und thorakale Ultraschalldiagnostik. In: Bock HE (ed) Klinik der Gegenwart. Urban & Schwarzenberg, Munich, pp 1141–1145

[13] Braun B (1992) Schilddrüse. In: Braun B, Günther R, Schwerk WB (eds) Ultraschalldiagnostik. Lehrbuch und Atlas, vol III-3.1. Ecomed, Landsberg/Lech

[14] Braun B, Blank W (2005) Sonographie von Hals und oberem Mediastinum. Internist 46(10):1133–1145

[15] Brüggemann A, Greie A, Lepsien G (1991) Real-timesonography of the mediastinum in adults: a study in 100 healthy volunteers. Surg Endosc 5:150–153

[16] Caremani M, Benci A, Tacconi D et al (2009) Sonographic management of mediastinal syndrome. J Ultrasound 12(2):61–68

[17] Castellino RA, Blank N, Hoppe RT et al (1986) Hodgkin disease: contributions of chest CT in the initial staging evaluation. Radiology 160:603–605

[18] Dietrich CF, Liesen M, Wehrmann T, Caspary WF (1995) Mediastinalsonographie: Eine neue Bewertung der Befunde. Ultraschall Med 16:61

[19] Dietrich CF, Liesen M, Buhl R, Herrmann G, Kirchner I, Caspary WF, Wehrmann T (1997) Detection of normal mediastinal lymphnodes by ultrasonography. Acta Radiol 38: 965–969

[20] Dietrich CF, Chickakli M, Burgon I, Wehrmann T, Wiewrodt R, Buhl R, Caspary WF (1999) Mediastinal lymphnodes demonstrated by mediastinal sonography: activity marker in patients with cystic fibrosis. J Clin Ultrasound 27:9–14

[21] Ganesan S (2001) Sonographic approach to the superior

mediastinum. Chest Radiology 11(2):71–73

[22] Goldberg GG (1971) Suprasternal ultrasonography. JAMA 15:245–250

[23] Gulati M, Venkataramu NK, Gupta S (2000) Ultrasound guided fine needle aspiration biopsy in mediasinal tunerculosis. Int J Tuberc Lung Dis 4(12):1164–1168

[24] Heckemann R (1983) Sonographische Tumordiagnostik im Mediastinum. Therapiewoche 33:123–137

[25] Heitzmann EK (1988) The mediastinum. Springer, Berlin/Heidelberg/New York/Tokyo

[26] Heizel M (1985) Sonographische Topographie des oberen vorderen Mediastinums. Ultraschall 6:101–109

[27] Herth FJF (2009) The Mediastinum. In: Bolliger CT, Herth FJF, Mayo PH, Miyazawa T, Beamis JF (eds) Clinical chest ultrasound. From the ICU tot he Bronchoscopy Suite. Karger, Basel

[28] Herth FJF, Becker HD (2003) Chest ultrasound; thoracic imaging; pleura mass; pleural effusion: ultrasound guidance. Respiration 70:84–94

[29] Janssen J, Johanns W, Lehnhardt M, Jakobeit C, Greiner L (1997) Die transkutane Sonographie des gastroösophagealen Übergangs im prospektiven Vergleich mit der Endoskopie. Dtsch Med Wochenschr 122:1167–1171

[30] Koh DM, Burke S, Davies N et al (2002) Transthoracic US of the chest: clinical uses and applications. Radiographics 22:E1. http://radiographics.rsnajnls.org/cgi/content/full/22/1/e1

[31] Liu P, Daneman A, Stringer DA (1988) Real-time-sonography of mediastinal and juxtamediastinal masses in infants and children. J Can Assoc Radiol 39:198–203

[32] Rosenberg JC (1993) Neoplasms of the mediastinum. In: De Vita VT, Hellman S, Rosenberg SA (eds) Cancer: principles and practice of oncology. Lippincott, Philadelphia, pp 759–775

[33] Schuler A, Blank W, Braun B (1995) Sonographischinterventionelle Diagnostik bei Thymomen. Ultraschall Med 16:62

[34] von Lengerke HV, Schmid HC (1988) Mediastinalsonographie im Kindesalter. Radiologe 28:460–465

[35] Wernecke K (1991) Mediastinale Sonographie, Untersuchungstechnik, diagnostische Effizienz und Stellenwert in der bildgebenden Diagnostik des Mediastinums. Springer, Berlin/Heidelberg/New York/Tokyo

[36] Wernecke K, Peters PE, Galanski M (1986) Mediastinal tumors: evaluation of suprasternal sonography. Radiology 159:405–409

[37] Wernecke K, Pötter R, Peters PE (1988) Parasternal medisatinal sonography: sensitivity in the detection of anterior mediastinal and subcarinal tumors. AJR Am J Roentgenol 150:1021–1026

[38] Zhu SY et al (2005) Sonographic demonstration of the normal thoraxic esophagus. J Clin Ultrasound 33(1):29–33

肺癌和纵隔病变的经食管超声检查

[1] Annema JT, Veselic M, Versteegh MI, Rabe KF (2003a) Mediastinitis caused by EUS-FNA of a bronchogenic cyst. Endoscopy 35(9):791–793

[2] Annema JT, Veselic M, Versteegh MI, Willems LN, Rabe KF (2003b) Mediastinal restaging: EUS-FNA offers a new perspective. Lung Cancer 42(3):311–318

[3] Annema JT, Hoekstra OS, Smit EF, Veselic M, Versteegh MI, Rabe KF (2004) Towards a minimally invasive staging strategy in NSCLC: analysis of PET positive mediastinal lesions by EUS-FNA. Lung Cancer 44(1):53–60

[4] Annema JT, Veselic M, Rabe KF (2005a) Endoscopic ultrasound- guided fine-needle aspiration for the diagnosis of sarcoidosis. Eur Respir J 25(3):405–409

[5] Annema JT, Veselic M, Rabe KF (2005b) EUS-guided FNA of centrally located lung tumours following a non-diagnostic bronchoscopy. Lung Cancer 48(3):357–361

[6] Annema JT, Versteegh MI, Veselic M, Voigt P, Rabe KF (2005c) Endoscopic ultrasound-guided fine-needle aspiration in the diagnosis and staging of lung cancer and its impact on surgical staging. J Clin Oncol 23(33):8357–8361

[7] Annema JT, Versteegh MI, Veselic M, Welker L, Mauad T, Sont JK et al (2005d) Endoscopic ultrasound added to mediastinoscopy for preoperative staging of patients with lung cancer. JAMA 294(8):931–936

[8] Annema JT, Bohoslavsky R, Burgers S et al (2010) Implementation of endoscopic ultrasound for lung cancer staging. Gastrointest Endosc 71(1):64–70

[9] Costabel U, Hunninghake GW (1999) ATS/ERS/WASOG statement on sarcoidosis. Sarcoidosis Statement Committee. American Thoracic Society. European Respiratory Society. World Association for Sarcoidosis and Other Granulomatous Disorders. Eur Respir J 14(4):735–737

[10] De Leyn P, Lardinois D, Van Schil PE, Rami-Porta R, Passlick B, Zielinski M et al (2007) ESTS guidelines for preoperative lymph node staging for non-small cell lung cancer. Eur J Cardiothorac Surg 32(1):1–8

[11] Detterbeck FC, Jantz MA, Wallace M, Vansteenkiste J, Silvestri GA (2007) Invasive mediastinal staging of lung cancer: ACCP evidence-based clinical practice guidelines, 2nd edn. Chest 132(3 Suppl):202S–220S

[12] Eloubeidi MA, Seewald S, Tamhane A, Brand B, Chen VK, Yasuda I et al (2004) EUS-guided FNA of the left adrenal gland in patients with thoracic or GI malignancies. Gastrointest Endosc 59(6):627–633

[13] Eloubeidi MA, Tamhane A, Chen VK, Cerfolio RJ (2005a) Endoscopic ultrasound-guided fine-needle aspiration in patients with non-small cell lung cancer and prior negative mediastinoscopy. Ann Thorac Surg 80(4):1231–1239

[14] Eloubeidi MA, Cerfolio RJ, Chen VK, Desmond R, Syed S, Ojha B (2005b) Endoscopic ultrasound-guided fine needle aspiration of mediastinal lymph node in patients with suspected lung cancer after positron emission tomography and computed tomography scans. Ann Thorac Surg 79(1):263–268

[15] Fritscher-Ravens A, Sriram PV, Bobrowski C, Pforte A, Topalidis T, Krause C et al (2000a) Mediastinal lymphadenopathy in patients with or without previous malignancy: EUS-FNA-based differential cytodiagnosis in 153 patients. Am J Gastroenterol 95(9):2278–2284

[16] Fritscher-Ravens A, Sriram PV, Topalidis T, Hauber HP, Meyer A, Soehendra N et al (2000b) Diagnosing sarcoidosis using endosonography-guided fine-needle aspiration. Chest 118(4):928–935

[17] Hawes RH, Gress F, Kesler KA, Cummings OW, Conces DJ Jr (1994) Endoscopic ultrasound versus computed tomography in the evaluation of the mediastinum in patients with nonsmall- cell lung cancer. Endoscopy 26(9):784–787

[18] Herth FJ, Lunn W, Eberhardt R, Becker HD, Ernst A (2005) Transbronchial vs. transesophageal ultrasound-guided aspiration of enlarged mediastinal lymph nodes. Am J Respir Crit Care Med 171(10):1164–1167

[19] Iwashita T, Yasuda I, Doi S, Kato T, Sano K, Yasuda S, Nakashima M, Hirose Y, Takaimi T, Moriwaki H et al (2008) The yield of endoscopic ultrasound-guided fine needle aspiration for histological diagnosis in patients suspected of stage I sarcoidosis. Endoscopy 40(5):400–405

[20] Kramer H, van Putten JW, Post WJ, van Dullemen HM, Bongaerts AH, Pruim J et al (2004) Oesophageal endoscopic ultrasound with fine needle aspiration improves and simplifies the staging of lung cancer. Thorax 59(7):596–601

[21] Larsen SS, Krasnik M, Vilmann P, Jacobsen GK, Pedersen JH, Faurschou P et al (2002) Endoscopic ultrasound guided biopsy of mediastinal lesions has a major impact on patient management. Thorax 57(2):98–103

[22] Larsen SS, Vilmann P, Krasnik M, Dirksen A, Clementsen P, Maltbaek N et al (2005) Endoscopic ultrasound guided biopsy performed routinely in lung cancer staging spares futile thoracotomies: preliminary results from a randomised clinical trial. Lung Cancer 49(3):377–385

[23] Leblanc JK, Devereaux BM, Imperiale TF, Kesler K, Dewitt JM, Cummings O et al (2005) Endoscopic ultrasound in nonsmall cell lung cancer and negative mediastinum on computed tomography. Am J Respir Crit Care Med 171:177–182

[24] Mountain CF, Dresler CM (1997) Regional lymph node classification for lung cancer staging. Chest 111(6):1718–1723

[25] Pedersen BH, Vilmann P, Folke K, Jacobsen GK, Krasnik M, Milman N et al (1996) Endoscopic ultrasonography and realtime guided fine-needle aspiration biopsy of solid lesions of the mediastinum suspected of malignancy. Chest 110(2):539–544

[26] Ringbaek TJ, Krasnik M, Clementsen P, Skov BG, Rasmussen EN, Vilmann P (2005) Transesophageal endoscopic ultrasound/ fine-needle aspiration diagnosis of a malignant adrenal gland in a patient with non-small cell lung cancer and a negative CT scan. Lung Cancer 48(2):247–249

[27] Savides TJ, Perricone A (2004) Impact of EUS-guided FNA of enlarged mediastinal lymph nodes on subsequent thoracic surgery rates. Gastrointest Endosc 60(3):340–346

[28] Schroder C, Schonhofer B, Vogel B (2005) Transesophageal echographic determination of aortic invasion by lung cancer. Chest 127(2):438–442

[29] Stigt JA, Oostdijk AH, Timmer PR et al (2009) Comparison of EUS-guided fine needle aspiration and integrated PET-CT in restaging after treatment for locally advanced non-small cell lung cancer. Lung Cancer 66(2):198–204

[30] Toloza EM, Harpole L, McCrory DC (2003a) Noninvasive staging of non-small cell lung cancer: a review of the current evidence. Chest 123(1 Suppl):137S–146S

[31] Toloza EM, Harpole L, Detterbeck F, McCrory DC (2003b) Invasive staging of non-small cell lung cancer: a review of the current evidence. Chest 123(1 Suppl):157S–166S

[32] Tournoy KG, De Ryck F, Vanwalleghem LR, Vermassen F, Praet M, Aerts JG et al (2008) Endoscopic ultrasound reduces surgical mediastinal staging in lung cancer: a randomized trial. Am J Respir Crit Care Med 177(5):531–535

[33] Varadarajulu S, Hoffman BJ, Hawes RH, Eloubeidi MA (2004a) EUS-guided FNA of lung masses adjacent to or abutting the esophagus after unrevealing CT-guided biopsy or bronchoscopy. Gastrointest Endosc 60(2):293–297

[34] Varadarajulu S, Schmulewitz N, Wildi SF, Roberts S, Ravenel J, Reed CE et al (2004b) Accuracy of EUS in staging of T4 lung cancer. Gastrointest Endosc 59(3):345–348

[35] Vilmann P, Krasnik M, Larsen SS, Jacobsen GK, Clementsen P (2005) Transesophageal endoscopic ultrasound-guided fineneedle aspiration (EUS-FNA) and endobronchial ultrasoundguided transbronchial needle aspiration (EBUS-TBNA) biopsy: a combined approach

in the evaluation of mediastinal lesions. Endoscopy 37(9):833–839

[36] Wallace MB, Silvestri GA, Sahai AV, Hawes RH, Hoffman BJ, Durkalski V et al (2001) Endoscopic ultrasound-guided fine needle aspiration for staging patients with carcinoma of the lung. Ann Thorac Surg 72(6):1861–1867

[37] Wallace MB, Ravenel J, Block MI, Fraig M, Silvestri G, Wildi S et al (2004) Endoscopic ultrasound in lung cancer patients with a normal mediastinum on computed tomography. Ann Thorac Surg 77(5):1763–1768

[38] Wallace MB, Pascual JM, Raimondo M, Woodward TA, McComb BL, Crook JE et al (2008) Minimally invasive endoscopic staging of suspected lung cancer. JAMA 299(5):540–546

[39] Wildi SM, Hoda RS, Fickling W, Schmulewitz N, Varadarajulu S, Roberts SS et al (2003) Diagnosis of benign cysts of the mediastinum: the role and risks of EUS and FNA. Gastrointest Endosc 58(3):362–368

[40] Wildi SM, Judson MA, Fraig M, Fickling WE, Schmulewitz N, Varadarajulu S et al (2004) Is endosonography guided fine needle aspiration (EUS-FNA) for sarcoidosis as good as we think? Thorax 59(9):794–799

[41] Williams DB, Sahai AV, Aabakken L, Penman ID, Van Velse A, Webb J et al (1999) Endoscopic ultrasound guided fine needle aspiration biopsy: a large single centre experience. Gut 44:720–726

第六章　支气管内超声

Felix J.F. Herth 和 Ralf Eberhardt 著　柳　曦　译

1992 年首先报道了支气管内超声的应用（Hürther 和 Hanrath 1992）。在随后的几年中，技术难题被攻破，有关支气管内超声的适应证和诊断声像图特征也逐渐明晰。很多气道异常会累及支气管壁及支气管周围的结构，这些异常的放射影像诊断已被证实并不可靠（Sihoe 和 Yim 2004）。内镜的视野则仅局限于气道的管腔及内表面，气道壁内及气道外的病变进程无法通过间接征象来评估。尤其在恶性病变中，这对于患者的命运至关重要。纵隔外经胸部超声不足以显示气管旁及肺门结构。经食管超声由于其与气道的有限接触以及气体的干扰，无法显示气管前区域及右侧肺门结构。因此，扩大内镜的视野至气道外非常必要（Herth 和 Becker 2000）。

自 1999 年起，支气管内超声进入市场并逐步应用于支气管内镜的实践中。这扩展了支气管镜的视野，并且增加了支气管及纵隔病变诊断的可能性。

随着这项技术更加广泛的应用，有些方面还有待评估。考虑到仅仅掌握常规诊断性支气管镜的技术就需要花费至少 50 个课程这一事实，掌握支气管内镜超声则需要更多的努力，例如显示目前还不能观察到的支气管壁、从非常规视角显示纵隔结构等。

自 2004 年市场上又出现了另一种不同的支气管内超声技术，称为支气管内超声经支气管壁针吸活检（TBNA）镜（Herth 和 Becker 2000）。

一、仪器及技术

1. 支气管内超声微型探头

软组织的不同声阻抗差使得超声成为一个不可或缺的医学诊断工具。用于胃肠道检查的超声探头由于其较大的体积，无法应用于气道。因此，为了将其应用于中央气道，为探头配备了顶端带有水囊的柔性导管，使超声能与气道实现环形接触，提供支气管及气管周围结构的 360° 完整图像（图 6.1a）。因此，在有利条件下 4 cm 以内的结构都可以成像（Herth 和 Becker，2000）。自 1999 年起，这种探头就已上市，可与常规的柔性内镜匹配使用，并具有至少直径 2.6 mm 的活检针通道。

2. 支气管内超声经支气管镜针吸活检术

最新的专门气管镜顶端具有一个集成弧形电子探头（奥林帕斯 BF-UC160F；图 6.2），因此能实现内镜控制下的超声引导实时穿刺。内镜插入管的外径为 6.2 mm，内镜远端的活动角度范围为向上 160° 至向下 90°。这种仪器远端有一个长约 10 mm 的小型弧形线阵电子探头，探头位于 30° 倾斜前向成像光纤内镜（视角为 80°）的前方。内镜有宽 2 mm 的活检针道，所用超声频率为

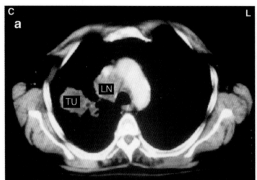

CT 显示肿物侵及气管壁

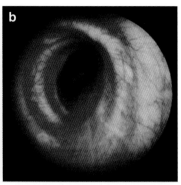

支气管内镜检查不能除外肿物侵犯管壁

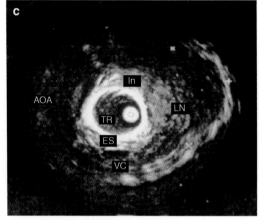

图 6.1 （a-c）气管壁浸润切除。TU，肿瘤；LN，淋巴结；AOA，升主动脉；TR，气管；ES，内镜探头；ln，小淋巴结；VC，腔静脉

内镜超声显示支气管壁未被侵犯

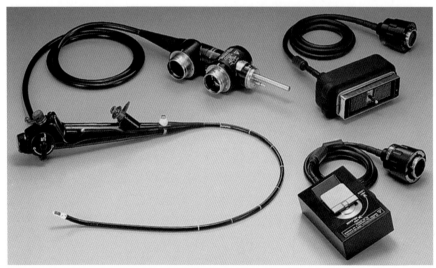

图 6.2 超声支气管镜的头部

7.5 MHz，穿透深度为 5 cm。扫查方向与内镜长轴平行，扫查角度为 50°，可以在扫查过程中对通过活检通道进行活检的穿刺针完成全面的声像图监视（Krasnik 等，2002）。

二、超声解剖

在高倍支气管镜下，中央气道的管壁显示为七层结构，分别为黏膜层和黏膜下层、三层软骨以及由疏松和致密结缔组织组成的邻近的外部结构（Kurimoto 等，1999）。低倍支气管镜显示的中央气道管壁则只能看到三层结构，与外周支气管壁相似。纵隔内进行超声方位确定非常困难，原因包括纵隔内复杂的解剖、脉搏和呼吸引起的运动伪像以及探头必须沿着气道走行所显示的非常规超声切面。因此，依靠识别特征性的解剖结构进行定位比观察超声探头在气道内的位置更加可靠。通过搏动性的特征可以辨别血管。但是，即使应用了声学造影剂，由于大量存在的变异，动静脉的鉴别仍然存在困难。不过，由于检查过程中使用脉搏血氧定量法，动脉搏动可以通过其与超声造影剂信号同步出现而得以鉴别。小至数毫米的淋巴结及实性结构因其较高的回声，可以与血管进行区分。

三、支气管内迷你探头的应用适应证及效果

自从 1999 年这种探头上市以来，全世界已经有数家中心开展支气管内超声。一些前瞻性研究表明，支气管内超声在一些病症中优于常规影像检查，并且在某些中心已经成为常规检查程序。根据所能识别的支气管结构，目前支气管内超声的适应证包括管腔内、管壁间及支气管旁结构的病变；从医学疾病角度看，其适应证包括肿瘤的早期检出及分期、气道的炎性破坏、纵隔病变及纵隔内解剖结构畸形。

1. 早期癌

对于放射影像无法显示的微小肿瘤是否采用局部内镜介入治疗取决于肿瘤在管腔内及管壁各不同层次间的侵犯深度。与放射影像学比较，支气管内超声对小至数毫米的肿瘤也可进行分析并与良性病变鉴别。不同作者的研究证明，支气管内超声是分析这些微小病变侵犯范围的可靠工具。我们能证明，通过支气管内超声检查，自体荧光阳性而白光支气管镜检查为阴性的微小病变诊断特异性（恶性肿瘤的预测）由 50% 提高至 90%。支气管内超声结合自体荧光检查在前瞻性研究中被证实有效，并且在一些机构中已经成为恶性病变的支气管内治疗的依据（Herth 等，2002；Miyazu 等，2002；图 6.3）。Miyazu 等发表了有关这方面的最重要的论文，他们应用支气管内超声发现作为早期支气管癌的治疗决策。在 18 名患者中，他们发现 9 例病变局限于支气管壁，这些患者接受了光动力学疗法。其余患者的肿瘤超出软骨外生长，接受了非内镜治疗（外科手术、放疗及化疗）。将支气管超声结果作为治疗依据，在腔内治疗组中获得了 100% 的手术缓解率，平均随访时间为 32 个月，无患者复发。与之前发表的在早期癌中使用腔内技术的研究相比较，他们证明通过支气管内超声的帮助，可以确认适于腔内治疗的患者。

2. 进展期癌

对于术前分期，支气管内超声能详细分析腔内、黏膜下及管壁内肿瘤扩散情况，这对于确定切缘至关重要。已经证明，支气管内超声对于判断纵隔内肿瘤是否累及大血管（如主动脉、腔静脉、肺主动脉）及食管壁非常有帮助，而这些在常规放射检查中往往不可能实现。一项试验的结果显示，与 CT 图像相比（51%），支气管内超声鉴

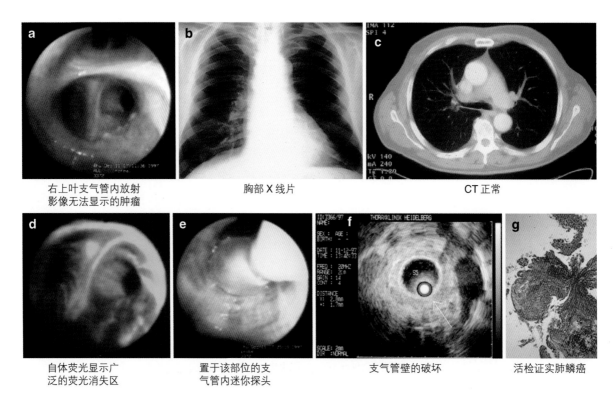

右上叶支气管内放射　　　胸部 X 线片　　　　　　　　CT 正常
影像无法显示的肿瘤

自体荧光显示广　　　置于该部位的支　　　支气管壁的破坏　　　活检证实肺鳞癌
泛的荧光消失区　　　气管内迷你探头

图 6.3　（ a-g ）一例早期癌症的局部分期。（ f ）中的箭头为肿瘤破坏的支气管壁

别外来肿物侵犯还是压迫气管支气管壁的可靠性高（ 94% ）。104 名中央型肿瘤患者接受支气管内超声和 CT 检查，并将肿瘤分类为支气管壁受侵犯型或受压型。所有患者均行外科手术，并将手术结果与最初分类相对比。敏感性（从 89% 到 25% ）和特异性（从 100% 到 89% ）均显示了超声技术在鉴别气道肿瘤浸润与肿瘤压迫的优势。因此，很多患者由于放射医师判定的 T_4 期肿瘤而被认为不能手术切除，在进行支气管内超声后则可以进行手术切除（ Herth 等，2003 ）（ 图 6.4 ）。

3. 周围型病变

通过支气管镜穿刺活检周围型肺内病变获得病理诊断，由透视或 CT 引导是这一操作的标准程序（ 图 6.5a，图 6-5b，图 6-5c ）。这项操作需要支气管镜室配备昂贵的 X 线设备或与放射科协作，并会导致患者和工作人员暴露于放射线中。

在一项前瞻性研究中，我们发现在支气管内超声引导下穿刺这些病变有相同的穿刺成功率，约为 75%。近年来，这些数据被一组日本支气管镜专家所证实。Shirakawa 等也使用微型探头作为活检钳的引导工具，达到了 75% 的检出率（ Omori 等，2002 ；Herth 等，2002，2006a ；Eberhardt 等，2008，2009 ）。

4. 淋巴结分期

在合适的条件下，通过支气管内超声可以探查到小至 2~3 mm 的淋巴结，并对其内部结构（窦部和滤泡）及小淋巴管进行分析。应用超声内镜定位淋巴结，使 TBNA 的成功率提高至 85%。这对 CT 图像上缺乏可靠影像标志的淋巴结尤其有效，例如气管旁高位或低位淋巴结。Herth 等（ 2004 ）研究了一组支气管内超声引导 TBNA 和常规 TBNA 对比的结果。在这项随机实验中，他们

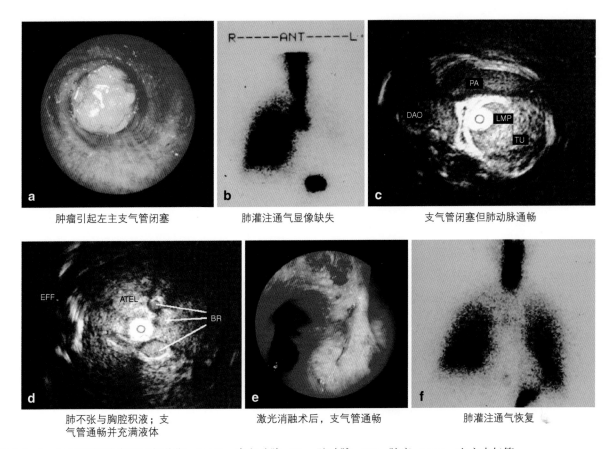

a 肿瘤引起左主支气管闭塞

b 肺灌注通气显像缺失

c 支气管闭塞但肺动脉通畅

d 肺不张与胸腔积液；支气管通畅并充满液体

e 激光消融术后，支气管通畅

f 肺灌注通气恢复

图 6.4 （a-f）进展期肿瘤的局部分期。DAO，降主动脉；PA，肺动脉；TU，肿瘤；LMB，左主支气管

证实支气管内超声 TBNA 成功率高于常规 TBNA（85% 比 66%）。在对淋巴结区组的进一步分析中，他们发现特别是无内镜影像标志部位（第 2，3，4 组引流淋巴结，Moutain 方案）的淋巴结，支气管内超声探查技术有助于提高穿刺成功率。另一方面，他们发现对增大的隆突下淋巴结，常规 TBNA 与支气管内超声引导下 TBNA 具有相同的成功率（Takemoto 等，2000；Yasufuku 等，2004）。

5. 支气管内超声在介入治疗中的应用

对支气管癌决定进行可能治愈性的支气管内治疗，比如光动力疗法或近距离放射治疗的腔内高剂量放疗，明确诊断病变局限于支气管壁或邻近侵犯至关重要。这种情况下支气管内超声优于其他所有影像学方法，因为支气管内超声能够对气管壁层次进行精确分析。

对进展期肺癌制订支气管内治疗方案时，支气管内超声能提供重要的数据（Herth 等，2003）。发生支气管完全梗阻时，支气管内超声能够评估肿瘤的基底和表面、支气管壁受侵的不同层次、肿瘤纵隔侵犯深度以及狭窄远端的气道是否通畅。同样也可判断邻近肺动脉通畅与否，这对预测介入治疗所属部分肺灌组织灌注和防止增加无效腔通气非常重要（图 6.6）。支气管内超声也可以应用于探查良性中央气道狭窄，评估狭窄程度及原因、狭窄与血管及其他周围结构的关系，并帮助制订正确的治疗方法，比如机械扩张、激光消融或支架置入及内镜下引导治疗及治疗效果（图 6.7 a-c）。

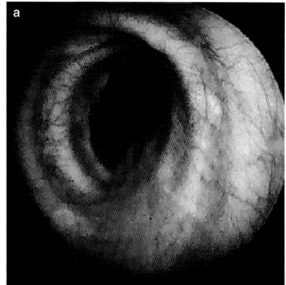

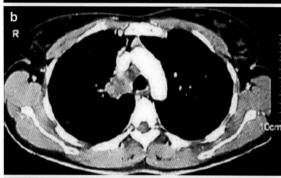

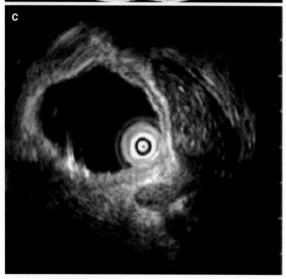

图 6.5 （a-c）肿瘤压迫气管。（a）支气管镜显示气管受压。（b）相应 CT 图像显示肺上叶肿物。（c）内镜超声显示明确的肿瘤，浸润情况不明确

四、支气管内超声引导经支气管镜针吸活检术的适应证及应用效果

淋巴结分期也是支气管内超声引导 TBNA 的主要适应证。

超声支气管内镜在直视下经气管内插管或在局部麻醉下放入至感兴趣区。支气管内超声引导 TBNA 通过超声探头直接接触气管壁或支气管壁进行。当病变显示清晰，就可以利用支气管内镜的活检通道插入全长 22G 的钢制经典活检针。在活检前即刻使用能量多普勒检查，以避免误穿介于支气管壁和病变间的血管。图 6.8 显示在实时超声引导下穿刺针刺入病变内。使用注射器进行抽吸，同时穿刺针在病变内来回提插穿刺。

迄今，有关支气管内超声引导 TBNA 已有数篇报道。

其中病例数最多的研究（Herth 等，2006b）共有 502 名患者接受了超声支气管镜引导 TBNA，一共穿刺了 572 枚淋巴结，其中 535 枚（94%）获得了诊断。对所有可显示的淋巴结区组进行（2l，2r，3，4r，4l，7，10r，10l，11r 和 111）了穿刺活检。淋巴结平均直径为 1.6 cm（0.36 cm），直径 0.8 ~ 3.2 cm。穿刺的敏感性为 92%，特异性为 100%，阳性预测值 93%。与其他所有研究类似，没有发生并发症。

Herth 等（2006c）也研究了对直径小于 1 cm 的淋巴结进行支气管内超声引导 TBNA 取样的准确性。在 100 名患者中，检出 119 枚直径为 4 ~ 10 mm 的淋巴结并进行穿刺活检，19 名患者的淋巴结被证实为恶性，但 2 名患者漏诊；所有诊断均经外科手术证实。穿刺淋巴结的平均直径为 8.1 mm。支气管内超声引导 TBNA 发现恶性病变的敏感性为 92.3%，特异性为 100%，阴性预测值为 96.3%。同样，没有出现并发症。他们认为，

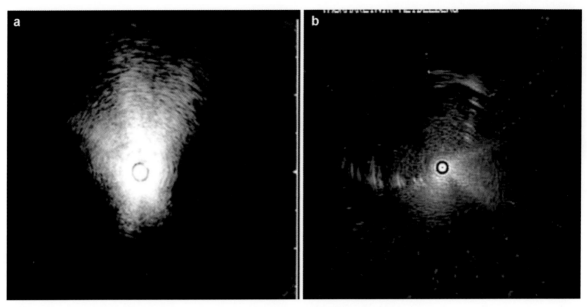

图 6.6　（a）肺实质内发生声波全反射。（b）探头可以从肺实质内辨别出周围型肺内病变

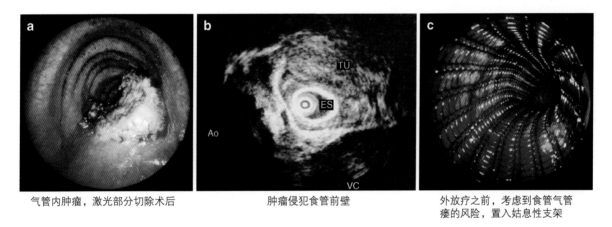

气管内肿瘤，激光部分切除术后　　　　　　肿瘤侵犯食管前壁　　　　　　外放疗之前，考虑到食管气管
　　　　　　　　　　　　　　　　　　　　　　　　　　　　　　　　　　　瘘的风险，置入姑息性支架

图 6.7　（a-c）气管内肿瘤，局部激光切除术后 EBUS 探查到食管壁浸润，在后续治疗前置入支架，ES，食管；TU，肿瘤

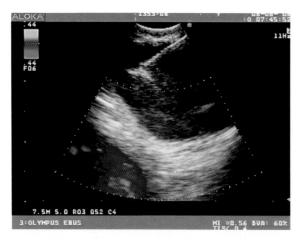

图 6.8 超声引导下淋巴结穿刺活栓，清晰显示淋巴结内的穿刺针

支气管内超声引导 TBNA 甚至可以对纵隔内更小的淋巴结活检取材，这样对于 CT 无纵隔转移证据的患者而言，其中 1/5 可以避免不必要的外科手术探查。可能进行手术的无临床转移证据的非小细胞肺癌患者可从术前支气管内超声引导 TBNA 活检及分期中获益（Herth 等，2008，2010；Ernst 等，2010）。

五、小结

支气管内超声的广泛应用已经超过 8 年，越来越多的优质文献支持其在气道评价和诊疗指导中的显著作用。这项技术在引导 TBNA 进行淋巴结分期以及协助制订恶性气道病变腔内或其他治疗决策方面尤为重要。

在很多中心，支气管内超声是支气管内镜的常规辅助工具。我们期待在不久的将来，它的价值得到更大的发挥。

参考文献

[1] Eberhardt R, Anantham D, Ernst A, Feller-Kopman D, Herth F (2007) Multimodality bronchoscopic diagnosis of peripheral lung lesions: a randomized trial. Am J Respir Crit Care Med 176:36–41

[2] Eberhardt R, Ernst A, Herth FJ Eur Respir J (2009) Ultrasoundguided transbronchial biopsy of solitary pulmonary nodules less than 20 mm. Eur Respir J 34:1284–1287

[3] Ernst A, Simoff M, Ost D, Michaud G, Chandra D, Herth FJ (2010) A multicenter, prospective, advanced diagnostic bronchoscopy outcomes registry. Chest 138:165–70

[4] Herth F, Becker HD (2000) Endobronchial ultrasound of the airways and the mediastinum. Monaldi Arch Chest Dis 55:36–45

[5] Herth F, Ernst A, Becker HD (2002) Endobronchial ultrasound in therapeutic bronchoscopy. Eur Respir J 20:118–121

[6] Herth FJ, Ernst A, Schulz M, Becker HD (2003) Endobronchial ultrasound reliably differentiates between airway infiltration and compression by tumor. Chest 123:458–462

[7] Herth F, Becker HD, Ernst A (2004) Conventional vs endobronchial ultrasound-guided transbronchial needle aspiration: a randomized trial. Chest 125:322–325

[8] Herth FJ, Eberhardt R, Vilmann P, Krasnik M, Ernst A (2006a) Realtime, endobronchial ultrasound-guided, transbronchial needle aspiration: a new method for sampling mediastinal lymph nodes. Thorax 61(9):795–798

[9] Herth FJ, Eberhardt R, Becker HD, Ernst A (2006b) Endobronchial ultrasound-guided transbronchial lung biopsy in fluoroscopically invisible solitary pulmonary nodules: a prospective trial. Chest 129:147–150

[10] Herth FJF, Krasnik M, Eberhardt R, Ernst A, Vilman P, Dienemann H (2006c) EBUS guided biopsy for the staging of mediastinal lymph nodes in a radiologically normal mediastinum. Eur Respir J 28:910–914

[11] Herth FJH, Annema JT, Eberhardt R, Yasufuku K, Ernst A, Krasnik M, Rintoul RC (2008) Endobronchial ultrasound with transbronchial needle aspiration for restaging the mediastinum in lung cancer. J Clin Oncol 26:3346–3350

[12] Herth FJ, Krasnik M, Kahn N, Eberhardt R, Ernst A (2010) Combined endoscopic-endobronchial ultrasound-guided fine-needle aspiration of mediastinal lymph nodes through a single bronchoscope in 150 patients with suspected lung cancer. Chest 138:790–794

[13] Hürther T, Hanrath P (1990) Endobronchiale Songraphie zur Diagnostik pulmonaler und mediastinaler Tumoren. Dtsch Med Wochenschr 115:1899–1905

[14] Krasnik M, Vilmann P, Larsen SS, Jacobsen GK (2003) Preliminary experience with a new method of endoscopic transbronchial real time ultrasound guided biopsy for diagnosis of mediastinal and hilar lesions. Thorax 58:1083–1086

[15] Kurimoto N, Murayama M, Yoshioka S, Nishisaka T, Inai K, Dohi K (1999) Assessment of usefulness of endobronchial ultrasonography in determination of depth

of tracheobronchial tumor invasion. Chest 115(6):1500–1506

[16] Kurimoto N, Murayama M, Yoshioka S, Nishisaka T (2002) Analysis of the internal structure of peripheral pulmonary lesions using endobronchial ultrasonography. Chest 122(6): 1887–1894

[17] Miyazu Y, Miyazawa T, Kurimoto N, Iwamoto Y, Kanoh K, Kohno N (2002) Endobronchial ultrasonography in the assessment of centrally located early-stage lung cancer before photodynamic therapy. Am J Respir Crit Care Med 165:832–837

[18] Omori S, Takiguchi Y, Hiroshima K et al (2002) Peripheral pulmonary diseases: evaluation with endobronchial US initial experience. Radiology 224(2):603–608

[19] Ono R, Hirano H, Egawa S, Suemasu K (1994) Bronchoscopic ultrasonography and brachytherapy in roentgenologically occult bronchogenic carcinoma. J Bronchol 1:281–287

[20] Sihoe AD, Yim AP (2004) Lung cancer staging. J Surg Res 117:92-106

[21] Takemoto Y, Kawahara M, Ogawara M et al (2000) Ultrasoundguided flexible bronchoscopy for the diagnosis of tumor invasion to the bronchial wall and mediastinum. J Bronchol 7(2):127–132

[22] Yasufuku K, Chhajed PN, Sekine Y, Nakajima T, Chiyo M, Iyoda A, Yoshida S et al (2004) Endobronchial ultrasound using a new convex probe: a preliminary study on surgically resected specimens. Oncol Rep 11:293–296

第七章　血管及血流评估

Christian Görg 著　付　帅　译

一、背景介绍

除了灰阶超声的声像图特点外，血管的类型对病变的鉴别评估也具有重要意义。在超声检查中，彩色多普勒超声和近些年发展起来的超声造影均是通过血流评估对病变进行鉴别。

但是，与其他胸部断层成像相比，彩色多普勒超声和超声造影对肺周围实性病变的诊断价值还未充分阐明。在过去几年，细菌性肺炎、阻塞性肺不张、肺浸润性和支气管肺癌的彩色多普勒超声特点已经有所描述（Görg 和 Bert 2004a；b）。初步研究表明超声造影可应用于胸部疾病。不同肺疾病具有特异的超声造影表现（Görg 和 Bert 2006a）。

本章的目的在于描述彩色多普勒超声和超声造影在周围型肺实性病变中的表现。

二、病理生理学机制

肺组织有双重血管供血。肺组织灌注一方面由肺循环完成，负责进行气体交换。肺循环由肺动脉及其分支、微静脉和肺静脉构成。而肺自身营养由支气管动脉供应。

与体循环相比，肺循环的动脉具有明显的特点。肺动脉及其初始分支为弹性动脉，其远端分支动脉壁具有肌层。而从小动脉水平开始，逐渐转变成部分有肌层及没有肌层的前毛细血管（后小动脉）。体循环血管阻力主要来自于小动脉，与之相比，肺循环的阻力几乎平均分布在小动脉、毛细血管和小静脉三个位置。因此，肺动脉和毛细血管内的血流呈搏动性，而非连续性。与体循环缺氧性血管舒张不同，肺循环缺氧时出现血管收缩。血管收缩的目的在于减少肺内分流（Euler-Liljestrand 机制）。当肺组织被恶性肿瘤累及时，文献报道 56% ～ 87% 的病例出现肿瘤组织侵犯受累肺段的肺动脉（Kolin 和 Koutllakis1988；Fissler-Eickhoff 和 Müller1994）。特别是在肿瘤中央部分，规则的血管分布模式完全被改变。肺动脉的狭窄和闭塞使得血管生成减少。

左侧支气管动脉起源于主动脉弓，而右侧支气管动脉起源于肋间动脉，二者在肺门处形成血管环。自血管环处，支气管动脉分支与支气管及肺动脉分支并行走行（图 7.1）。支气管动脉的分支供应营养支气管、肺血管、肺泡及其支持组织。支气管动脉的间质支走行于叶间和小叶间隔内，营养脏层胸膜。正常情况下肺动脉与支气管动脉之间的吻合支呈关闭状态。在肺动脉闭塞时，由于低氧，吻合支开放，缺血肺组织血供由支气管动脉提供。血管造影证明，靠近胸壁的肺周围病变（如良性肺空洞、肺囊肿、肺脓肿和液化性肺炎）血供由支气管动脉供应（Görg 和 Bert 2004a）。但原发性肺肿瘤和转移性肺肿瘤的支气管动脉供血情况则变化很大（Müller 和 Meyer-Schwickerath 1978；图 7.2）。

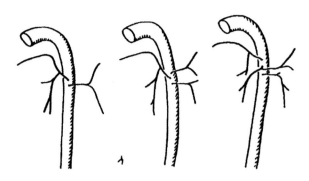

图 7.1　支气管动脉解剖（仿 Uflacker 等，1985）

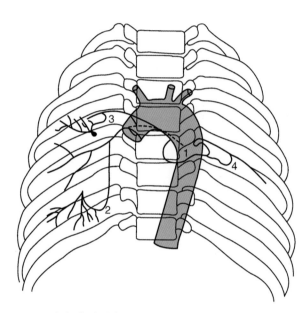

图 7.2　支气管动脉供应的病理生理学。1.支气管动脉之间的吻合。2.支气管动脉 - 肺动脉吻合。3.肋间动脉 - 肺动脉吻合。4.肋间动脉 - 支气管动脉吻合（仿 von Babo 等，1979）

肋间动脉起源于胸主动脉，在胸壁严格沿着肋骨方向于肋间隙内走行。这是唯一能够被超声显示的支气管动脉相关动脉，甚至正常人群也可显示。肋间动脉在肿瘤血管形成过程起着重要作用，特别是发生于胸壁的病变。

原发性支气管癌的肿瘤新生血管主要起源于支气管动脉而非肺动脉。因为肺动脉的肿瘤血管生成潜能很低（Müller 和 Meyer-Schwickerath 1978；Hsu 等，1996）。

三、彩色多普勒超声原理

胸部经皮彩色多普勒超声评估血流动力学的参数可分为定性和半定量两种：

①实质血供的定性评估

　　a.无血流信号

　　b.少量血流信号

　　c.明显血流信号

　　d.动脉湍流现象

②频谱曲线分析：不同的动脉血流信号模式

　　a.肺动脉

　　b.支气管动脉

　　c.肋间动脉

　　d.肿瘤新生血管

③超声造影

　　a.开始增强时间

　　　• 肺动脉期

　　　• 支气管动脉期

　　b.增强程度

定性评估包括是否存在血流信号、血流方向及其特征。定性评估可分为：缺乏血流信号（图 7.3），少量血流信号（图 7.4），明显紊乱血流信号（图 7.5）或明显树枝样分布血流信号（图 7.6）和实变区域动脉湍流现象（图 7.7）。半定量参数包括频谱曲线分析动脉血流的阻力指数和搏动指数。肺动脉、支气管动脉、肋间动脉和肿瘤新生动脉可以通过频谱曲线进行鉴别，并可以据此鉴别不明确的肺周围型病变。实际上，胸部病变血流信号的检出与显示具有仪器依赖性，并且受病变位置和大小的干扰与影响，同时受呼吸和心脏搏动干扰。例如，20% 肺周围型病变显示为无血流信号（Yuan 等，1994）。局部积液、肺囊肿和肺梗死在彩色多普勒超声上显示为无血流信号。恶性胸膜病变在彩色多普勒超声上很少显示有血流信号。肺炎和肺不张可见明显的分支样血管（Yuan 等，1994；Civardi 等，1993）。湍流现象出现在胸膜动静脉瘘或遗传性出血性毛细血管扩张综合征（Osler 病）的异常血管中。

定量参数，比如阻力指数和搏动指数，用来分析动脉频谱曲线。Civardi 等（1993）首先应用频谱曲线定性和定量分析肺周围型病变。他们发

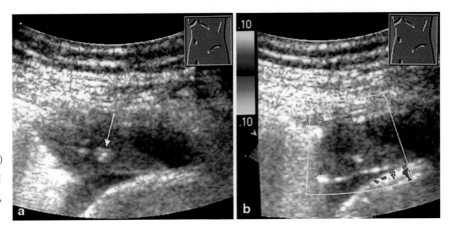

图 7.3 43 岁男性，肺梗死。(a)
灰阶图像可见低回声楔形病灶，内
可见支气管回声（箭头）。(b) 彩色
多普勒超声显示缺乏血流信号

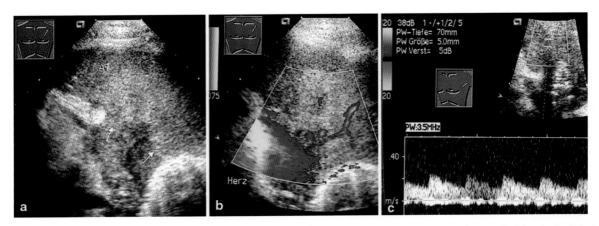

图 7.4 36 岁男性，纵隔霍奇金淋巴瘤。(a) 灰阶超声可见一低回声中央型病变伴有肺不张（AT；箭头）。(b) 彩色多普勒超声可见不张肺内仅有少许血流信号，为肺动脉收缩的征象。(c) 频谱曲线分析可见单相、低阻动脉血流信号，提示此为支气管动脉

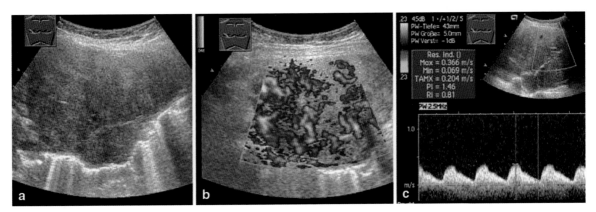

图 7.5 62 岁男性，肾细胞癌肺转移。(a) 灰阶超声可见较大圆形低回声病灶。(b) 彩色多普勒超声显示丰富紊乱的血流信号。(c) 频谱曲线分析显示为单相血流信号，提示此为支气管动脉

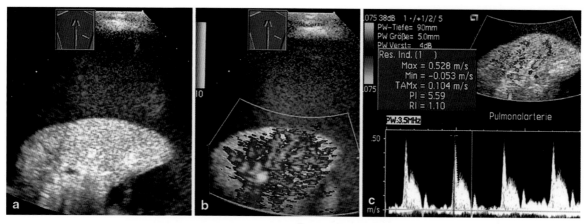

图7.6 37岁男性，胸膜腔积液伴压缩性肺不张。（a）灰阶超声可见胸膜腔积液伴肺不张。（b）彩色多普勒超声可见分支样血流信号。（c）频谱曲线分析可见高阻血流信号，提示此为肺动脉

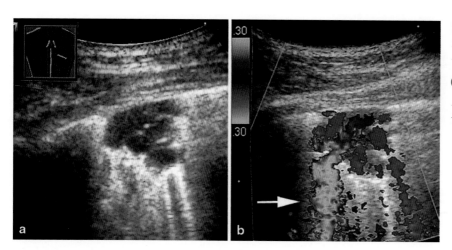

图7.7 14岁男性，遗传性出血性毛细血管扩张症。（a）灰阶超声可见近胸膜处无回声占位性病变。（b）彩色多普勒超声可见一支大的血管供应近胸膜处扩张的血管。频谱曲线分析说明此血管为肺动脉

现三相型血流频谱在良性病变中更常见，而单相型血流信号在恶性病变中更常见。Yuan等（1994）通过动脉频谱曲线鉴别肺良恶性病变，其敏感性和特异性均高于95%。作者解释为单相低阻血流为肿瘤新生血管，而肺炎和肺不张时的高阻血流为肺动脉（Yuan等，1994）。在随后的研究中，该作者发现肺不张和肺炎的不同血管阻力指数是因缺氧引起的血管收缩所致（Yuan等，2000）。在与组织学对比研究中，Hsu等（1996）首次发现表现为低阻单相血流信号的血管并非肿瘤新生

血管，而是支气管动脉。"真正"的肿瘤血管为持续血流，收缩期和舒张期几乎没有变化（Hsu等，1996）。由于超声仪器的技术限制，并不能显示低速血流信号（少于2 cm/s）。因此，肿瘤血管在超声上通常不能显示（Harvey 和 Albrecht，2001）。在随后的研究中，Hsu等（1998）通过动脉频谱曲线分析鉴别肺良恶性病变，其敏感性和特异性均很低，分别为53%和72%。这些研究均具有一个共同特点，就是所有作者均只用一根动脉频谱曲线分析整个病变的良恶性。通过超声"绘图"，一

项最近的研究发现在接近一半的胸膜病变患者中，病变内可显示出几种不同的血流信号（Görg 等，2003；图 7.8）。这可能提示说明肺周围型病变动脉血供的复杂性。在随后的研究中，应用动脉频谱曲线分析发现，胸壁病变的血供除其他来源外，也可来自肋间动脉（Görg 等，2005a）。肋间动脉表现为单相高阻血流信号。

因此，以下动脉的血流信号可通过动脉频谱曲线分析进行鉴别（图 7.9）：①肺动脉可出现在不同位置，从肺门向肺表面呈离心走行，阻力较高，通常呈三相血流；②支气管动脉可出现在不同位置，血流方向可变，为低阻单相血流信号；③肋间动脉特征性地严格走行于肋间，几乎呈水平方向，阻力高，通常为单相血流信号；④肿瘤新生动脉可出现在各种不同位置，血流方向多变，几乎为持续血流，收缩期和舒张期无明显改变（图7.10）。

四、超声造影基本原理

近年来，超声造影在肝，尤其在局灶性病变中得到广泛的应用。临床应用的第二代造影剂在血管管腔内形成微泡，加强超声波的弥散，提高信号振幅的强度，最终达到比彩色多普勒超声更好的血管对比效果。超声造影可以显示极小的血

图 7.8　65 岁男性，中心型支气管类癌伴阻塞性肺不张。（a）灰阶超声可见三角形低回声实变肺组织，内可见液性支气管征（箭头）。（b）彩色多普勒超声可见肺不张中心区域不同的血流信号（1.支气管动脉，2.肺动脉，3.肺静脉）。（c）频谱曲线分析可见高阻三相血流信号，说明此为肺动脉（如图 b 内的 2）。（d）频谱曲线分析可见低阻动脉血流信号，向周边走行，说明此为支气管动脉（如图 b 内的 1）

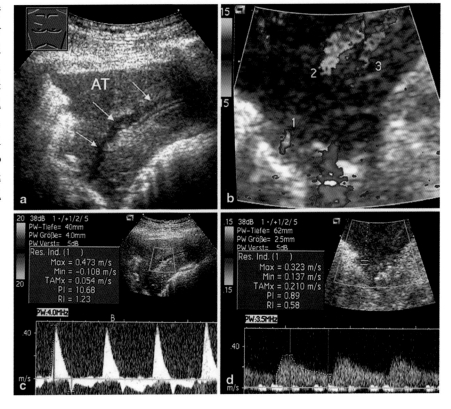

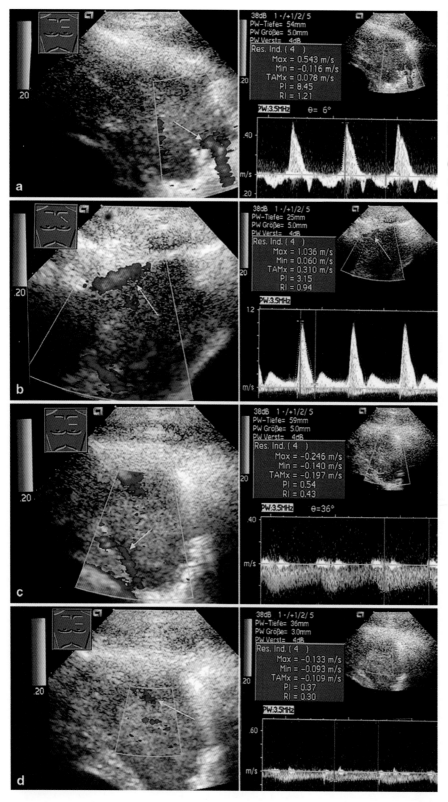

图 7.9　31 岁，男性，淋巴瘤累及肺。（a）彩色多普勒超声显示肺实变区中央双相高阻血流，为肺动脉（箭头）的特征。（b）在肿瘤周边，可见单相高阻血流信号，典型的肋间动脉特征（箭头）。（c）实变肺中央，可见单相低阻动脉血流信号，为支气管动脉的特征（箭头）。（d）在肿瘤内，可见持续血流信号，收缩期和舒张期几乎没有波动，说明其倾向于肿瘤新生血管（箭头）

图 7.10 肺部病变的可能供血动脉及其相应的频谱曲线特点。ICA，肋间动脉；pBA，周围支气管动脉；TN，肿瘤新生血管；cBA，中心支气管动脉；PA，肺动脉；Lung lesion，肺病变；Air-filled lungs，含气肺组织

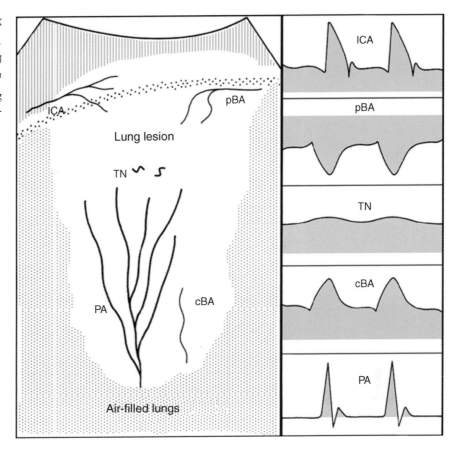

管，其宽度只要比毛细血管大一点即可显示。实验证实，超声造影可显示直径在 74～134μm 的小血管，而直径小于 38μm 的血管尚不能通过造影剂来显示。原则上，超声造影的临床应用需遵循 EFSUMB（欧洲超声医学生物学联合会）指南（Albrecht 等，2004）。

谈到超声造影在肺的应用，应当指出超声造影和其他经皮超声检查方法均不能评估正常肺。但是，肺与肝一样，均是双重供血，是超声造影应用最合适的器官。实变的肺组织可通过超声造影进行检查。病理性肺病变超声造影的最大特点就是开始增强的时间不同。肺动脉单独供血的病

变，造影剂注入后 1～6 秒的动脉早期开始增强。造影剂注入几秒钟后，右心腔即可显示超声造影剂。支气管动脉单独供血的病变，造影剂经过肺循环之后才开始增强。周围静脉注入造影剂 7～10秒后左心室增强（图 7.11）。病变内超声造影增强的程度取决于其内是否存在血管、血管的类型是来自肺动脉还是支气管动脉、是否存在侧支循环或肿瘤血管等。根据不同的时相，可以分为动脉期（1～30 秒）和实质期（1～5 分钟）。迄今为止，增强的程度只有通过与体内参照做比较，用以区分是低增强还是高增强。实质器官，比如脾，就是一个合适的体内参照（Forsberg 等，1999；Görg

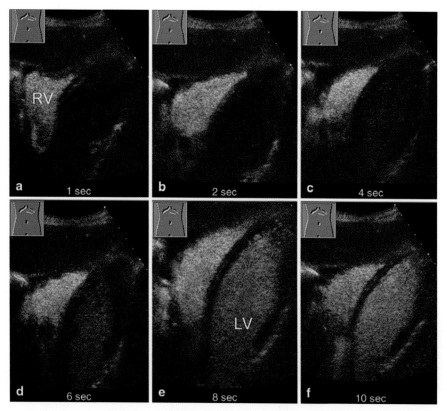

图 7.11　观察超声造影强化开始时间：健康人四腔心切面。造影剂注入后最早至 1 秒，右心室可见开始增强（a-d）。8 秒后，左心室开始增强（e，f）。RV，右心室；LV，左心室

和 Bert，2006b）。脾具有器官增强特异性，呈均匀性增强。相对于肝，脾发生的病理性改变也很少。

因此，超声造影的应用可以分为以下几种模式：

1. 单独肺动脉供血，超声造影开始增强时间早，与脾比较呈高增强（图 7.12）。
2. 单独支气管动脉供血，超声造影开始增强时间晚，与脾比较呈低增强（图 7.13）。

五、无回声为主的周围型肺实变

1. 彩色多普勒超声

这些病变非常少见，是包裹性积液的重要鉴别诊断内容。原发性胸膜水平的肺囊肿在灰阶超声上表现为无回声，通常为多囊结构。彩色多普勒超声显示分隔上和脏胸膜区域可见血流信号。

图 7.12 24 岁，男性，淀粉样变性，胸腔积液伴压迫性肺不张。（a）灰阶超声可见胸腔积液（P）、肺不张（AT）和位于肋下的脾（Milz）。（b-e）超声造影显示 2 秒后动脉早期增强。（b）箭头所指为开始增强的血管。20 秒后，不张的肺组织明显增强，与脾比较呈高增强（c）。3 分钟后，实质期不张肺组织持续增强（d），7 分钟后仍可见造影剂显影（e）。这种增强模式表示单纯为肺动脉供血

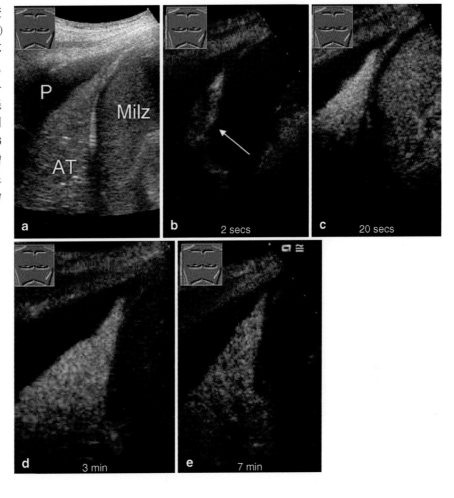

半定量频谱分析可见单相血流，说明其来源于支气管动脉和肋间动脉（图 7.14）。胸膜处血管形成的瘤样病变，例如遗传性出血性毛细血管扩张综合征（Osler 病）具有特征性的彩色多普勒超声表现，可见供应的粗大肺动脉（图 7.6）。恶性囊性肺肿瘤的中心液化区由组织坏死液化产生，灰阶超声显示为半液化结构，一些病例伴有分隔。肿瘤组织血供多来自于支气管动脉，很少来自于肺动脉。因此，频谱曲线显示为单相高阻血流，与支气管动脉一致，偶尔也会出现双相高阻肺动脉样血流（图 7.15）。靠近背侧胸膜的主动脉瘤是很明显的诊断陷阱（图 7.16）；类似的诊断陷阱同样存在于心脏增大患者的右心外侧部分（图 7.17）。

2. 超声造影

尚未有应用超声造影评估无回声肺实变的专

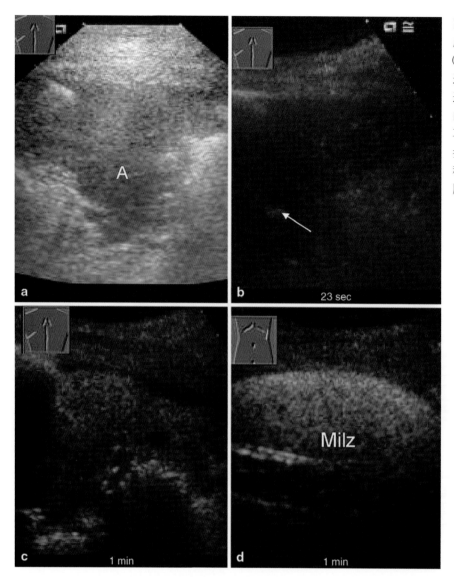

图 7.13　80 岁，女性，左肺非小细胞支气管癌（腺癌），伴有肺不张。（a）灰阶超声显示楔形病灶（A），边界不清，为不张的肺组织。（b）造影剂注射后 23 秒，血管（箭头）内可见轻度增强。（c）1 分钟后，不张的肺组织均匀增强。（d）作为参考：脾（Milz）增强非常显著。这种增强模式表明其血管为支气管动脉来源

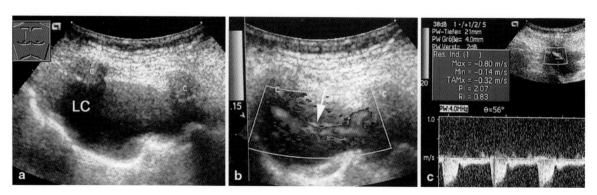

图 7.14　70 岁，男性，原发性肺囊肿。（a）灰阶超声在胸膜附近可见一无回声病灶。C，肋骨；LC，肺囊肿。（b）能量多普勒超声显示其周围可见明显血流信号（箭头）。（c）频谱曲线分析显示单相高阻血流信号，表明其为肋间动脉

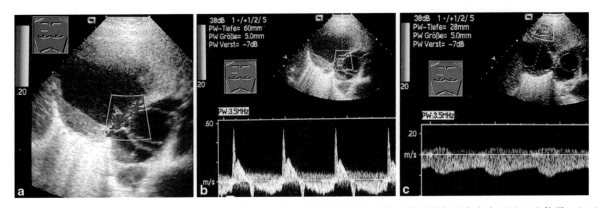

图 7.15 44 岁，男性，肺肉瘤。（a）彩色多普勒超声显示一个囊实性肿块，第 7 肋间隙水平病变内可见血流信号。（b）频谱曲线分析显示高阻动脉血流信号，表明是肺动脉。（c）病灶边缘可见低阻血流信号，提示为支气管肺癌

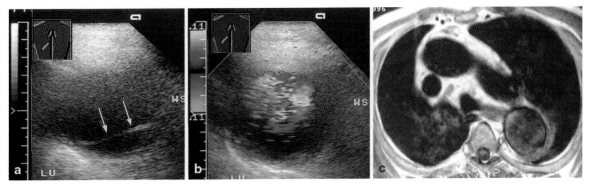

图 7.16 49 岁，男性，胸部主动脉夹层动脉瘤。（a）灰阶超声显示邻近胸膜无回声圆形病灶，内有分隔（箭头）。LU，肺；WS，脊柱。（b）彩色多普勒超声显示病灶内可见湍流，表明其为主动脉动脉瘤。（c）主动脉动脉瘤—MRI 图像

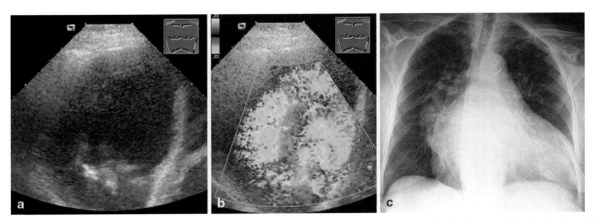

图 7.17 78 岁，女性，呼吸困难，拟行胸腔积液穿刺抽吸就医。（a）灰阶超声显示左侧胸壁无回声占位性病变。（b）彩色多普勒超声显示病变内可见湍流，提示为位于左胸壁的左心室。（c）X 线显示心脏增大，左侧心室紧邻外侧胸壁

门研究。但是，肺脓肿、胸腔积液、脓胸和液化肺组织超声造影均呈无增强（图7.18）。

六、有回声为主的肺实变

1. 肺梗死

（1）彩色多普勒超声：肺梗死可与肺栓塞相关。肺动脉分支的周围型栓塞，由于支气管动脉供血不足而导致肺泡内出血取代了肺泡内气体，此时病变肺组织可以在灰阶超声上显示（Mathis和Dirschmid 1993）。定性彩色多普勒超声的特征性表现为病变内缺少血流信号（图7.1）。半定量频谱分析在胸膜附近偶尔可发现单相血流，为支气管动脉。有一些病例可见供血肺动脉分支的中断征象。

（2）超声造影：与彩色多普勒超声表现一致，肺梗死/肺出血在超声造影上无增强（图7.19）。偶尔在其边缘可出现延迟低增强，提示支气管动脉供血（图7.20）。值得指出的是，超声造影帮助观察者可靠地鉴别周围肺病变有无血供。因此，超声造影可以将其与胸膜炎或者胸腔积液引起的压缩性

肺不张进行鉴别（Görg等，2006a；图7.21）。

2. 胸膜炎

（1）彩色多普勒超声：胸膜炎的灰阶声像图表现与肺梗死类似（Gehmacher等，1997）。根据病变的侵犯范围，可发展成胸膜性肺炎，定性彩色多普勒超声可见明显的血流信号，频谱分析表现为与肺动脉类似的高阻动脉血流（图7.22）。

（2）超声造影：与彩色多普勒血流成像一致，胸膜炎超声造影特点为在很短时间内即开始增强，并且呈高增强。这说明其血供主要来源于肺动脉（图7.23）。当病人出现呼吸相关性疼痛时，超声造影的价值在于鉴别诊断缺血性周围性肺病变如肺梗死、恶性肿瘤或者瘢痕组织（Görg等，2005b）。

3. 周围类圆形病变

（1）彩色多普勒超声：当邻近胸膜处的肺周围类圆形病变成为患者的主要症状时，该病变可

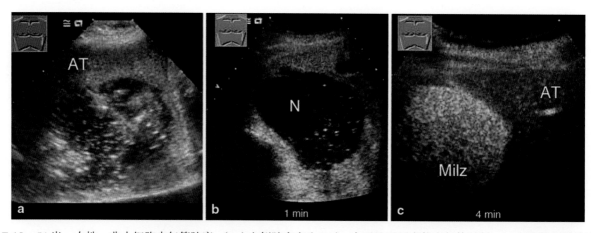

图7.18　54岁，女性，非小细胞支气管肺癌。（a）左侧肺实变（AT），内可见无回声伴有气体反射。（b）造影剂静脉注射后1分钟，实变肺的中心部分无增强，提示为液化（N）。（c）左侧肋间可见均匀增强的脾。与脾（Milz）相比，左下叶不张的肺组织呈低增强

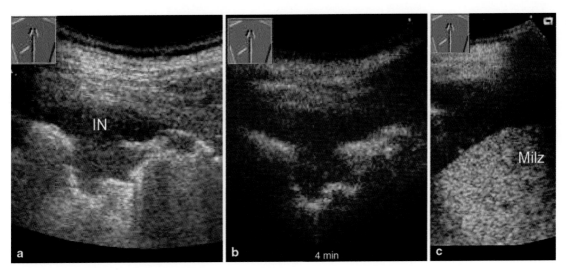

图 7.19　32 岁，女性，CT 诊断为肺栓塞（IN）。（a）灰阶超声可见楔形均质低回声肺实变，外形不规则。（b）超声造影显示病变内无增强。（c）脾（Milz）作为体内对照可见均匀增强

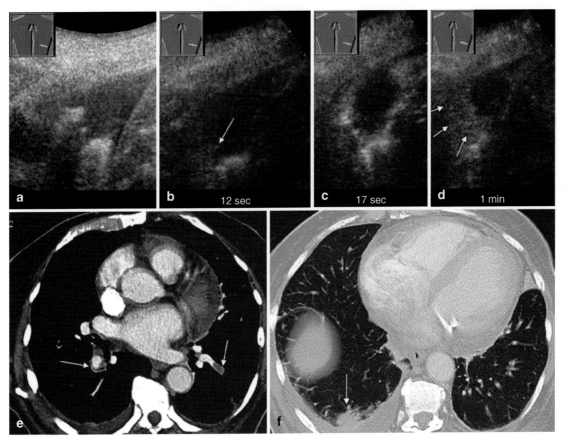

图 7.20　71 岁，女性，CT 证实为肺栓塞。（a）灰阶超声显示右肺下叶楔形均质低回声肺实变，外形不规则。（b）动脉早期，12 秒后周围血管开始增强，病变内无增强。（c）17 秒后可见病变边缘增强，病变本身并没有增强。（d）1 分钟后，病变边缘可见增强，仅有一小部分楔形实变组织无增强。（e）CT 显示双侧肺动脉分支内充盈缺损（箭头）。（f）肺窗可见右肺背侧肺实质病变

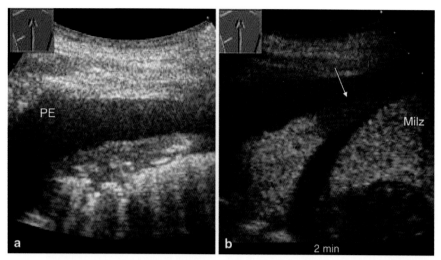

图 7.21　45 岁，女性，核素肺显像证实肺动脉栓塞。（a）灰阶超声可见胸腔积液（PE）和背侧下叶部分肺实变。（b）超声造影显示肺组织与脾（Milz）对比呈等增强，在肺不张的尖部可见无增强区（箭头），为周围性肺栓塞

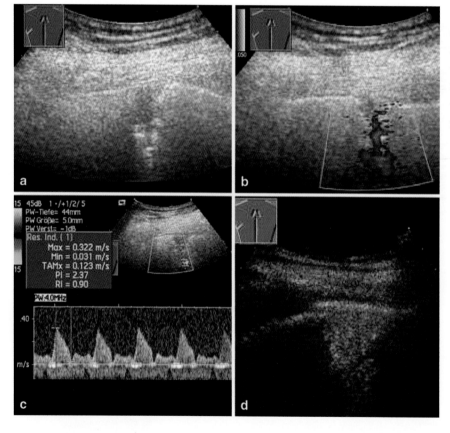

图 7.22　55 岁，女性，呼吸相关疼痛，怀疑胸膜炎。（a）灰阶超声显示一个小的楔形胸膜缺损。（b）彩色多普勒超声显示缺损区域可见血流信号。（c）频谱曲线分析显示肺动脉样高阻血流信号。（d）超声造影显示病灶与周围胸膜的增强一致

能是良性，也可能是恶性。影响病变内血流信号的决定性因素是病灶的大小，与病因无关。通过仔细扫查，通常可以发现病灶内肺动脉样高阻血流信号以及支气管动脉样低阻血流信号，这种表现在良性及恶性病变中均可出现（图7.24，图7.25）。已有的文献表明，定性彩色多普勒超声

缺乏血流信号以及出现单相低阻动脉血流信号为肺周围性恶性病变或者转移性病变的特征性表现（Yuan等，1994；Hsu等，1996，1998；Civardi等，1993）。病理研究表明，一些病例超声上所见的血流为肿瘤的新生血管（从支气管动脉发出）（Hsu等，1998；图7.9d）。但是，仅用阻力测量评估病

图7.23　15岁，男性，呼吸时疼痛。（a）灰阶超声显示左肺下叶表面长条状不规则回声。（b）彩色多普勒超声显示病灶内可见血流信号。（c）超声造影显示病灶呈高增强。（d）实质晚期，病灶与脾（Milz）比较仍呈高增强

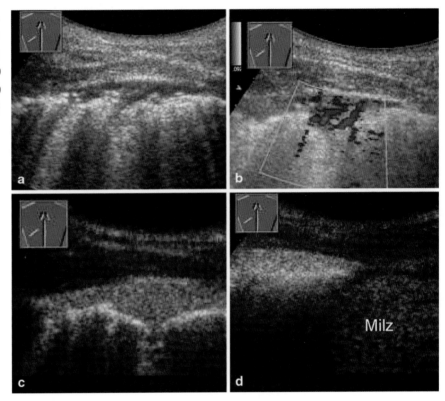

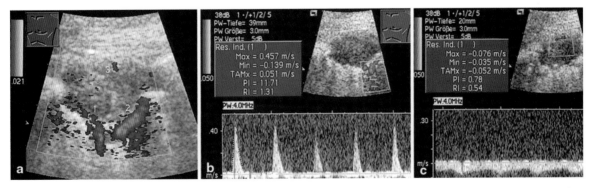

图7.24　56岁，男性，浆细胞瘤，病理证实肺淀粉样变性。（a）彩色多普勒超声可见多条血管，1.肺动脉，2.肺静脉，3.支气管动脉。（b）频谱曲线分析显示高阻血流信号，提示为肺动脉（图a中的1）。（c）频谱曲线分析显示低阻单相血流信号，朝向肺门方向，是邻近胸膜支气管动脉的征象（图a中的3）。

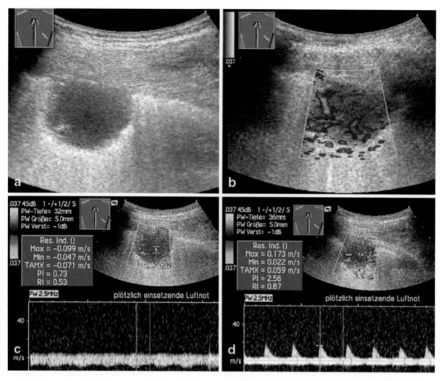

图7.25　30岁，女性，突发呼吸困难和发热。（a）灰阶超声显示肺周围低回声类圆形病变。（b）彩色多普勒超声显示病灶内可见血流信号。（c）频谱曲线分析显示病变中央血管为低阻血流信号，与支气管动脉一致。（d）频谱曲线分析显示病变周边血管呈高阻血流信号，与肺动脉一致。在抗生素治疗后，病灶完全吸收

变良恶性须谨慎对待。原则上，彩色多普勒超声并不能区分肺周围类圆形病变的良恶性。

（2）超声造影：与彩色多普勒超声多种表现一致，超声造影也表现为混合增强形式。恶性病灶，无论肺转移癌还是周围型支气管癌，均表现为造影开始强化时间延迟和低增强。这表明其血管主要来源于支气管动脉（图7.26，表7.1）。但是，根据内部结构的不同，肾细胞癌和恶性淋巴瘤的肺转移表现为高增强（图7.27）。超声造影与彩色多普勒超声一样，并不适合鉴别肺周围类圆形病变的良恶性。

4. 大面积肺实变：肺炎

（1）彩色多普勒超声：肺炎的X线及超声基本表现均为邻近胸膜的周围肺组织实变。肺炎的灰阶超声图像上可见或多或少的空气支气管征（Gehmacher 等，1995），完全肺实变被称作肺肝样变。肺炎时彩色多普勒超声可见明显的分支样血管，为肺动脉节段分支（图7.28）。同时因为缺

氧，病变肺组织内常可见支气管动脉样单相动脉血流信号（图7.29）。需要注意的是，腺癌的一些亚型在灰阶超声和彩色多普勒超声上表现与肺炎相似（Görg 等，2002）。进展性肺炎根据缺氧所致的肺动脉收缩程度不同，彩色多普勒超声可能无法显示肺动脉分支血管。支气管动脉对缺氧的反应与体内其他动脉一样，为血管扩张。这就解释了肺炎与肺不张时不同血管的阻力不同（Yuan 等，2000）。因此，相应肺动脉支配的小叶性肺炎内，偶尔会发现单相低阻动脉血流信号，提示为小叶中央支气管动脉。结核浸润是一种特殊现象，彩色多普勒超声出现明显血流信号。不过，频谱分析仍为单相曲线，与支气管动脉相对应（图7.30）。空洞样病变，比如结核、液化、坏死、脓肿和假性囊肿，以病灶边缘出现支气管动脉样血管为特征。

（2）超声造影：与彩色多普勒超声一致，典型的肺炎超声造影表现为开始增强时间较早，呈高增强。这说明其血供主要来自于肺动脉（图7.31）。小叶性肺炎时呈低增强，因为肺动脉的缺氧性收缩所致（图7.28；表7.1）。延迟增强说明

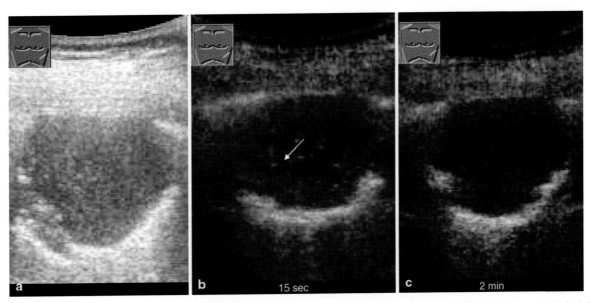

图 7.26　55 岁，女性，小细胞支气管癌和肺转移癌。(a)灰阶超声显示在胸膜边缘可见均质低回声病变。(b)超声造影显示 15 秒后，肿瘤内血管开始增强，说明血管来自支气管动脉。(c)实质期病变内几乎没有强化

表 7.1　137 例胸膜 - 肺病变包括肺炎、压缩性肺不张、肺栓塞、良性胸膜病变、中心型肺癌和周围型恶性病变、其增强时间（早期或延迟）和增强程度（低增强或高增强）的对比

	肺炎（n=32）		压缩性肺不张（n=17）		肺栓塞（n=20）		良性结节（n=8）		中央型肺癌（n=31）		周围型恶性病变（n=29）	
	低 EE	高 EE	低 EE	高 EE	低 EE	高 EE	低 EE	高 EE	低 EE	高 EE	低 EE	高 EE
延迟 TE	2	4	0	0	20	0	4	2	8	5	18	4
早期 TE	6	20	0	17	0	0	1	1	6	12	5	2

引自 Görg 等。(2006b)

TE，开始增强时间；EE，增强程度

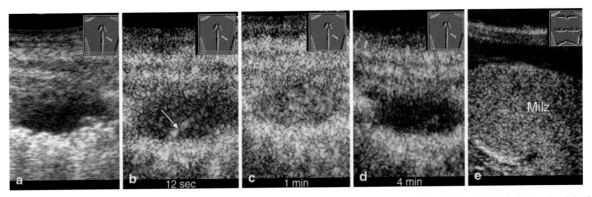

图 7.27　53 岁，男性，霍奇金病，肺内多发类圆形病变。(a)灰阶超声显示胸膜边缘椭圆形均质低回声病变。(b)超声造影显示 12 秒后，病变边缘处血管开始增强——支气管动脉来源的征象。(c)1 分钟后，可见病变均匀增强。(d)4 分钟后，病变显示为无增强。(e)体内自身增强对比，脾（Milz）可见均匀增强

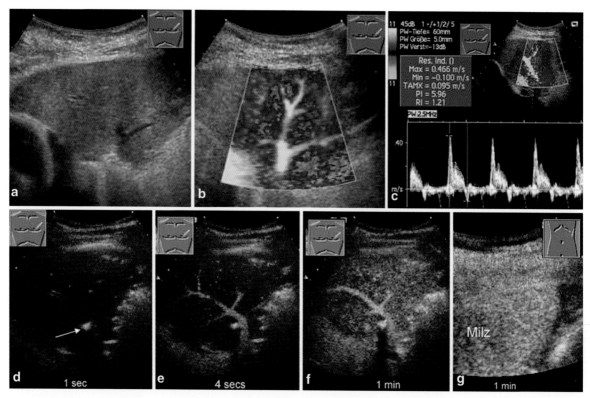

图7.28　45岁，女性，大叶性肺炎，静息状态下即存在呼吸困难。(a)灰阶超声可见肺内几乎均质实变，提示肺肝样变。(b)彩色多普勒超声显示分枝状的血流信号。(c)频谱曲线分析显示肺动脉样高阻双相血流信号。(d)超声造影1秒后，可见中央血管开始增强。(e)4秒后，中央肺动脉及其分支可见，肺实质并未见明显增强。(f)1分钟后，实质期中央肺动脉及其大的分支仍可见增强，与脾比较，肺实质呈低增强。(g)脾(Milz)呈均匀高增强。这种现象说明肺动脉呈低氧性收缩(Euler-Liljestrand机制)

支气管动脉供血，可在一些液化和慢性肺炎的病例中出现（图7.32）。肺炎内的无血供区域可在超声造影中清晰的显示。

5. 大面积肺实变：压迫性肺不张

（1）彩色多普勒超声：压迫性肺不张的X线及超声基本表现均为邻近胸膜的周围肺组织实变。主要的影像学表现是胸腔积液以及积液内压缩的肺组织。定性彩色多普勒超声在不张的肺组织内可见非常明显的分支走行血管。动脉频谱分析可见肺动脉样高阻血流信号（图7.33）。

（2）超声造影：与彩色多普勒超声一致，压迫性肺不张超声造影开始增强时间较早，呈高增强（图7.14，图7.33）。这说明其血供完全来自于肺动脉。压迫性肺不张的超声造影表现非常特异（表7.1）。不张肺内的圆形病灶呈明显的低增强（图7.34）。

6. 大面积肺实变：阻塞性肺不张

（1）彩色多普勒超声：阻塞性肺不张在灰阶超声上表现为大面积均质低回声改变。根据阻塞的持续时间，支气管液体征是其特征性表现。定

图 7.29　59 岁，男性，肺炎。(a) 灰阶超声显示肺几乎完全呈低回声改变（肝样变）。(b) 彩色多普勒超声显示两条血管（1.肺动脉，2.支气管动脉）。(c) 频谱曲线分析显示肺动脉样双相高阻血流信号（图 b 中的 1 ）。(d) 频谱曲线分析显示单相低阻血流信号，向周围走行，为支气管动脉的特征（图 b 中的 2 ）

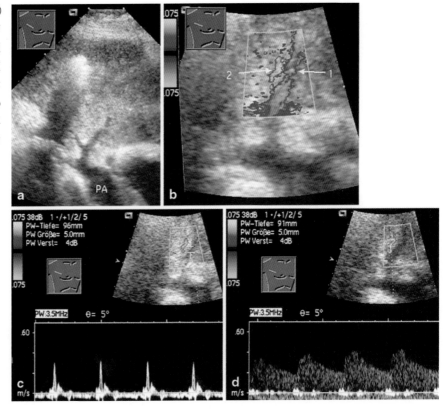

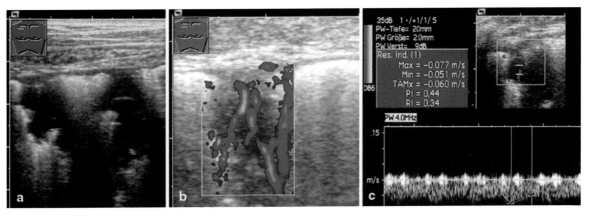

图 7.30　37 岁，男性，原发性肺结核。(a) 灰阶超声显示低回声实变，中央可见含气空腔。(b) 彩色多普勒超声可见丰富血流信号。(c) 频谱曲线分析显示单相低阻动脉血流信号，朝向肺门方向，最可能是胸膜附近的支气管动脉

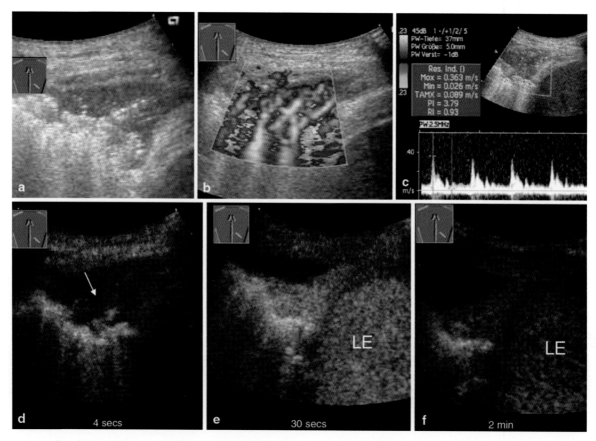

图 7.31　71 岁，女性，肺炎。(a)灰阶超声显示楔形低回声病变，中央可见支气管气象。(b)彩色多普勒超声可见分支状，丰富血流信号。(c)频谱曲线分析可见肺动脉样高阻血流信号。(d)超声造影 4 秒后中央血管开始增强，为肺动脉血管的特征。(e)30 秒后，与肝(LE)相比，肺实变组织呈均匀等增强。(f)实质期，2 分钟后，肺组织和肝组织均呈低增强

性彩色多普勒超声可见肺动脉分支，为明显的高阻动脉血流信号。同样因为缺氧，在不张组织内也可见中央支气管动脉的单相血流信号（图 7.35 ）。阻塞性肺不张的常见发现为中央型肺肿瘤，此时，实变不张肺组织不同程度地作为"声窗"方便显示中央肺结构（图 7.36 ）。根据 Fissler-Eickhoff 和 Müller（ 1994 ）的研究表明，96% 支气管肺癌的病例，肿瘤可见侵犯和浸润肺动脉。受侵的肺动脉在超声上表现为分布紊乱或不张肺组织内血流信号减少或缺少。

（2）超声造影：与彩色多普勒超声一致，近期的阻塞性肺不张与压迫性肺不张表现一致，超声造影开始增强时间较早，并呈高增强。这说明

不张肺组织内完全由肺动脉供血（图 7.37 ）。与灰阶超声相比，中央型肺肿瘤患者超声造影可以更清晰地显示不张肺组织内的肿瘤病变（图 7.36 ）。长期的阻塞性肺不张，不张肺组织内可能发现液化和脓肿（图 7.37 ）。不张肺组织内这些可能的病灶与转移性病灶均可通过超声造影进行可靠的诊断（图 7.38 ）。肿瘤所致阻塞性肺不张，根据肿瘤组织结构的不同，可能出现肺动脉的侵犯和闭塞。这种情况，超声造影表现为开始增强时间延迟和低增强（图 7.35 ）。这表明不张肺组织内的血供转变为支气管动脉（ Görg 等，2006a ）。总体来说，阻塞性肺不张的超声造影可有多种表现（表 7.1 ）。

图 7.32　66 岁，男性，肺炎伴脓肿形成。（a）彩色多普勒超声可见左肺下叶完全实变，中间可见液化区，仅中央部分可见血流信号。（b）频谱曲线分析可见中央血管呈单相低阻血流信号，与支气管动脉一致。（c）超声造影 7 秒后，中央血管开始增强，说明其来源于支气管动脉。（d）30 秒后，病变累及的肺组织显示增强，中央存在无增强区域，说明局部出现肺脓肿或包裹

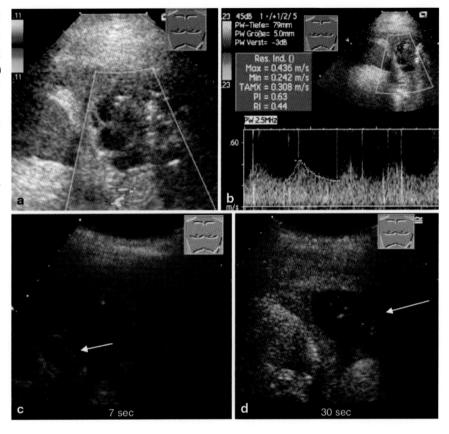

7. 胸壁占位性病变

（1）彩色多普勒超声：超声是进行胸壁检查的一种方法。彩色多普勒超声甚至可以显示正常健康人供应胸壁血供的肋间动脉（图 7.39）。胸壁肿瘤或者胸膜转移瘤黏附于胸壁时，其内血供主要以肋间动脉为主，表现为单相血流（图 7.40）。当肿瘤侵犯肺组织时，彩色多普勒超声可能显示为不同的血流信号，为肿瘤内复杂性动脉血管分布的表现（Görg 等，2005a；图 7.41）。

（2）超声造影：目前尚未有相关研究报道超声造影在评估胸壁占位性病变中的价值。肋间动脉是非常明显的血管。肋间动脉超声造影的特点为开始增强时间延迟，动脉期增强的程度可能存在差异。因此，胸壁的特异性超声造影模式并不存在，通常表现为实质期造影剂快速通过（图 7.42，图 7.43）。

七、小结

不同类型的肺实变定性彩色多普勒超声表现多样，部分具有特征性表现。因此，对于肺外周型病变的病因诊断与分类，彩色多普勒超声可作为灰阶超声的有价值的补充。与肺组织具有肺动脉和支气管动脉双重血供的生理特点一致，在实变肺组织内，彩色多普勒超声可以分辨高阻频谱

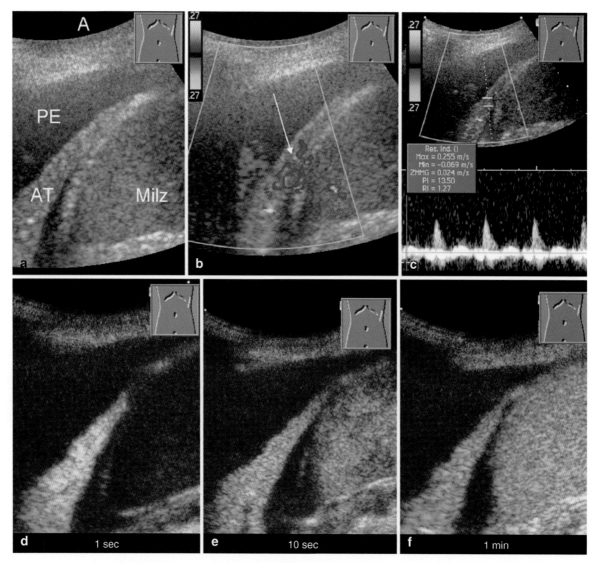

图 7.33　42 岁，女性，胸腔积液。（a）灰阶超声可见胸腔积液（PE），左肺下叶不张（AT）。（b）彩色多普勒超声显示不张肺组织内可见明显血流信号。（c）频谱曲线分析可见肺动脉样高阻血流信号。（d）超声造影显示，1 秒后不张肺组织呈高增强，此时邻近脾尚未开始增强。（e）10 秒后，肺组织仍然呈明显高增强，脾开始呈点状不均匀性增强，意味着脾开始逐渐强化。（f）实质期，1 分钟后不张肺组织和脾呈均匀增强，这种表现说明血管无一例外均源于肺动脉。Milz，脾

曲线和低阻频谱曲线两种动脉。前者为肺动脉，而后者为支气管动脉。周围型肺实变内，不同的病因表现为肺动脉和支气管动脉有特点的分布特征，诸如血流频谱形态及位置。动脉频谱曲线分析比较费时。目前，彩色多普勒超声还不能可靠地显示肿瘤的新生血管。

周围型肺病变超声造影的相关应用经验有限。胸部病变的超声造影操作简单、快速，基本适合临床常规使用。肺病变可以通过超声造影开始增强时间和增强程度进行鉴别。初步研究表明胸部超声造影有助于不明确病变的鉴别诊断（Görg 等，2006b；表 7.1）。

图 7.34　74 岁，男性，甲状腺癌，右侧胸腔积液。（a）灰阶超声可见胸腔积液（PE）和肺不张（AT），最可能为压迫性肺不张，中央部分可见支气管气象。（b）超声造影显示不张肺组织均匀增强，内可见小圆形病灶呈低增强，说明其为肺转移性病变（箭头）

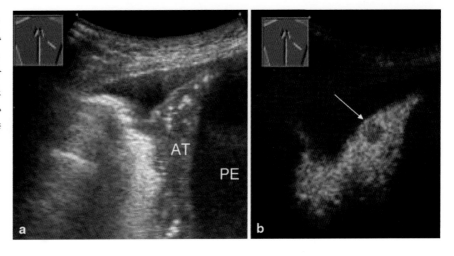

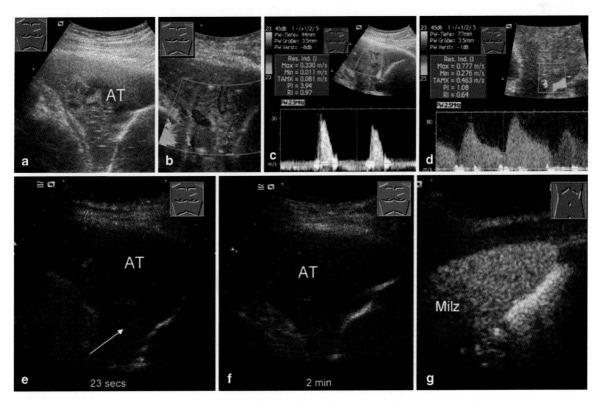

图 7.35　75 岁，男性，非小细胞支气管癌。（a）灰阶超声可见左肺上叶大面积楔形肺实变，为肺不张（AT）的表现。（b）彩色多普勒超声显示内部血流信号。（c）频谱曲线分析显示不张肺组织内可见肺动脉样高阻血流信号。（d）频谱曲线分析显示中央血管呈支气管动脉样低阻单相血流信号。（e）超声造影显示不张组织内血管 23 秒后开始增强，表示其来源于支气管动脉。（f）2 分钟后，不张肺组织强化明显减退，实际上已经无增强。（g）作为体内对照，脾（Milz）组织正常增强

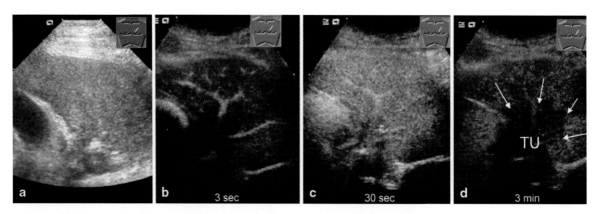

图 7.36　71 岁，女性，非小细胞支气管肺癌，左肺上叶肺不张。（a）灰阶超声可见肺上叶均匀实变，其内肿瘤组织不能清晰显示。（b）超声造影，给予造影剂 3 秒后，可见中央分支样的较粗大肺动脉开始增强。（c）30 秒后，不张肺组织均匀增强。（d）3 分钟后，实质期中央肿瘤（TU）呈无增强或者低增强，与周围不张肺组织界限清晰（箭头）

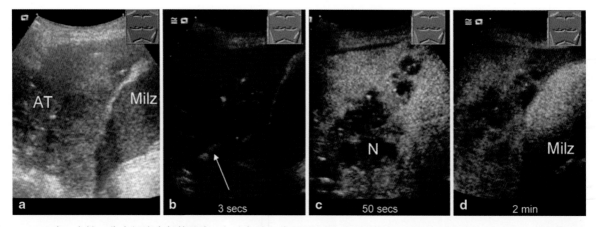

图 7.37　47 岁，女性，非小细胞支气管肺癌。（a）灰阶超声可见左肺下叶不均匀回声的不张肺组织（AT）。（b）超声造影，给予造影剂 3 秒后，不张肺组织开始增强（箭头），说明此血管来源于肺动脉。（c）50 秒后，不张肺组织明显增强，其内可见多个无增强区，可能为坏死区域（N）。（d）2 分钟后，不张肺组织与脾（Milz）比较呈低增强

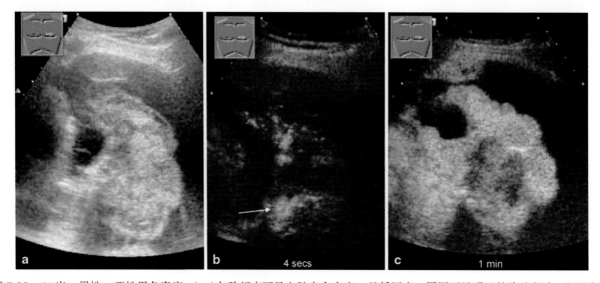

图 7.38　64 岁，男性，恶性黑色素瘤。（a）灰阶超声可见左肺完全实变，呈低回声。周围可见明显的胸腔积液。（b）超声造影，给予造影剂 4 秒后，中央血管开始增强，说明此血管来源于肺动脉。（c）1 分钟后，不张肺组织呈明显增强，中央可见较大、相互融合的低增强占位性病变，这种表现即刻说明其为肺转移病变

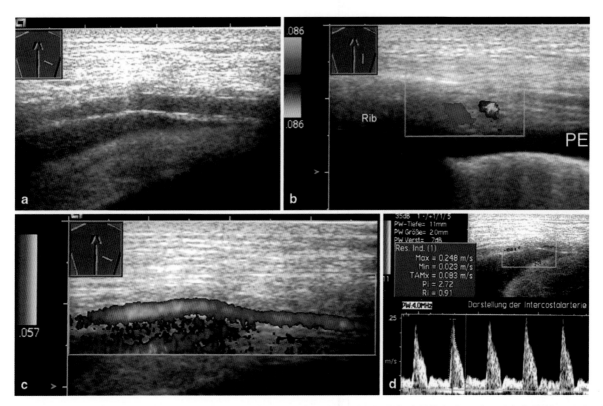

图 7.39　显示正常人肋间动脉。（a）灰阶超声，在肋间显示肋间动脉。（b）彩色多普勒超声，头 - 尾方向纵断面显示血管位于肋骨下方，PE 胸腔积液。（c）肋间动脉的彩色多普勒超声长轴切面。（d）频谱曲线分析显示单相高阻血流信号，为肋间动脉的特征性血流信号

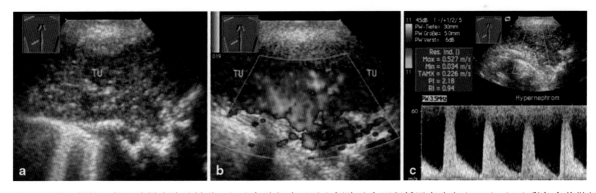

图 7.40　45 岁，男性，肾上腺样瘤胸壁转移。（a）灰阶超声显示左侧胸壁大面积低回声改变（TU）。（b）彩色多普勒超声显示病变内血流信号丰富。（c）频谱曲线分析显示肋间动脉样单相高阻血流信号

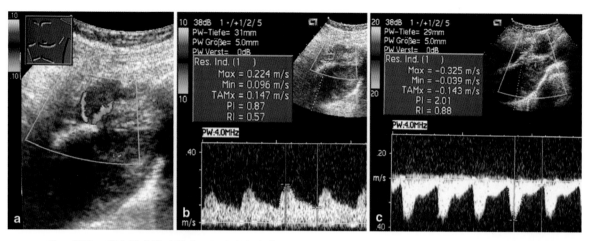

图 7.41 34 岁，男性，睾丸肿瘤胸壁转移。（a）彩色多普勒超声显示肿瘤向肺内生长，肿瘤内可见血流信号。（b）频谱曲线分析显示支气管动脉样单相低阻血流信号。（c）频谱曲线分析显示肋间动脉样单相高阻血流信号。这些表现说明肿瘤内血管分布复杂

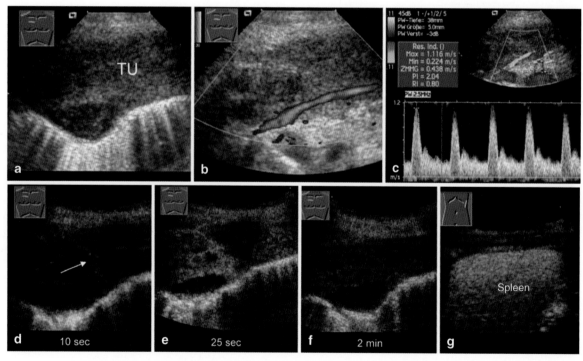

图 7.42 69 岁，男性，组织病理学证实为胸膜间皮瘤。（a）灰阶超声显示胸壁大面积低回声病变（TU）。（b）彩色多普勒超声可见明显的肿瘤内血管。（c）频谱曲线分析显示肋间动脉样单相血流信号。（d）超声造影，给予造影剂 10 秒后，血管开始增强（箭头）。动脉血管来自于体循环，与肋间动脉一致。（e）25 秒后，肿瘤病灶明显增强，内可见低增强区域。（f）2 分钟后，病灶呈低增强。（g）体内参照，脾（Spleen）均匀增强

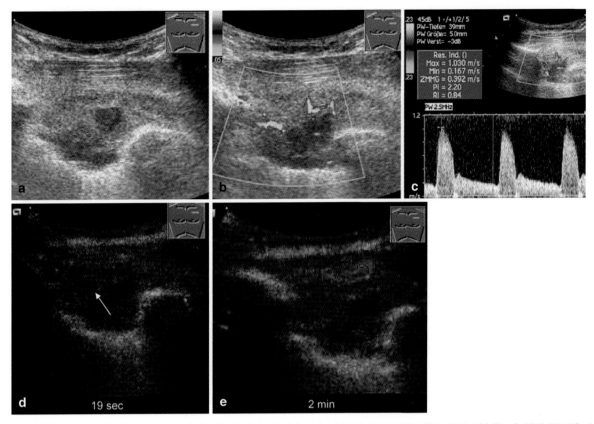

图7.43　54岁，男性，结肠癌，病理证实胸膜转移癌瘤。(a)灰阶超声显示壁层胸膜不均匀低回声结节，与肺边界不清。(b)彩色多普勒超声显示从胸壁进入病变内的小血管。(c)频谱曲线分析可见肋间动脉样单相血流信号。(d)超声造影，给予造影剂19秒后，病变（箭头）边缘血管开始增强。这表明血流来自体循环，与肋间动脉表现一致。(e)2分钟后，病变表现为低增强

参考文献

[1] Albrecht T, Blomley M, Bolondi L et al (2004) Guidelines for the use of contrast agents in ultrasound. Ultraschall Med 25:249–256

[2] Civardi G, Fornari F, Cavanna L, Di Stasi M, Sbolli G et al (1993) Vascular signals from pleural-based lung lesions studied with pulsed Doppler ultrasonography. J Clin Ultrasound 21:617–622

[3] Fissler-Eickhoff A, Müller KM (1994) Pathologie der Pulmonalarterien bei Lungentumoren. Dtsch Med Wochenschr 119:1415–1420

[4] Forsberg F, Goldberg BB, Liu BB et al (1999) Tissue specific US contrast agent for evaluation of hepatic and splenic parenchyma. Radiology 210:125–132

[5] Gehmacher O, Mathis G, Kopf A, Schreier M (1995) Ultrasound imaging of pneumonia. Ultrasound Med Biol 21:1119–1122

[6] Gehmacher O, Kopf A, Scheier M et al (1997) Can pleurisy be detected with ultrasound? Ultraschall Med 18:214–219

[7] Görg C, Bert T (2004a) Trancutaneous colour Doppler sonography of lung consolidations: review and pictorial essay. Part 1: pathophysiologic and CDS basics of pulmonary vascularity. Ultraschall Med 25:221–226

[8] Görg C, Bert T (2004b) Trancutaneous colour Doppler sonography of lung consolidations: review and pictorial essay. Part 2: CDS patterns of pulmonary consolidations. Ultraschall Med 25:285–291

[9] Görg C, Bert T (2006a) Transcutaneous contrast enhanced sonography of peripheral lung lesions: review and pictorial essay. Am J Roentgenol 187:420–429

[10] Görg C, Bert T (2006b) Contrast enhanced sonography for differential diagnosis of perisplenic lesions with a second-generation contrast agent. Am J Roentgenol 186:621–626

[11] Görg C, Seifart U, Holzinger I, Wolf M, Zugmaier G (2002) Bronchiolo-alveolar carcinoma: sonographic

pattern of "pneumonia." Eur J Ultrasound 15:109–117

[12] Görg C, Seifart U, Görg K et al (2003) Color Doppler sonographic mapping of pulmonary lesions: evidence of dual arterial supply by spectral analysis. J Ultrasound Med 22: 1033–1039

[13] Görg C, Bert T, Görg K, Heinzel-Gutenbrunner M (2005a) Color Doppler sonographic mapping of chest wall lesions. Br J Radiol 78:303–307

[14] Görg C, Bert T, Görg K (2005b) Contrast enhanced sonography for differential diagnosis of pleurisy and focal pleural lesions of unknown cause. Chest 128:3894–3899

[15] Görg C, Bert T, Kring R (2006a) Contrast enhanced sonography of the lung for differential diagnosis of atelectasis. J Ultrasound Med 25:35–39

[16] Görg C, Bert T, Kring R, Dempfle A (2006b) Transcutaneous contrast enhanced sonography of the chest for evaluation of pleural based pulmonary lesions. Ultraschall Med 27: 437–444

[17] Harvey CJ, Albrecht T (2001) Ultrasound of focal liver lesions. Eur Radiol 11:1578–1593

[18] Hsu WH, Ikezoe J, Chen CY, Kwan PC, Hsu CP et al (1996) Color doppler ultrasound signals of thoracic lesions: correlation with resected histologic specimens. Am J Respir Crit Care Med 153:1938–1951

[19] Hsu WH, Chiang CD, Chen CY, Kwan PC, Hsu JY et al (1998) Color doppler ultrasound pulsatile flow signals of thoracic lesions: comparison of lung cancer and benign lesions. Ultrasound Med Biol 24:1087–1095

[20] Kolin A, Koutllakis T (1988) Role of arterial occlusion in pulmonary scar cancers. Hum Pathol 19:1161–1170

[21] Mathis G, Dirschmid K (1993) Pulmonary infarction: sonographic appearance with pathologic correlation. Eur J Radiol 17:170–174

[22] Müller KM, Meyer-Schwickerath M (1978) Bronchial arteries in various stages of bronchogenic carcinoma. Pathol Res Pract 163:34–46

[23] Uflacker R, Kaemmerer A, Picon PD, Rizzon CF, Neves CM, Oliveira ES, Oliveira ME, Azevedo SN, Ossanai R (1985) Bronchial artery embolization in the management of hemoptysis: technical aspects and long-term results. Radiology 157:637–644

[24] von Babo H, Müller KMG, Huzky A, Bosnjakovic-Buscher S (1979) Die Bronchialarteriographie bei Erkrankungen der Lunge. Radiologe 19:506–513

[25] Yuan A, Chang DB, Yu CJ, Kuo SM, Luh KT, Yang PC (1994) Color Doppler sonography of benign and malignant pulmonoray masses. Am J Roentgenol 163:545–549

[26] Yuan A, Yang PC, Lee L, Wu DH, Kuo SH et al (2000) Reactive pulmonary artery vasoconstriction in pulmonary consolidation by color Doppler ultrasonography. Ultrasound Med Biol 26:49–56

第八章　图像伪像与陷阱

Andreas Schuler 著　薛　恒　译

　　胸肺超声的诊断水平明显受检查者相关知识的影响，也需要仔细辨识灰阶及彩色多普勒超声伪像。

一、伪像

　　伪像是超声系统固有的、内在的一部分。当超声声波穿过人体时，物理现象导致伪像产生（表8.1）。由于胸部的解剖特点，令人厌恶的伪像使得胸部超声成像及评估变得尤为困难。伪像可以扭曲客观存在结构的大小、位置、形态以及回声，导致无法正确或完整地对这些结构成像；同时伪像也可以"无中生有"，显示某些并不存在的结构。另一方面，伪像对于某些疾病的诊断非常重要，不可或缺。当某些位于肺表面或骨性胸廓的特定伪像一旦缺失（气体：多重反射伪像；骨组织：声影），就能够帮助检查者诊断特定的疾病（肺部病变及肋骨的病变）。因此，超声在一定程度上可以评估肺实质、骨组织和（或）软组织病变。当伪像出现在某些非常规的部位，也可以作为诊断标准，如胸膜腔内出现气体的多重反射伪像即可做出气胸的诊断。

二、陷阱

　　超声诊断陷阱是超声诊断错误的缘由，这些陷阱的起因包括解剖、断层成像、病理生理或是超声医师对于超声物理基础方面的不正确解读，最终导致错误诊断。不完整的询问病史，对于临床、辅助检查信息的忽视或对超声（和临床）鉴别诊断知识的不足，也可算作超声的"陷阱"。最后且并非最不重要的一点是，任何一名有职业道德感的超声医师必须能够意识到超声检查的局限性，从而建议临床进行其他有效且经济的检查，这样对患者才最为有利，也算是尽可能地避免或减少超声的诊断陷阱。

三、胸部超声物理基础

　　超声声束由探头发射，穿过人体组织并返回探头，通过定位、处理接收到的背向散射及反射回波形成声像图。在完全均质的介质中，声波呈一致的方式向前传播，但在两个不同介质的交界处，传播方式发生改变。表8.1总结了这一过程中容易出现的一些变化及影响因素，包括声波的一些基本参数的变化、入射角、界面的物理性质以及界面表面的光滑程度。两个相邻介质的声阻抗差可以影响很多声学参数，其中之一是背向散射的回波强度，即在灰阶超声上表现为像素的亮度。人体组织内存在很多界面，来自解剖结构的界面回波反映了其解剖特征。

表 8.1　超声波的物理现象

反射	折射
吸收	散射
衍射	衰减

因为存在强反射结构（充气的肺组织、骨性胸廓），胸部超声较腹部超声会遇到更多令人讨厌的伪像。因此，接下来会简要讨论超声波在气体及骨性结构中传播的一些特殊现象。

气体。会造成超声波的强反射。根据组织表面的情况、声阻抗差以及声界面处的气体容量不同，超声波与气体相互作用的结果有所不同：

- 大部分被吸收（造成衰减）
- 全反射伴声影（造成气体强回声）
- 部分反射，但穿透力下降伴窄声影

最常见的情况是超过 99% 的声波在组织与气体形成的第一个界面即被反射，形成所谓"初始肺回声"。因此，通过超声观察深在的肺组织并非可行。只有当表面的肺组织出现改变并造成特定的物理变化时（如炎症导致气体缺失或肿瘤相关病理过程、肺不张等），才可能通过超声观察肺组织。不过，在上述情况中，肺组织本身存在若干界面（支气管肺泡腔内的气体、支气管壁、间质组织、血管壁、血液），超声波在通过这些界面时，也可以发生前面提到的传播变化。

骨组织。在骨组织中，超声波的能量几乎被完全吸收。因此，远场的超声波完全消失（即声束在轴向上没有更多的回波）。当超声波以合适的角度入射骨组织时，会造成强反射以及骨表面深方的重复回声（多重反射伪像）（图 8.1）。

四、胸膜及膈边界的声像图表现

超声波入射角度改变及组织表面连续性（粗糙程度）的不同会引起声像图的变化。此外，由于超声探头分辨率的提升及相关技术的不断进步，图像的质量也大有改善。入射角为 65°~ 90°（译者注：原文为 0° 到约 25°，有误，已修改），声波经过胸膜与肺之间的界面时会出现全反射。只有当胸膜/肺表面由于炎症或瘢痕形成而增厚，表面

变得不规则且"粗糙"时，较大的入射角才不会出现全反射。

经腹部超声可以观察到大部分的膈（在右侧通过肝作为声窗，左侧通过脾作为声窗）。由于声阻抗差比较大以及存在散射现象（译者注：膈表面较粗糙，会出现散射现象），声像图显示的膈厚度大于实际解剖厚度（图 8.2）。超声无法通过肋间扫查清晰显示膈的中央位置，因为无法获得满意的声束入射角。膈扫查时出现明显的回声连续性中断，令超声医师懊恼。此外，侧方声影

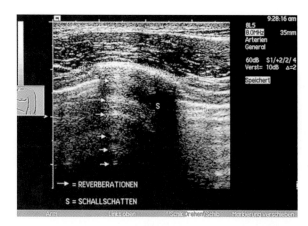

图 8.1　锁骨（CL）所造成的反射声影。远场的声影（S）是由于超声波在骨表面被吸收所致。当声波在锁骨表面垂直入射时，还会造成额外的混响伪像（即重复回声，箭头所示）。PL 表示胸膜所形成的反射

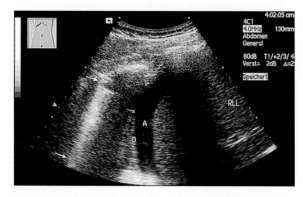

图 8.2　"膈裂隙"。女性患者，原发性腹膜间皮瘤，腹水（A）及基底段肺炎。膈的中央部分（D）显著增厚。正对探头的膈似可见裂隙（测量键之间）。此外，膈可见侧方声影，头侧的肺组织（箭头）可见彗星尾征。RLL，肝右叶；R，肋骨伴后方声影

也限制了膈肌的扫查，需要通过其他切面进行补充扫查。

五、灰阶超声伪像

根据发生机制和物理特征，超声伪像可以分为以下四大类（表 8.2；Kremkau 和 Taylor 1986；Schuler 1998）。

表 8.2　伪像分类
- 超声声束伪像
- 超声增强伪像
- 超声分辨率伪像
- 其他伪像

1. 胸部超声中的声束伪像

（1）混响（多重反射伪像）：气体与组织边界，骨折裂缝

超声波在组织与气体边界处几乎发生全反射（即初始肺回声），从而形成该伪像。二者间的边界成为强反射界面，将声波反射回探头表面，在该处被探头表面再次被反射，传播至组织与气体的边界，如此反复，形成多重反射伪像。

根据声波传播至界面的时间不同，组织与气体边界处的多次反射回波信号沿声波传播方向在图像的深方显示，位于深方的回声强度低，图像暗（图 8.2，图 8.3）。当线阵探头进行胸部表面的扫查时，探头与体表接触不足产生的伪像（图8.10）实际上就是多重反射伪像（在探头表面形成）。

肋骨骨折的细小裂隙由于多重反射伪像而在声像图上变得明显（所谓烟筒现象）（Dubs-Kunz 1992）。这种情况下，肋骨骨折的断端形成强反射界面（图 2.17）。

（2）镜面伪像：肝实质出现在膈上方，血管出现在"胸膜"深方

镜面伪像是强反射界面（如膈）处入射角依赖性声波反射现象，声束入射到膈表面偏转反射至组织内，在组织内遇到反射体发生反射，背向返回膈并再次被反射回到超声探头。形成图像显示的结构总是位于超声声束的轴向位置，显示在实际反射体轴向位置的远端。

这种机制形成了肝在膈处的典型镜面伪像（图8.4），同样，在肺表面处的锁骨下动脉也可形成镜面伪像。该伪像不但出现在灰阶超声中，也出现在彩色多普勒及频谱多普勒中（Reading 等，

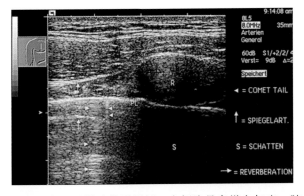

图 8.3　多重反射及彗星尾征，右侧胸骨旁纵向扫查。肺组织内出现多重反射伪像（水平箭头）及短彗星尾征（三角）。此外，胸部肌肉组织的筋膜在胸膜（PL）的深方形成了镜面伪像（垂直箭头）。肋骨（R）深方可见不完全声影（S）；由于声束可部分透过肋骨内的软骨成分，从而使观察者可以看到深方强回声的胸膜

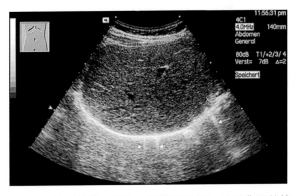

图 8.4　镜面伪像。图为右侧肋下斜切，显示典型的镜面伪像所致的肝实质显示在膈上方。在膈远端所显示的部分并非"肺实质"，而是肝实质在强反射界面，即膈形成的反射。测量键之间为一血管瘤，位于肝内近膈顶处，其镜面伪像显示反而更加清晰，移位显示于图像的中部。在某些情况下，镜面伪像能够显示位于超声主瓣声束成像以外的结构，这些结构的原始图像反而不能显示，从而造成观察者的困惑。箭头所示为气体中的彗星尾征

1990；图 8.5）。一般而言，由于超声声束穿过组织产生衰减，因此多次背向散射形成的镜面伪像回声更低，并且有时边界更加模糊或被扭曲。

（3）弓形伪像：肋骨反射出现在胸腔积液中

旁瓣声束内的强反射界面移位显示在主瓣声束区域，即形成了弓形伪像。在相控阵探头以及凸阵探头，观察者可以看到特征性的弓形或弧形结构。在线阵探头中，则表现为双曲线。由于弓形伪像，骨性胸廓的反射可造成类似胸腔积液中的分隔（图 8.6）。该伪像可以通过改变入射角或扫查平面消除。

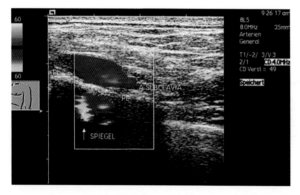

图 8.5　彩色多普勒成像中的镜面反射。锁骨下动脉（A.SUBCLAVIA）在胸膜（PL）处形成反射。箭头所示一血管结构位于胸膜深方，形成镜面图像。该血管实际上并不存在

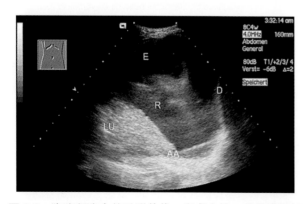

图 8.6　胸腔积液中的弓形伪像。患者女性，乳腺癌肺转移、胸膜转移。作为强反射界面的骨性胸廓实际位于超声主瓣之外，但由于弓形伪像被显示为一向上的弧形结构（AA 即弓形伪像，译者注：在图中误标为 BA），可能误认为胸腔积液（E）中的分隔。内部回声 R 并非代表积液中的颗粒，而是一些噪声伪像（即"斑点"）。D 代表膈肌，LU 代表胸腔积液内的肺不张

（4）传播透射伪像/短缩现象：肋软骨深方肺表面形态扭曲

由于声束在肋软骨中传播速度较周围软组织快，即形成了该伪像。在声束传播方向上，肺表面出现明显的凸出改变，造成空气/肺表面处的"假病变"（图 8.7）。在腹部肝超声检查中该伪像也很容易出现，是肋软骨深方肝扫查时一个相当重要的现象（肝表面出现明显占位性病变）（Bönhof 和 Linhart，1985）。

（5）边缘声影：强反射界面处出现折射/衍射

这种伪像出现（膈缺口）在声束倾斜入射至反射体表面，是强反射界面处所致的声波折射和衍射（如：膈，图 8.2）。当声束平面或声束角度改变，这种伪像会消失，有助于识别。

2. 由于回声强度改变所导致的伪像

（1）声影/回声缺失：所有骨性胸廓结构均可形成

是胸部超声中最常见的伪像，妨碍我们对强反射界面（即骨性胸廓）深方的结构进行评估。由于对超声声束的强吸收，骨结构（肋骨、肩胛骨、锁骨、胸骨、脊柱）深方几乎完全被遮挡，实际上所有信息都丢失（图 8.1）。然而，骨性胸廓（骨外形、骨表面和关节）相对规则的声影结构如果出现中断，则可能有助于疾病诊断，因为可能出现了病理变化（骨折、骨肿瘤、关节积液、关节肿

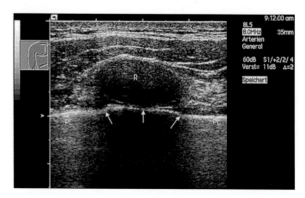

图 8.7　传播透射伪像。肋软骨（R）深方的胸膜（PL）回声向探头方向凸出（箭头所示）。原因是超声声束在肋软骨与胸壁软组织间的传播速度差异

胀）。胸膜的声影同样也是病理变化的征象，如胸膜斑块提示石棉肺、胸膜肺病变修复期形成的钙化、肺内靠近胸膜的病变（肺炎、结核）或淋巴结内钙化。

（2）回声增强：低-无回声结构远端（胸腔积液、囊肿、血管、低回声占位性肿物）

这种"明亮视觉"效果，即上述结构远端出现的更强回声区域并非回声增强，而是因为靠近探头的非常低、甚至无回声结构对声束的衰减较弱，这就造成其深方的区域（更明亮，强回声）较周围

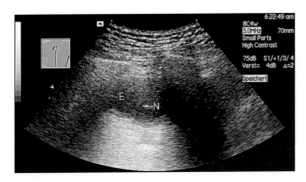

图 8.8 后方回声增强。少量非完全无回声胸腔积液（E）的深方出现了明显的"回声增强"（EE）。其形成原因在于声束经过积液时的衰减较邻近周围组织弱。请注意邻近胸壁的积液并无回声，内部的回声为噪声伪像。此外，可以看到短线状的强回声（N），这是超声引导下胸水穿刺所使用的针尖

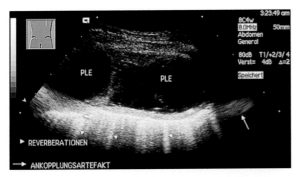

图 8.9 彗星尾征和探头接触不良伪像。乳腺癌患者。胸腔积液伴分隔的深方，在脏层胸膜与肺表面的边界处可见多发的彗星尾征（箭头所示）。此外，由于探头与胸壁之间接触不良，可见声影及伪像反射（长箭头所示），与典型的多重反射伪像不同。胸腔积液深方可见明显的回声增强。PLE，胸腔积液

区域（均一的较低回声）看起来回声要高一些。胸部超声应用中，在大量胸腔积液或肺周围型低回声病变时会出现该伪像（图 8.8，图 8.9）。

（3）回声分辨伪像

噪声：发生在充满液体的结构中

在无回声区浅部，可以发现弥漫的、由不同界面回波所形成的"背景噪声"，其强度取决于整体增益（彩色多普勒成像也同样存在）。在这里需要注意的是，这些内部回声所代表的结构实际上并不存在，有时可能和胸腔积液内的沉积物相混淆（图 8.6，图 8.8）。积液的表面边界通常模糊不清。

切面厚度伪像：发生在声阻抗差较大的反射界面（胸膜，膈）

这种常见的、令人厌烦的伪像也属于分辨伪像。当超声声束倾斜地入射到两个声阻抗差较大的强反射界面时，形成边界层回声明显增厚，（部分）模糊并且扭曲。这种现象会造成胸膜、膈增厚或存在病变的假象（图 8.2），同时也会造成血管内血栓或沉积物的假象。

3. 其他伪像

（1）彗星尾征（共振伪像），B 线：发生在含气组织处

在肺组织或气体表面边界处，常常能够观察到小的彗星尾征（图 8.2，图 8.3，图 8.4 及图 8.9）。它们表现为点状强回声伴后方的窄带状强回声。其形成机制目前尚存在争议。一种解释是两个距离非常近的反射界面所形成的多重反射以及在非常薄的软组织内出现的共振现象（震动）（例如增厚的肺泡隔间质，周围被气体包绕形成强的回声响应）。除了空气和其他微气泡外，另一个常引起彗星尾征的来源是金属异物。

很多学者将出现在肺中的彗星尾征称之为B 线，即"肺水之回声"（Lichtenstein 等，1997，2005；Gargani 等，2008；Noble 等，2009；Soldati 等，2009）。声波遇到含气肺表面时，出现大量该伪像，则提示肺间质病变，例如肺间质水肿、肺挫伤或肺炎等（Soldati 等，2006；Volpicelli 等，2008）。少数情况下，肺间质纤维化也可出现同样的表现（Wohlgenannt 等，2001；

Reissig 等，2003）。然而，对于上述各种病变，仅凭超声伪像不足以做出鉴别诊断。简单来说，上述伪像的存在提示"这个肺并不健康"（图 8.10，图 8-11，图 8.12）。

在第一届国际胸膜肺部超声会议专家共识中，B 线被定义为激光样垂直分布的高回声多重反射伪像，源于胸膜线（之前被描述为"彗星尾征"），向屏幕图像深方延伸，无衰减，且随呼吸与肺组织同步上下移动。多发 B 线为肺间质综合征的超声表现。

在对弥漫性肺间质综合征的评估中，理想的超声扫查包括 8 个区域，但有时快速扫查前方两个区域也足以做出诊断。在某一区域的扫查中，纵断面扫查邻近两个肋骨之间的肺野范围内出现 3 条或以上的 B 线即可认为该区域检查结果为阳性。需要注意的是，局限的多发 B 线在正常肺组织中也可以出现。

局灶分布的超声肺间质综合征表现可见于多种病理情况，如肺炎、肺不张、肺挫伤、肺梗死、胸膜病变、肺占位等（Winfocus 2010）。

（2）异物所造成的伪像：穿刺针针尖、引流管

无论医源性或是意外进入体内的异物都会带来超声伪像。例如弹片、玻璃或木头碎屑等均可进入胸壁及软组织内并被声像图发现。在超声引

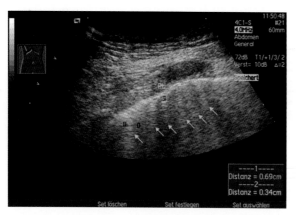

图 8.10　B 线（箭头所示，测量键之间：宽约 7 mm），出现在左心功能失代偿所致的肺水肿（PL 代表胸膜）

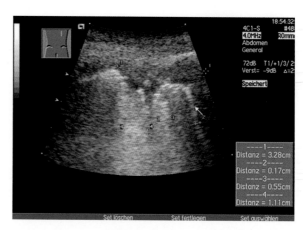

图 8.12　慢性全心功能失代偿患者，充血性肺炎：肺实变（测量键 1 所示），其深方多发彗星尾征（测量键 2-4：宽度 2 ~ 11 mm）

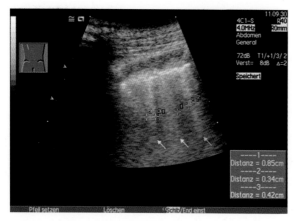

图 8.11　间质综合征伴彗星尾征（箭头所示，测量键之间：宽度 3 ~ 8 mm），患者为细菌性肺炎愈合期，图像上未显示肺实变

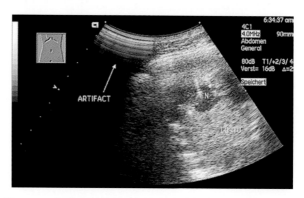

图 8.13　多重反射伪像（探头与皮肤接触不良所致）（箭头所示）。患者右肺外周型支气管肺癌，肿物位于腹侧。患者行细针穿刺活检以获得病理诊断，可见穿刺针形成的伪像（N）位于肿瘤内（LU-TU）

导下的诊断或介入治疗过程中，识别这些伪像非常重要。无论是邻近胸膜的小范围肺实变、仅有几个毫米深的胸腔积液或是脓胸，均可以在超声实时引导下进行穿刺或引流。对于胸壁软组织或骨性胸廓的占位性病变，也可以在超声引导下进行穿刺活检。在含气组织内识别针尖可能比较困难，我们认为在超声实时观察下缓慢调整针尖位置是一种有效的方法（Blank，1994；图 8.8）。

（3）多重反射伪像：探头与皮肤接触不良所致

如果探头形状与所扫查区域的体表形态不符（如使用线阵探头扫查两侧弧形的胸壁）就会出现该伪像，表现为特征性的重复回声（这些重复回声来源于超声晶体与超声表面的覆膜之间）（图 8.13）。

六、胸部超声应用中的彩色多普勒伪像及陷阱

本章不具体讨论彩色多普勒成像原理及各种参数调节，具体可参考相关文献（Wild 1996）。

1. 脉冲重复频率，整体增益，壁滤波，背景噪声

整体彩色增益不足或设置不当会导致实际上存在的血流不能被显示（增益过低）或者出现大量彩色编码信号产生的"染色过度"，实际不代表血流信号而仅仅是背景噪声（信噪比过低）。

对于管径细小、低流速的血管，应选择较低的脉冲重复频率（PRF），防止微弱的血流信号被忽略。当要观察大动脉（纵隔、胸骨上、胸骨旁）的时候，可能需要增高 PRF 或降低整体增益。对于频谱多普勒的调节也如此。同样，壁滤波的选择也需调节，防止低速或微弱的血流信号被"滤过"。

2. 方向伪像

严格来说并不是真正的伪像，只是彩色多普勒血流方向编码的一种具体表现（图 8.14）。如果同一根血管同时具有朝向探头和背离探头的血流

流向（例如血管走行弯曲），红色和蓝色的血流信号就会出现在同一根血管内。血流方向的变化点位于两种颜色交界处；这个交界处区域为黑色（对应为没有血流信号填充；参见彩色标尺）。

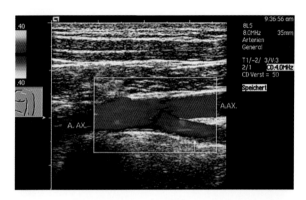

图 8.14　彩色多普勒的方向伪像。腋动脉（锁骨下段，A.AX.）及其肌支／胸壁分支。朝向探头流动的血流被编码为红色；而背向探头的则被编码为蓝色（见彩色标尺）。分支动脉（箭头）为蓝色，从红色到蓝色的过渡区有小片黑色区域。在这个位置上（多普勒角度为 90 度）相对于探头没有血流信号

3. 混叠伪像

与方向伪像刚好相反，混叠伪像的不同血流间颜色转变通过明亮条带区域。这种现象显示为两种颜色血流间的移行区为"马赛克"样彩色血流，当局部血流速度高于所选择的 PRF 值，即出现混叠伪像（图 8.15a）。在频谱多普勒，高于最高流速标尺的频谱部分会被"砍掉"，并显示在相反的方向。混叠伪像往往提示血管高度狭窄，局部血流湍流（图 8.16）。通过提高彩色及频谱多普勒的 PRF 值（超过尼奎斯特频率限制），将有助于减少混叠伪像。也会有可能辨清血流的方向（图 8.15b，图 8.15c）。

4. 运动伪像

相对于超声探头的组织运动（呼吸、肌肉收

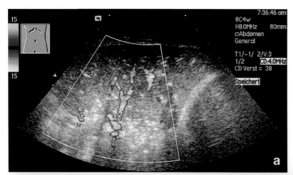

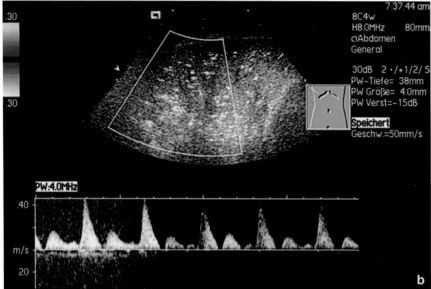

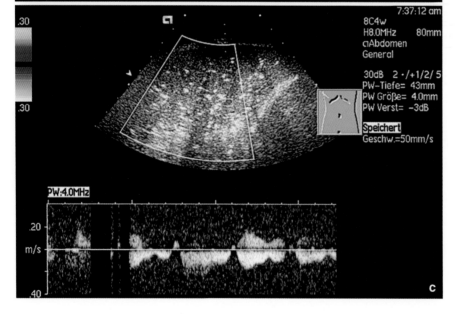

图 8.15 （a）彩色多普勒显示肺炎患者肺血管内出现混叠伪像。由于彩色多普勒的脉冲重复频率设置较低（彩色标尺显示最高流速为 15 cm/s）而出现混叠伪像，观察者无法单凭血流的颜色确切判断血流方向。血管内两种不同颜色的交界区呈现明亮的颜色，因此推断血管内血流平均速度大于 15 cm/s。（b）肺动脉彩色多普勒血流图。只有当 PRF 调节至 30 cm/s 时，才可能区分不同的肺血管。红色编码显示的血管为流入动脉，相对应的频谱多普勒显示该血流呈四期血流。（c）肺静脉彩色多普勒血流图。蓝色的血流表示向心流动，相对应的频谱多普勒显示为静脉血流信号

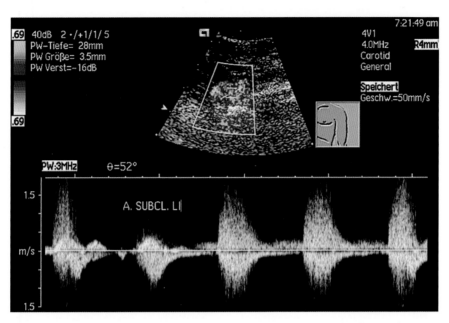

图 8.16 锁骨下动脉狭窄。尽管 PRF 已经设置得很高（最高流速为 69 cm/s），但血管内仍可见高速血流，表现为血管内明亮的彩色像素。此外，血管结构在二维超声上显示欠清；在血管外也能够看到彩色血流信号，这种现象也被称为震动伪像，是血管狭窄引起周围的组织震动所致。由于其与脉动的血流同时出现，因此在局部无法确凿地与血流信号区分。频谱多普勒显示最高流速约 1.5 m/s，并出现反向血流（位于基线下方），同样的病理改变还包括肢体动脉内异常的非三相频谱

缩、心血管搏动等）会造成明显的"频移"，也会产生彩色多普勒信号。运动伪像由于持续叠加干扰了血流显示，特别是靠近心脏和血管的区域尤为显著，是多普勒血流成像方法的缺陷。例如，在上述这些区域就几乎无法检测出低速血流。超声设备制造商的各种"伪像抑制"技术在一定程度上能够减少该伪像的影响，甚至在血管狭窄处，血管搏动带来周围组织同步震动，使得彩色多普勒血流成像显示出血管外存在明显的血流信号（图8.16）。

胸膜滑动征是一个非常有用的诊断征象。由于脏胸膜随呼吸产生移动，同样造成明显的能量多普勒伪像。如果脏胸膜滑动的彩色信号消失、深方充气肺组织表面的彗星尾征消失，则提示气胸诊断的特异度接近 100%（Kirkpatrick 等，2004）。

5. 不合适的多普勒角度

当多普勒角度在 60°~90°，可能会导致错误的多普勒测量或不准确的血流显示（彩色多普勒及频谱多普勒）。在这种情况下，使用能量多普勒对胸/肺血流进行显示有一定的帮助（Yang 1996）。能量多普勒成像为非角度依赖，无须血流方向编码，通过记录背向散射的幅度（非频移）实现更加敏感的血流显示。

七、小结

一方面，由于胸部特定的解剖特点，超声成像系统产生的伪像使得胸部超声扫查及评估存在

困难；另一方面，骨性胸廓或肺表面特定伪像的缺失，使得我们有可能把超声作为某些疾病诊断的首选方法（如胸膜下肺病变、肋骨骨折），并用来评估肺实质或骨组织。最后，伪像也可作为诊断标准，如胸膜腔出现气体伴多重反射伪像即可诊断气胸。

参考文献

[1] Blank W (1994) Ultrasound guided pucture and drainage. In: Braun B, Günther RW, Schwerk WB (eds) Ultraschalldiagnostik Lehrbuch und Atlas. ecomed, Landsberg. Bd III/11.1 pp 20 f

[2] Bönhof JA, Linhart P (1985) A pseudolesion of the liver caused by rib cartilage in B-mode ultrasonography. J Ultrasound Med 4:135–137

[3] Dubs-Kunz B (1992) Sonographische Diagnostik von Rippenfrakturen. In: Anderegg A, Despland P, Henner H (eds) Ultraschalldiagnostik 91. Springer, Berlin Heidelberg New York Tokyo, pp 286–273

[4] Gargani L, Frassi F, Soldati G, Tesorio P, Gheorghiade M, Picano E (2008) Ultrasound lung comets for the differential diagnosis of acute cardiogenic dyspnoea: a comparison with natriuretic peptides. Eur J Heart Failure 10:70–77

[5] Kirkpatrick AW, Sirois M, Laupland B et al (2004) Hand-held thoracic sonography for detecting post-traumatic pneumothoraces: the Extended Focused Assessment with Sonography for Trauma (EFAST). J Trauma 57:288–295

[6] Kremkau FW, Taylor KJW (1986) Artifacts in ultrasound imaging. J Ultrasound Med 5:227–237

[7] Lichtenstein D, Meziere G, Biderman P (1997) The comet tail artifact: an ultrasound sign of alveolar-interstitial syndrome. Am J Respir Crit Care Med 156:1640–1646

[8] Lichtenstein D (2005) General ultrasound in the critically ill, 2nd edn. Springer, Heidelberg

[9] Noble VE, Murray AF, Capp R, Sylvia-Reardon MH, Steele DJR, Liteplo A (2009) Ultrasound assessment for extravascular lung water in patients undergoing hemodialysis. Time course for resolution. Chest 135:1433–1439

[10] Reading CC, Charboneau JW, Allison JW, Cooperberg PL (1990) Color and spectral doppler mirror-image artifact of the subclavian artery. Radiology 174:41–42

[11] Reissig A, Kroegel C (2003) Transthoracic sonography of diffuse parenchymal lung disease: the role of comet tail artefacts. J Ultrasound Med 22:173–180

[12] Schuler A (1998) Untersuchungstechnik und Artefakte. In: Braun B, Günter RW, Schwerk WB (eds) Ultraschalldiagnostik Lehrbuch und Atlas. Bd I. ecomed, Landsberg, pp 1–42

[13] Soldati G, Testa A, Silva FR, Carbone L, Portale G, Silveri NG (2006) Chest ultrasonography in lung contusion. Chest 130: 533–538

[14] Soldati G, Copetti R, Sher S (2009) Sonographic interstitial syndrome. The sound of lung water. J Ultrasound Med 28:163–174

[15] Volpicelli G, Caramello V, Cardinale L, Cravino M (2008) Diagnosis of radio-occult pulmonary conditions by real-time chest ultrasonography in patients with pleuritic pain. Ultrasound Med Biol 34:1717–1723

[16] Winfocus (2010) 1st International consensus conference on pleura and lung ultrasound.

[17] Wild K (1996) Periphere Gefäße. In: Braun B (ed) Ultraschalldiagnostik Lehrbuch und Atlas. ecomed, Landsberg, pp 10–13

[18] Wohlgenannt S, Gehmacher O, Mathis G (2001) Thoracic sonography on interstitial lung disease. Ultraschall Med 22:27–31

[19] Yang PC (1996) Color doppler ultrasound of pulmonary consolidation. European J Ultrasound 3:169–178

第九章　胸部介入性超声

Wolfgang Blank 著　　刘士榕　译

多数胸部疾病的病因都可以通过结合病史、临床表现及影像学检查明确诊断。从医学的角度分析，将已有的诊断性方法机械地串联应用，预期获得详尽的诊断流程，这种做法既不经济也不明智。

明确诊断往往需要生物化学、微生物、细胞或组织病理学专家进一步评估，这些评估所需要的材料可以通过靶向穿刺获得。如果适应证合适，穿刺后还可以进行介入性治疗。

医生为患者实施提供明确诊断的介入性操作，应该总是采用最快速并且给患者带来最小痛苦的方式进行。

胸部疾病介入性操作可采用多种途径：

1. 经皮入路
   - （a）超声引导
   - （b）放射影像引导（X 线透视检查，X 射线计算机断层成像，CT）
2. 腔内入路
   - （a）支气管镜
   - （b）内镜超声
3. 外科手术入路（纵隔镜、胸腔镜、开窗暴露手术）

一、一般适应证

除了常用的胸腔积液及超声可显示占位性病变的穿刺之外，位于胸壁、胸膜、肺或前纵隔的病变也是介入操作的重要适应证（Braun 1983；Börner 1986；Weiss 和 Weiss 1994；Pedersen 等，1986）。

对于一些无法通过经胸扫查明确的病理改变，根据病变的解剖位置、诊断手段的效能和专业性，采用前文所列的介入操作方法可能获得明确诊断。

胸部介入性操作的适应证：

1. 胸壁占位性病变（肿瘤、脓肿、血肿、骨骼改变）
2. 胸膜占位性病变
3. 胸腔积液和脓胸（量非常少，有分隔）
4. 周围型肺实性病变（肺癌、肺炎、肺脓肿）
5. 纵隔病变（前纵隔病变）

因为任何一种介入操作都存在潜在的并发症，所以应该对其适应证进行严格的确定。

原则上，虽然任何一种超声可显示的占位性病变都可以进行穿刺，但是操作者应该仅对有治疗意义（如放疗、化疗）或有希望获得重要预后信息的病灶进行穿刺。对存在手术机会、怀疑周围型恶性肿瘤的患者，一般首选外科手术切除而不是进行穿刺。操作者不应该仅仅为了证明已经确定的或是基本合理的诊断而进行穿刺（Blank 1994，2007；Beckh 和 Bölcskei 1997；Schwerk 和 Görg 2007）。

二、禁忌证

严重的凝血异常（国际标准化比值＞1.8，部分凝血酶原时间＞50 s，血小板计数＜50，000）为绝对禁忌。肺大疱气肿、肺动脉高压为相对禁忌。当患者呼吸功能严重受限、血气指标较差时，穿刺只可应用于病情有希望经介入治疗改善的患者。应当避免高危部位的穿刺（Yang 等，1992；Mathis 等，1999）。

三、超声或 CT 引导下穿刺

对于一些肺与纵隔疾病，CT 影像可以提供最佳的整体图像。但是，CT 引导介入操作仅适用于靶目标和穿刺路径通过超声无法准确评估的病例（Blank 1994，2007；Mathis 1997a）。

超声引导穿刺的优势很多：快速有效且可以用于床旁操作（重症监护病房，急诊室），并发症发生率低、无放射性暴露及价廉。相对于 CT 引导而言，超声引导可以对穿刺过程进行详尽的实时监控。操作者可以根据设定的穿刺方向，自由地变换穿刺路径，患者的含气肺组织可以得到最大的保护（气胸发生率低）。胸廓上口的神经丛可在高分辨率超声探头下清晰显示，这样可以避免穿刺过程中的神经损伤（图 9.1）。

彩色多普勒超声可以显示血管（胸廓上口、胸骨旁）。肿瘤组织内的活性部分（血流供应）可能通过彩色多普勒超声进行判定，近年来广泛应用的超声造影技术可以更加敏感地判断肿瘤活性。合理地应用上述技术，诊断性穿刺的成功率会很高，肿瘤消融治疗的疗效也会得到增强。周围型肺膨胀不全、肺炎所致的肺实变与周围型肺肿瘤可通过彩色多普勒超声或超声造影（较少的运动伪像）进行鉴别（Wang 等，1995；Yang 1996；Zimmermann 等，2003；图 9.2）。

不过，超声引导下的经皮穿刺也具有一定的局限性。若占位性病变通过超声难以或根本无法显示，或穿刺路径不够安全，则可以选择腔内入路（支气管镜，内镜超声）或计算机辅助的穿刺方法（Klose 和 Günther 1996；Mikloweit 等，1991；图 9.3，图 9.4）。

原则上，介入操作应选择最快速获得诊断并且给患者带来痛苦最小的方法。

> !
> "超声图像引导显示你正在做什么，CT 图像引导则显示你已经做了什么"（Heilo 1996）

超声引导下的穿刺有如下优势：

1. 操作快速并且可用于床旁。
2. 对患者、助手及医生无放射性暴露。
3. 穿刺方向有可能自由选择，并且全程监视进针路径。
4. 神经（胸廓上口的神经丛）、血管（彩色多普勒超声）以及含气肺组织（较低的气胸发生率）都可以避免损伤。
5. 引导穿刺肿瘤活性部分（彩色多普勒超声，超声造影），保证较高的穿刺成功率。
6. 彩色多普勒超声及超声造影（较少的运动伪影）可鉴别肺炎、肺不张与肺肿瘤。
7. 费用低廉，并通常用于门诊病人。

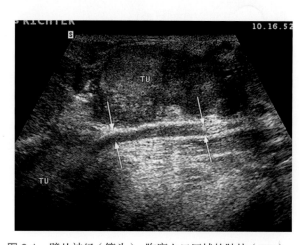

图 9.1　臂丛神经（箭头）。胸廓上口区域的肿块（TU）

四、设备、仪器与穿刺技术

对于胸壁病变，操作者须使用高频线阵探头。

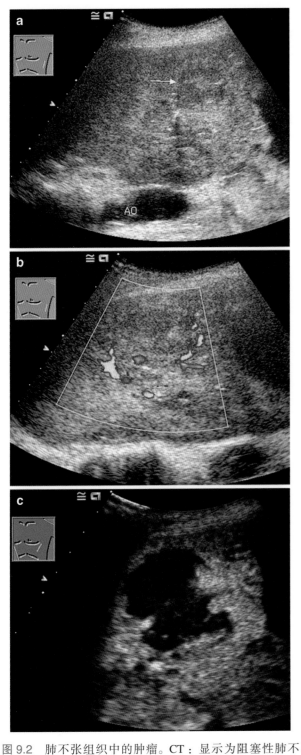

图 9.2　肺不张组织中的肿瘤。CT：显示为阻塞性肺不张，难以明确病因。支气管镜检查：未发现肿瘤。（a）灰阶超声图像显示广泛肺不张组织中可见局部轻度的结构异常（箭头）。（b）彩色多普勒超声显示结构异常的区域内无可辨认的正常血管结构。（c）超声造影显示少许强化的占位性肿块

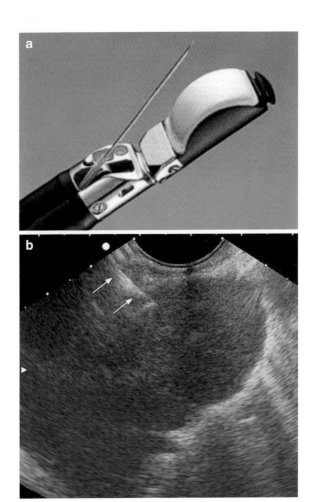

图 9.3　经食管超声引导下穿刺。（a）穿刺针的长轴图像（日立）。（b）后纵隔食管旁低回声肿物，穿刺针（箭头）易于辨识。细胞学检查提示为小细胞支气管肺癌

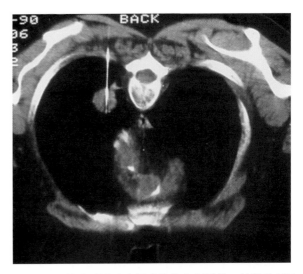

图 9.4　CT 辅助引导肺内圆形肿物穿刺活检，该肿物无法被超声显示。采用切割式活检针（切割槽长度 0.9 mm），CT 图像显示穿刺针长轴。组织病理学提示为小细胞支气管肺癌

胸膜腔或肺组织病变则须使用扇形切面探头，探头的接触面窄小。对于内镜超声引导下的穿刺，应使用特制的、带有活检通道的腔内探头（Kelbel等，1996）。

穿刺针的引导方式有多种（图9.5）。最简单且经济实用的方法是所谓的徒手穿刺。90%的介入穿刺是在超声图像引导下的徒手操作。

1. 穿刺针

细针（直径<1 mm）和粗针（直径>1 mm）存在差别（图9.6）。随着穿刺针的管径增加及穿刺时间的延长，并发症的发生率也随之提高。理想的穿刺针应当满足如下标准：有尽可能细、足

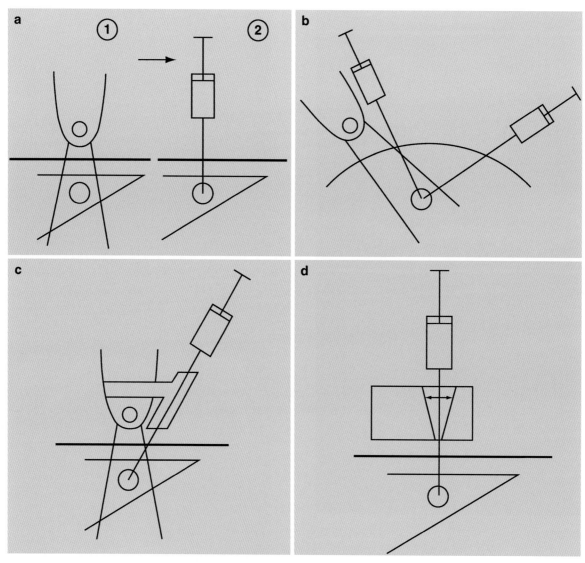

图9.5　多种穿刺方法。（a，b）徒手穿刺。（a）超声图像定位标记后的徒手穿刺。价格低廉的两步法（穿刺过程中不用影像监测靶病灶）。非常适用于表浅部位病灶的简易穿刺。（b）超声图像监测下穿刺。费用低，穿刺路径可变，故可以从多个角度进行穿刺，穿刺针易于显示，表浅部位病灶的简易穿刺反而不适合。穿刺过程中需要佩戴无菌手套。（c，d）引导穿刺。（c）超声穿刺引导架。较贵，且穿刺入路不可变，图像局限在操作区域，穿刺针显示并不容易，近场视野佳。胸部病变穿刺时很少必须采用。（d）扇扫/凸阵探头及其辅助结构。相对便宜，穿刺针易于显示，但近场视野欠佳，穿刺入路固定，但可进行电子叠加，需要对附件进行消毒。不太适用于胸部穿刺

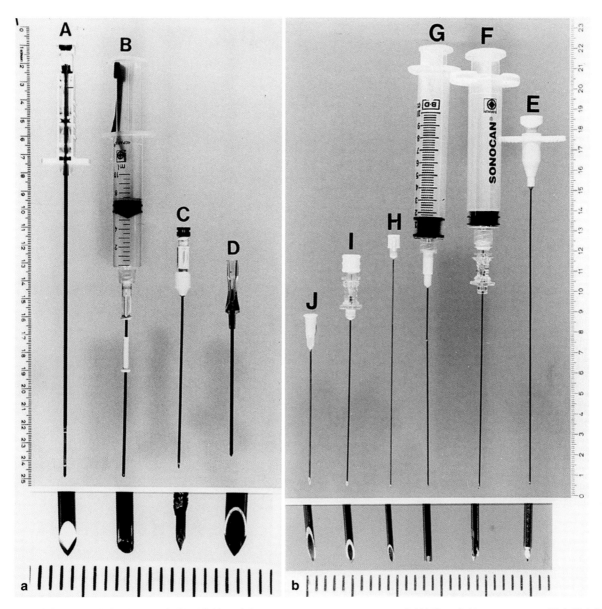

图 9.6　穿刺针。（a）粗针。A，切割活检针，直径 1.4 ~ 2 mm；B，Menghini 型活检针，直径 1.6 mm；C，骨穿针（德国 Angiomed 公司）；D，黏液抽吸针，直径 2.0 mm。（b）细针。E，基于 Köhler（Angiomed 公司）的 Vaku-Cut 针。当达到穿刺目标后，针的长度将回退 3/4 以产生局部真空。直径 0.8 ~ 1.2 mm。F，Sonocan 活检针（博朗公司，梅尔松根，德国），直径 0.8 ~ 1.4 mm，长度 100 ~ 160 mm。穿刺技术类似 Otto 针，但无须旋转运动；G，基于 Otto 针的切割活检针带有针芯（Angiomed 公司），直径 0.8 ~ 1.2 mm，长度 100 ~ 200 mm；H，带有针芯的千叶针，直径 0.6 ~ 0.9 mm；I，Lumbal 穿刺套管针，带有针芯，直径 0.9 mm；J，穿刺套管针，不带针芯，直径 0.7 mm

够的硬度来保持进针方向，切缘锐利，如此才能
保证进针迅速，且能获得足够的组织取材（Weiss
和 Düntsch 1996；Westcott 1980）。表 9.1 比较了
不同类型的穿刺针直径。

表 9.1　穿刺针直径转换表

毫米（mm）	规格（G）	French（Fr），Charriere（Charr）
0.7	22	
0.8	21	
0.9	20	
1.0	19	3
1.2	18	
1.35		4
1.4	17	
2.0	14	6
3.0	11	9
4.0	8	12
5.0	6	15

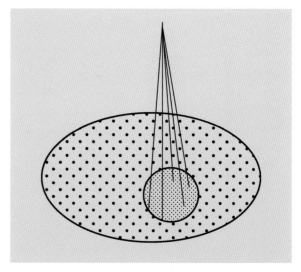

图 9.7　　细针针吸细胞学活检。扇形抽吸技术示意图

（1）细针：细胞学检查采用直径 0.7 ~ 0.9 mm
的细针即可。这些细针可以带有或不带导向针，
且无切割尖端（最经济的注射器针头，脊髓麻醉穿
刺针及千叶针）。

导向针通常并非必须，但当穿刺路径较长时
（如经过较多肺组织）建议使用，因为通过导向针
后穿刺针弯曲活动范围很小，不会切割到穿刺区
域之外的组织。对于针吸细胞学检查或细菌学培
养，直径为 0.7 ~ 0.9 mm 的针足矣。如果需要抽吸
的液体高度黏稠（脓液、血液），则必须选择更粗
一点的穿刺针（最大直径 1 ~ 2 mm）。

穿刺的技术要点如下：一旦穿刺针达到靶目
标后，即可实施穿刺，尽可能在病灶内以扇形扩
散运动方式进行抽吸，以便获取不同区域的组织
（图 9.7）。对于较小的肿瘤（< 2 cm），通常只可
能在一个穿刺方向上进针。这种情况下，捻转穿
刺针杆可能有助于获取组织样本。

在穿刺针前进、后退的往复运动过程中，细
胞被剥脱并吸入针管中。穿刺针后退过程中，无须
进行真空负压抽吸，这样就不会有穿刺标本被吸入

注射器内，也可避免肿瘤组织播散到穿刺针道。

将获取的标本通过高压注射的方式冲推到载
玻片中央进行细胞学涂片，利用另一个载玻片轻
轻推刮组织，根据"现场细胞病理学专家"的判断，
用乙醇进行固定（例如 Merckofix 喷雾式细胞固定
剂）或采用风干固定的方法。固定后必须立即将涂
片置于显微镜下进行观察，确保已获得足够的细
胞进行病理分析，否则将重复同样的步骤进行取
材。当怀疑病变为肿瘤时，细胞不足必须重复取
材的发生率约占 1/3。细菌学涂片采用革兰氏染色
法，并同时进行细菌培养。怀疑为结核时，则需
要进行特殊检查（结核菌培养、PCR 等）。

通过细针抽吸获得的样本通常只能用于细胞
学分析，以区分病变的良恶性，但无法用来确定
恶性病变的类型（如淋巴瘤）。如果需要进行快速
诊断，并且恶性病变的证据已足够时，细胞学检
查至少是首选方法。近年来，随着特殊包被载玻
片的使用，免疫细胞学检测技术改善了细胞学诊
断结果，但通常也不能用于确定很多恶性病变的
病理类型（如淋巴瘤）。因此，需要进一步行组织
病理学检查。免疫组化技术同样使组织切割活检
的确诊率明显提高。

细针针吸细胞学检查可能犯的错误如下：
①穿刺技术掌握不佳；②组织取材少或没有取到
有价值组织（可能需要进行重复穿刺）；③吸取的
样本为血液；④涂片或固定技术失误；⑤细胞病

理学诊断经验不足。

（2）切割活检针：切割活检针可获得圆柱状的组织条，用于病理组织学分析。单手操作活检针非常实用，便于医生一手进行超声扫查，另一只手进行穿刺操作。单手操作自动活检针（所谓的活检枪）取材过程迅速、操作时无须避开肺组织，软组织取材时可获得典型的圆柱状标本，尤其适用于胸部病变的穿刺活检（图 9.8）。活检枪穿刺能够获得更好的标本，且并发症的发生率更低，尤其是气胸的发生率。对于质地较硬的肿物或骨肿瘤，自动弹簧活检枪的弹射力通常不足以穿入肿瘤组织。

活检枪穿刺的缺点是操作程序略显烦琐以及穿刺者缺乏穿刺进针手感（Mathis 1997b）。

现在，可供选择的功能相似的活检枪种类很多。明智的介入操作者有必要熟悉一两种类型的活检枪。 这些不同活检针的穿刺取材技术可分为三类：①真正切割式（Tru-Cut）：切割式活检枪带有取样槽，可以保护切割到的组织条在回退的过程中不会丢失。缺点是切割到的组织条相对于穿刺针的直径来说较薄，仅为半圆柱形。②负压抽吸式（Surecut）：组织切割过程发生在穿刺针瞬间前向发射。退针时，切取的组织条被负压吸置针管内。如果失去负压，可能造成组织条丢失（图 9.8）。③ BioPince：与 Surecut 类似，可切割出完整的圆条形组织，取得的组织量较多（穿刺针直径 1.2 mm），从而获得更准确的组织病理学诊断。该针集合了上述两种类型活检针的优点。针内特殊

图 9.8 （a）自动单手操作活检针。活检针发射取材的长度可以预先设定（通过超声测量）。 上图：自动 - 真空穿刺针，一次性使用（巴德公司）。中图：可重复使用的活检枪（Bard 公司）及插入式活检针。活检针带有切割槽。此种活检枪的优点为获取的组织条在穿刺针回退的过程中不会丢失，缺点为获取的组织条相对较细。下图：BioPince 全自动活检枪（Pflugbeil-Amedic 公司）。获取的全部组织被特殊装置在穿刺针内保护起来。（b）不同活检针的针尖外形及组织条断面模式图。Surecut 活检针（上），Tru-Cut 活检针（中）及 BioPince 活检针（下）

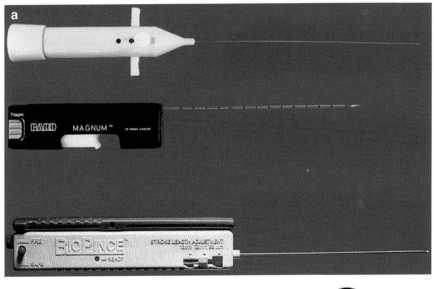

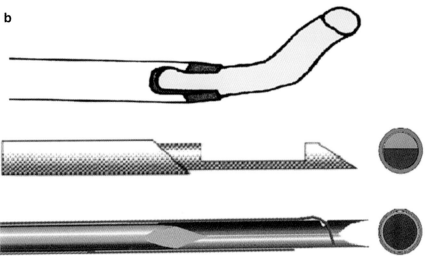

的固定装置在进针活检后推出，将组织条在针内保护起来。这种穿刺方法几乎不可能发生肿瘤种植转移（图 9.8）。

（3）粗针：粗针（1.2 ~ 2 mm）通常仅用于抽吸高度黏稠的液体。若需要鉴别胸壁的良性病变、胸膜疾病或间质性肺病，可能需要较大直径的组织切割针（Gleeson 等，1990 ；Ikezoe 等，1990 ；图 9.8）。

2. 引流导管

引流导管直径的选择依赖于液体的黏稠度。原则上，可使用套管针或 Seldinger 穿刺技术实施引流术。套管针技术在胸部含液性病变引流中应用较多（图 9.9）。任何一种引流穿刺实施之前，都需要先进行诊断性穿刺（图 9.10）。

3. 确认穿刺针及引流导管的位置

准确置入穿刺针不仅仅单独依靠超声显示。此外，当刺入靶病灶后，"穿刺的手感"通常会发生变化。不同的穿刺位置穿刺阻力改变明显。感觉刺中非常硬的组织提示恶性肿瘤。使用穿刺枪进行组织切割活检时，缺乏任何触诊的感觉是这种穿刺技术的少数缺点之一。穿刺针的显示程度依赖于穿刺针与超声束之间的角度。理想状态下，当穿刺针刺入超声探头监视平面时，穿刺针干显示为双重强回声反射。然而，当病变位置较深时，仅可显示针尖，表现为明亮的双重反射（图 9.11b）。必须在穿刺针的显示（较大穿刺角度显示更清晰）与精确靶目标穿刺（较小的穿刺角度更准确）之间寻找一种平衡。此外，胸部病变穿刺点的选择往往受解剖位置的限制。

当组织为高回声时，穿刺针可能很难被超声定位显示。此时，前后反复移动穿刺针或针芯，甚至做简单的抽吸动作，有利于显示穿刺针。彩色多普勒超声图像上穿刺针显示为一条彩色亮线（图 9.12）。使用活检枪时，穿刺针道（空气）甚至在操作结束几秒后仍可显示。

引流导管的典型声像图表现为明亮的双重反射，但通常不能显示引流管全程。注射液体时，彩色多普勒超声可显示整个引流管的形态（Wang 等，1995）。

协调探头与穿刺针尖显示的最佳方式是"单人 - 单手穿刺"。单人操作使得穿刺针空间位置关系显示和针尖位置调整更迅速。

　　无经验的操作者应当在体模上练习操作，例如将橄榄夹在牛肉之间，或在水槽中练习（Mathis 等. 1999）。

4. 术前准备与穿刺过程

许多诊断性穿刺及置管引流术（如胸腔积液）都可以在门诊进行操作。原则上，介入操作可在任何房间进行（急诊室，普通病房，重症监护病房），只要能够保证日常的消毒（Sonnenberg 等，1998）。便携式的超声仪器可能更具优势。

需要准备专门用于穿刺的材料有：注射器、套管、穿刺针、引流装置、无菌手套、消毒喷剂、局部麻醉药、无菌铺巾以及装取材标本的器皿，用于进一步诊断（微生物学、生化检查、细胞学及组织学检查）。

操作前需要常规检查病人的凝血状态（胸壁病变可以例外）。使用血小板抗凝药物的患者，如果可能，选择穿刺操作前一般需要停药 4 ~ 5 天（如果有冠状动脉支架，则须咨询心脏专家的意见能否停用）。对于急诊病人，必须进行个体化风险评估。

与任何侵袭性操作一样，术前须告知患者操作的过程及可能的风险。利用超声评估患者的胸部情况，并联合参照其他影像方法（X 线检查，CT）。明确穿刺目标，确定穿刺进针点、穿刺方向及穿刺路径（4P，即 Puncture 的首字母）。

操作前，擦去非消毒耦合剂。诊断性穿刺时，操作者应佩戴无菌手套，局部消毒，使用消毒导管和耦合剂。应选择最有利于进针的患者体位：

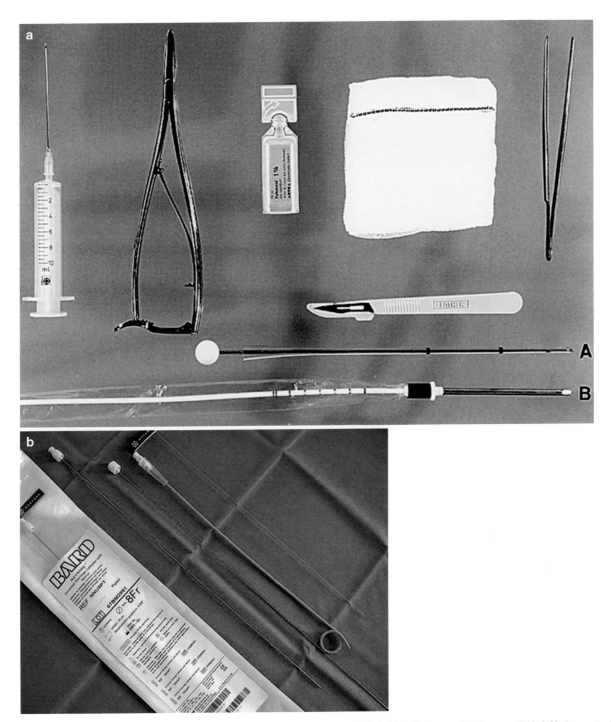

图 9.9　（a）胸腔积液引流穿刺包（套管针技术）。A，细口径（12F）胸腔穿刺导管（Intra 公司）；B，导管套管（Argyle 公司）。（b）Navarre 通用引流导管（Bard-Angiomed 公司，8-12F）。该引流管有如下优点：仅需小切口即可直接穿刺、导管的刺入不需要预先扩张穿刺通路、不会扭结、内腔几乎不被堵塞、猪尾式的设计可防止引流管脱出

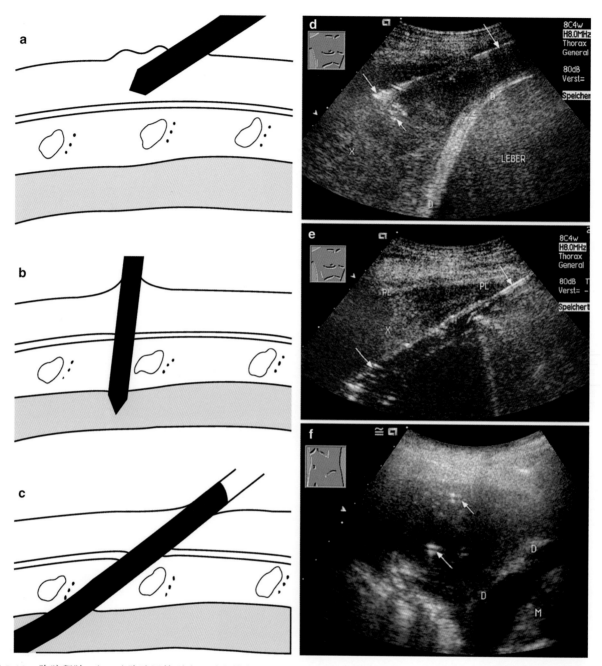

图 9.10　胸腔积脓。（a-c）胸腔置管引流。引流技术概要示意图。（d）诊断性穿刺，将穿刺针（大箭头）经肋骨上缘向上方刺入积液内部。注入液体后，可见针尖附近云雾样的高回声。X，胸腔积脓。（e）引流管穿入胸腔，超声图像可以显示套管针，为笔直强回声结构，部分区域伴有声影（箭头）。X，胸腔积脓。PL，壁胸膜。（f）移除套管针后，质地较软的引流管（双重反射结构，箭头）弯曲走行，识别困难。D，膈；M，脾（原文未注解，译者根据图像推测）

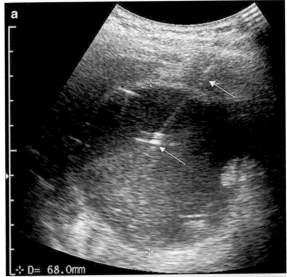

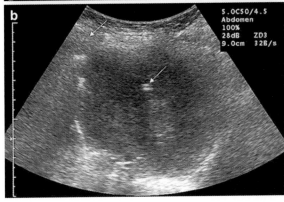

图 9.11 （a）较大的穿刺角度（45°～90°），穿刺针干显示为明亮的直线样高回声（箭头）。针尖表现为双层的高回声结构（远离探头的箭头），只有在穿刺针正确地位于声束平面内时才能显示。测量标记：包裹性胸腔积脓。（b）针尖的双层高回声反射，远离探头的箭头所指。这种情况比较常见，穿刺针不可能精确地位于声束平面内。只有在往返摆动运动时，才能显示穿刺针杆（邻近探头的箭头）。本例为胸壁低回声肿物，证实为周围性支气管癌（鳞状细胞癌）

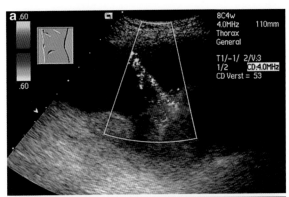

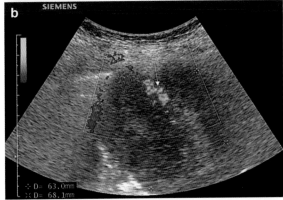

图 9.12 （a）彩色多普勒声像图可显示穿刺针内的流动液体。针尖排出的液体表现为云状的彩色信号。（b）针尖区域的组织位移（穿刺针的轻轻移动或抽吸所致）也可被彩色多普勒超声（能量多普勒）显示。测量标记：周围型支气管肺癌

坐位、仰卧位、侧卧位或俯卧位。局部麻醉仅在多针穿刺或穿刺针较粗时才使用，但是多数病人都会选用。

穿刺过程中需要病人轻轻屏住呼吸。

胸部介入操作——术前准备和操作过程：

（1）术前准备

（a）熟悉患者之前的影像资料（支气管镜，胸片，CT）；

（b）超声检查评估患者胸部情况；

（c）明确穿刺适应证；

（d）评估超声引导介入操作的可行性；

（e）确认是否存在介入禁忌证；

（f）明确患者是否在使用预防性抗生素治疗（尤其是脓肿病人）；

（g）确认患者是否知晓操作的过程及是否已经签署知情同意书；

（h）确定细胞学还是组织学活检；

（i）选择穿刺器材（穿刺针，引流管）。

（2）介入操作过程

（a）患者体位摆放（坐位、仰卧位、侧卧位或俯卧位）；

（b）超声图像显示靶目标，明确进针入路及方向；

（c）消毒，局部麻醉（如需要）。

（3）随访

（a）门诊病人

- 介入操作后常规观察 3 小时；
- 患者离院前再次超声检查（确认有无气胸，出血）；
- 给相关医师提供初步报告；
- 最后再次评估穿刺情况；
- 如患者出现不适症状，应立即返回医院；
- 确定告知患者结果的医师，并确认告知时间。

（b）住院病人

- 向主管医师汇报患者的初步情况；
- 护理人员的护理指导（检查生命体征，液体的引流量等）；
- 3 小时后超声复查（确认有无气胸，出血）；
- 治疗性穿刺或置管引流后进行体格检查；
- 一旦未获得结论性诊断，可能需要再次穿刺。

超声引导下介入操作——取得满意结果的必要条件：①合理选择适应证（需要临床经验）；②丰富的超声检查及介入操作经验；③熟悉所有可能发生的并发症及每一种操作方法的局限性；④保证取材标本的质量及正确的检查前准备；⑤病理学家（免疫组化）及微生物学家的丰富临床经验；⑥多学科间的密切合作。

五、适应证

1. 胸壁病变

胸壁软组织肿瘤的穿刺应当尽可能使穿刺针平行于肺表面。穿刺针（在合适的角度）几乎可以全程显示，使得气胸发生的风险最小化（图 9.13）。

此时可选用管径较粗的穿刺针（1.4 ~ 2 mm），这样即使是对于良性病变，也能更好地进行鉴别诊断（Gleeson 等，1990；Bradley 和 Metreweli，1991；Sistrom，1997）。

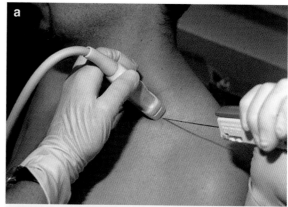
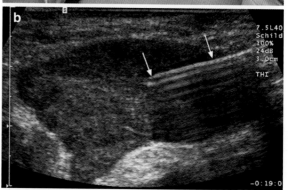

图 9.13 （a）胸廓上口病变穿刺：经典的穿刺技术。（b）经典的穿刺技术，病变为胸壁转移瘤。通过调整合适的角度，穿刺针杆（箭头）可以被清楚显示

术后胸腔积液的患者，可行多次反复穿刺或必要时置管引流。

骨骼病变，如果骨皮质仍然完整未破坏，其病理学评估主要依靠 CT 引导下的穿刺活检。多数情况下，病变引起骨质破坏、缺损，进而能够被超声显示，也可在超声引导下进行穿刺活检（图 9.14）。细针抽吸活检通常足以鉴别炎症与恶性肿瘤，正确率为 88% ~ 100%。如怀疑浆细胞瘤，因细胞学涂片简单易行且可明确诊断，所以优先选择针吸细胞学而不是组织切割活检。关于恶性肿瘤的进一步分型，以下情况则更倾向于选择组织切割活检。

对于位于胸廓上口的肿物，穿刺前必须明确区分神经丛（臂丛）和血管（彩色多普勒超声），以避免损伤上述结构（Vogel，1993；Civardi，等，1994；Blank 1995，2007）

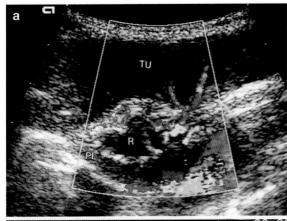

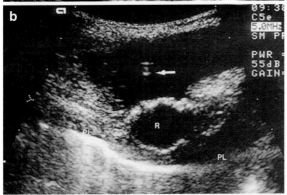

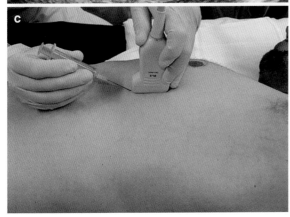

图9.14　（a）无回声的"软组织肿瘤"（TU）导致肋骨破坏（R）。彩色多普勒超声可以显示破坏的肋骨内和周围软组织肿瘤内血流信号。PL，胸膜。（b）细针抽吸穿刺软组织肿瘤。针尖可显示为双层结构的高回声（箭头）。细胞学证明为浆细胞瘤。（c）经典的穿刺技术操作图像

2. 胸腔病变

（1）胸腔穿刺术：大量胸腔积液时，超声检查可以帮助明确积液量，确定理想的穿刺肋间隙

并标记穿刺部位。随后的穿刺操作可以在病房进行（Reuß，1996）。对于较为复杂的胸腔积液（积液量少，有分隔，包裹性或非便利位置），超声持续引导下的穿刺则更为安全（图9.15）。这样可以显著降低气胸的发生率（小于1%），同时穿刺成功率高达97%（O'Moore等，1987）。通过观察"液体流动的彩色血流信号"，可以避免不成功的穿刺（Wu等，1995；图9.16）。应当选择合成材料的导管，而不是金属导管（金属导管有损伤肺组织的风险）。

局部麻醉后，将带有针芯（Abbocath；Abbott，Abbott Park III等型号）的合成材料导管经下一肋骨的上缘（为了避免损伤沿肋骨下缘走行的肋间神经及血管）朝上方向刺入胸膜腔。当进针阻力轻度增加时，标志穿刺针进入胸膜腔，然后将针芯移除。对于密闭的胸腔积液，可选用特殊的引流装置，进行人工抽液。

心力衰竭、肺炎所致的非复杂性胸腔积液，甚或穿刺后的少量气胸，都可用胸腔穿刺术进行治疗。

恶性的胸腔积液、胸腔积脓或血胸需要置管引流，因为存在形成分隔的风险（Blank 1994）。

恶性胸腔积液的细胞学诊断正确率为50%～75%（Gartmann 1988）。对于结核性胸腔积液，病原体的发现率仅为20%～40%（Vladutiu 1986）。

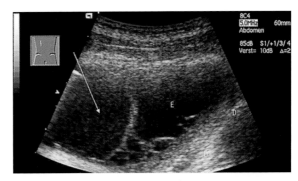

图9.15　有分隔的胸腔积液（E）。首次诊断性穿刺证明其为包裹性积脓（箭头）。第二次穿刺为胸腔置管引流。D，膈

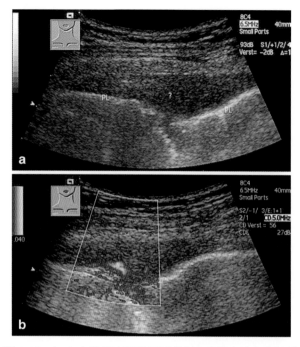

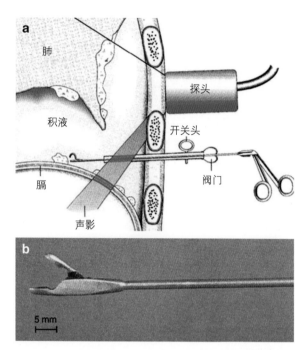

图 9.16 （a）灰阶超声图像需要鉴别包裹性积液与急性增厚的壁胸膜。PL，脏胸膜。（b）能量多普勒显示丰富的粗大血管，提示为急性增厚的壁胸膜

图 9.17 （a）胸膜活组织钳取法，根据 Seitz 医生绘制。（b）胸膜组织活检钳（史托斯医疗器械，图特林根，德国）

（2）胸膜活检：即使在 Abrams 和 Ramell 报道了经典胸膜盲穿法活检之后，恶性胸水诊断的准确率仍不足 50%，故而视频辅助下的胸腔镜技术应用越来越多。超声引导下胸膜活检也可作为一种选择，但目前为止，这种技术的临床应用病例数较少（Mueller，1988）。全自动活检枪（例如 BioPince 针）可以获得较高的成功率（敏感性为 70% ~ 80%，特异性为 100%）（Chu 等，1994；Heilo，1996）。近年来应用的组织活检钳穿刺取材法可能有一定帮助（Seitz 等，1999；图 9.17）。对于胸膜增厚性病变，细针抽吸活检不仅无用而且可能有害（出血的风险）。细针活检抽吸仅用于局灶性病变（Mathis 等，1999）。

（3）经皮胸腔引流：只要有恰当的适应证，恶性、血性及炎症性的胸腔积液都可以采用超声引导下胸腔引流术进行治疗，并且快速、安全、有效（Klein 等，1995）。CT 引导很少应用，除非超声引导困难。细管径引流管（8-14 Fr，如 Pleurocat）完全胜任引流，并且相对于很多医院传统应用的粗引流管而言，具有更好的患者耐受性。

粗、细两种引流管的引流成功率相当，但后者并发症明显减少。通常采用套管穿刺技术，导管的穿刺置入点要尽可能地选择胸腔的最低点。

肺炎引起的胸腔积液要尽早行引流术，以防止积液内分隔形成以及积液感染，引起呼吸性酸中毒，血 pH 降至 7.2 以下。根据炎症的程度，一般引流管在胸腔内留置 5 ~ 10 天。

对于恶性胸腔积液，选用内腔较细的胸腔引流导管（7-12 Fr，如 Pleurocat，法国）即可。通常选用套管穿刺技术。导管的置入点要尽可能地选择胸腔的最低点。

脓胸只有在急性期（1 ~ 4 周）才有较高的经皮引流治疗成功率（72% ~ 88%），所以早期确诊非常重要（Klose 和 Günther，1996；Blank，1994；图 9.10，图 9.15，图 9.18）。当脓腔内有分隔时，使用尿激酶滴注（50 ~ 100，000U/ 次）可使引流成功率显著提高（Sistrom，1997）。

（4）肺实性病变：如果病变的位置合适，超声可以显示周围型的肺病变。如果病变累及脏胸膜或者存在支气管狭窄后的肺不张、肺炎等，为

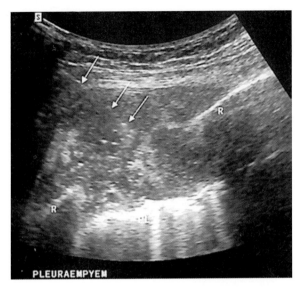

图 9.18　患者男，80 岁，高处跌落左侧胸部损伤后数天，体温迅速升高。X 线检查显示胸壁异常密度影，提示肋骨骨折。超声显示胸壁肿物，动态扫查可见肿物内液体轻微移动。起初的诊断性穿刺没有成功，直到采用粗针（直径 2mm）穿刺才获得明确诊断，为黏稠度较高的脓液。随后对病人行胸腔引流术。箭头所示为针干。R，肋骨

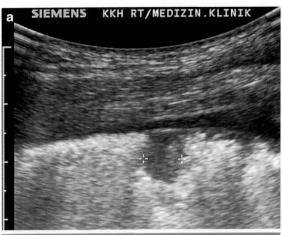

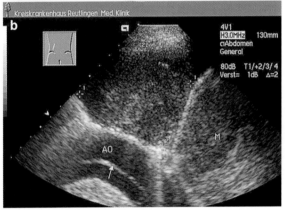

图 9.19　（a）几个较小肺肿瘤（最大径 18 mm），靠近胸壁伴周围极少量液体。针吸细胞学活检诊断为小细胞支气管肺癌。（b）左侧肺背基底段的较大肿块（测量标记所示），靠近膈和降主动脉（AO）。患者 4 年前确诊主动脉夹层动脉瘤。箭头所示为夹层膈膜。细针切割活检（Sonocan 针，直径 0.9 mm）病理证实为鳞状细胞癌。M，脾

超声显像提供良好的声窗，就可行超声引导下的穿刺活检。

　　肺癌确诊时，约 2/3 的患者已失去外科手术机会。任何一种姑息治疗前，都需要有明确的组织病理学诊断。周围型肺肿瘤的诊断，超声引导下穿刺活检明显优于支气管镜检查，相对于 X 线甚至 CT 辅助的经皮穿刺活检而言更加简单、快速，且无电离辐射（Chandresakar 等，1976；Börner 1986；O'Moore 等，1987；Hsu 等，1996；图 9.19）。

　　对于直径大于 3 cm 的周围型肺肿瘤，可行细针切割活检（组织病理学）明确诊断（Mathis 和 Gehmacher 1999；Schubert 等，2005）。对于直径小于 3 cm 的周围型肺肿瘤，细针抽吸活检进行细胞学诊断可能更好（Sistrom，1997）。穿刺活检并不是总能够鉴别良性肿瘤的类型（诊断正确率仅为70%）。很多情况下，可优先选择胸腔镜引导下的局部肺楔形切除活检（Beckh 和 Bölcskei，1997）。

　　（5）特殊穿刺技术：避开正常肺组织，选择安全的进针入路进行穿刺是预防气胸并发症的首要前提。对较大肿瘤的穿刺可以选择常规入路。沿着超声探头扫查平面进针，在实时连续超声引导下将针尖刺向壁层胸膜。嘱患者屏住呼吸，按上述路径进行穿刺就可避免刺伤正常通气肺组织。为保证不损伤通气肺组织，事先须测量穿刺深度，并在穿刺针上标记，特别是使用全自动单手操作活检针时。

　　如果操作者的技术足够熟练，也可以对直径小于 1 cm 的周围型肺病灶进行超声引导下穿刺活检。穿刺技术必须根据病灶特点进行个体化调整。与甲状腺病灶的穿刺类似，很多时候需要采用非常规的穿刺方法（Blank 2007）。穿刺针尖要尽可能垂直于皮肤方向进针，接近探头中央、并与探

头平行，同时尽可能减少探头与皮肤接触。不断倾斜调整探头，使探头平面与穿刺针平面垂直，确认针尖刺入胸壁后，在超声监测下继续进针直至穿过胸膜到达病灶内部。快速突然地前后移动穿刺针有利于针尖的显示。

或者小的病灶也可以"凭记忆"进行穿刺，即用圆珠笔标定体表穿刺进针点（例如小圆环皮肤局部按压印记）。对于有经验的操作者而言，可获得等同的效果。

如果能够使用带穿刺孔道的超声探头，也有助于实现穿刺成功。

（6）肺炎和肺脓肿：肺叶节段性实变，特别是对于免疫抑制患者而言，其原因可能很难明确。对病变区域进行针吸活检或组织切割活检，对取材标本进行微生物学、细胞学及组织病理学的进一步检查，93%的病例可以得到诊断（Yang等，1985）。

超声检查甚至可以发现 X 线检查可能漏诊的肺小脓肿（6~7 mm）。如果肺脓肿抗炎治疗不能达到理想的效果，则可在超声引导下对脓肿区域进行抽吸脓液。这种方法，65%~93%的病例可以分离培养出病原体（Gehmacher 等，1986；Yang 等，1992）。若治疗仍失败，则可在超声引导下对脓液进行置管引流治疗，但这种措施几乎并非必须（Sonnenberg 等，1991；Klein 等，1995；图9.20）。选择最短的进针入路，穿经实变、均质、炎症浸润区域或膨胀不全的肺组织进行穿刺，可在最大程度上减少支气管胸膜瘘并发症的发生（Mathis 等，1999）。

3. 纵隔

纵隔占位性病变（胸骨后甲状腺肿、囊肿、动脉瘤、血栓）几乎无法通过超声特征进行可靠的分类诊断。明确病因需要对少量组织样本进行研究。对于可以手术切除的占位性病变，温和地获取组织标本明确诊断，同时不带来大的缺损非常重要。因此，影像引导下的穿刺活检成为首选。实施活检时，在超声图像引导下，纵隔的占位性病变可以很容易地经胸骨上或胸骨旁入路进行穿刺活检（Nordenstrom 1967；Rubens 等，1997）。

诊断的准确率为54%~100%，并发症的发生率为0~4%。应该避开血管进行穿刺（彩色多普勒超声）（Blank 等，1996；图9.21，图9.22）。当病变的位置比较表浅时（胸腺瘤、淋巴瘤），可优先选用粗针进行穿刺。较粗的内腔，93%的病例可获得正确的组织病理学分类，而并发症的发生率仅稍有增加（不足1%）（图9.23）。根据我们的经验，选择直径为1.2 mm 的穿刺针（BioPince 针）通常足矣。

与 X 射线或 CT 引导下穿刺活检比较（10%~44%），超声引导穿刺气胸的发生率很低（Yang 等，1992；Heilo 1993，1996；Schuler 等，1995；Gupta 等，1998）。

近年来，内镜超声经食管引导下穿刺技术也成功应用于临床。对于超声不易显示的前纵隔病变、后纵隔及下纵隔病变，这种技术可作为经皮穿刺的一种很好的补充（Schlotterbeck 等，1997；Pedersen 等，1996；Hüner 等，1998；Janssen 等，1998）。

六、风险

超声引导下穿刺活检的并发症发生率很低。气胸的发生率为2.8%；仅有1%的气胸需要进行引流治疗（表9.2）。出血或咳血的发生率为0~2%。空气栓塞甚至死亡的病例目前还未见报道。穿刺造成肿瘤播散（种植转移）缺乏临床意义，非常罕见，仅不足0.003%。恶性胸膜间皮瘤患者，穿刺种植转移的发生率稍高，但当进行手术切除时，穿刺区域也一起被切除（Weiss 和 Düntsch 1996；Mathis 等，1999）。

七、穿刺后气胸

如果穿刺后病灶不能再清晰显示，则发生气胸的可能性很高。通过呼吸依赖的胸膜滑动运动消失，超声可以准确地发现气胸（Blank 1994；Herth 等，2004；Reissig 和 Kroegel 2005；图9.24）。

游离气体的量只能通过 X 线片进行评估。气

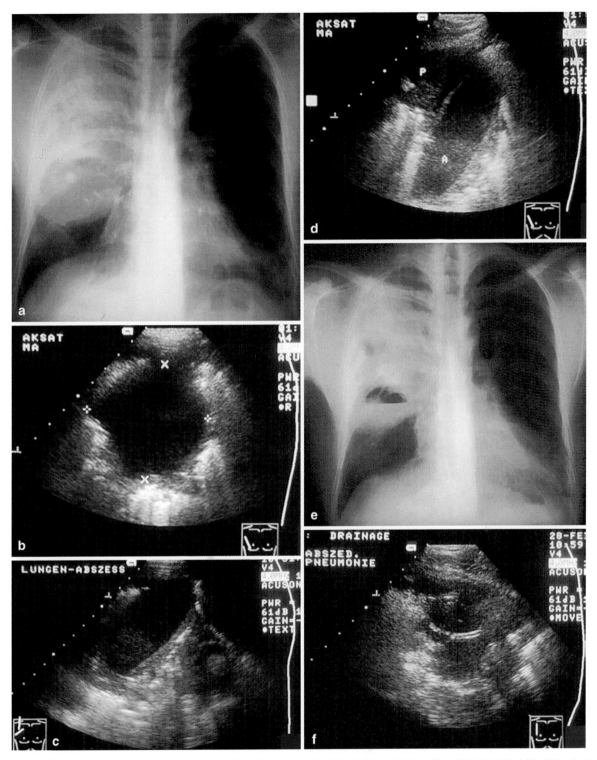

图 9.20 肺脓肿引流。患者为年轻男性，社区获得性肺炎行标准抗炎治疗后不缓解。持续高热且呼吸功能减退。（a）胸部 X 线检查显示右肺上叶广泛性炎症浸润。（b）超声检查明确提示脓肿形成。（c）靠近肺脓肿（A）可显示肺实变区（P）。如果不含气体，则可经此节段进行穿刺。（d）选择最短的经胸部进针入路，经穿刺针可抽出脓液。（e）X 线检查显示脓肿形成。（f）脓液经反复抽吸 - 冲洗 - 引流（双层高回声的引流管）超过 4 天，病情很快好转

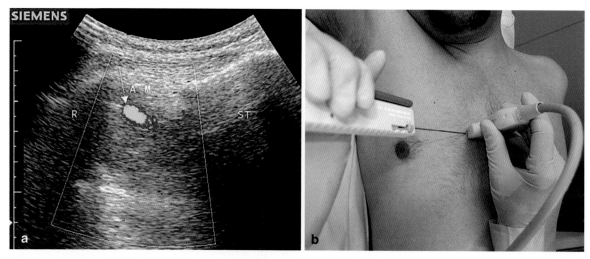

图 9.21 （a）右侧卧位胸骨旁线扫查，显示纵隔肿瘤呈低回声，边界不清（位于彩色取样框内）。彩色能量多普勒超声显示胸骨旁的内乳动脉。（b）穿刺时需要避开内乳动脉。R，肋骨；ST，胸骨

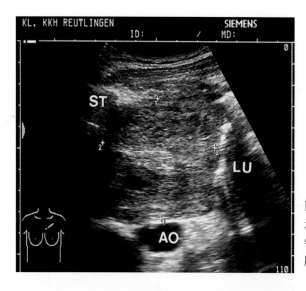

图 9.22 19 岁患者，上腔静脉综合征急诊处理，急诊超声检查提示左侧胸骨旁巨大纵隔占位性肿物。立即行穿刺活检术（Sonocan针，直径 1.2 mm）。病理证实为高度恶性的非霍奇金淋巴瘤。ST，胸骨；LU，肺；AO，降主动脉

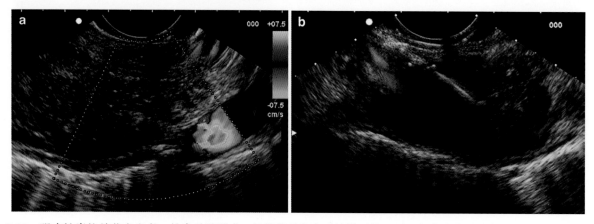

图 .9.23 强直性脊柱关节炎患者，椎旁脓肿形成。经外科引流术后效果不佳，随后行鼻食管内镜超声引导下引流，并用生理盐水冲洗。（a）脊柱和主动脉旁占位性病变。（b）插入引流管

表 9.2　超声引导胸腔穿刺：准确率与气胸发生率

作者	年	病例数	准确性（%）	气胸（%）
Izumi 等	1982	20	80	0
Schwerk 等	1982	15	93	0.5
Cinti 与 Hawkins	1984	12	83	0
Ikezoe 等	1984	38	79	0
Yang 等	1985	25	84	8
Pedersen 等	1986	45	84	2
Pang 等	1987	54	85	4
Heckemann 等	1988	42	98	6
Yin	1989	85	98	2.4
Ikezoe 等	1990	124	90/67	4
Bradley 与 Metreweli	1991	30	90	0
Mikloweit 等	1991	45	85	4.4
Targhetta 等	1992	64	86	3
Schulz	1992	75	91	2.5
Yang 等	1992	218	95	1.3
Yuan 等	1992	30	92/83[a]	3
Metz 等	1993	41	84.6	5
Tikkakoski 等	1993	200	93	2.5
Chu 等	1994	116	92/53	?
Czwerwenka 与 Otto	1994	82	83	0
Vogel	1995	110	70	3.6
Hsu 等	1996	188	94	1.6
Knudsen 等	1996	128	93	4
Beckh 与 Bölcskei	1997	50	92	2
Dallari 等	1999	45	92/33	?
Mathis 等	1999	155	92/87[a]	1.9
Diacon 等	2004	91	85	4
Diacon 等	2007	155	87	1.3
Tombesi 等	2009	307	86[b]/95[c]	2.9
Koegelenbog 等	2009	59	88	?
Total		2488		2.6

[a] 恶性 / 良性病变
[b] Menghini 穿刺针
[c] Trucat 穿刺针

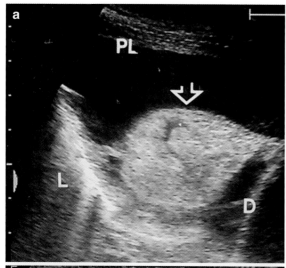

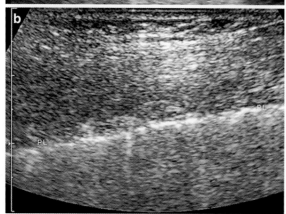

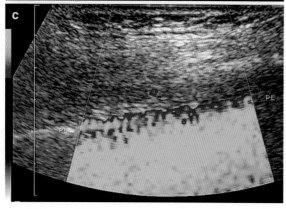

图 9.24 （a）诊断性胸腔积液穿刺术后并发症，局部出现凝血块（箭头）。PL，壁胸膜；L，被压缩的肺组织；D，膈。（b）通过胸膜滑动征排除气胸。（c）彩色能量多普勒超声能更形象地显示呼吸依赖的胸膜滑动征象，即使是静态图像。B 型超声显示肺表面的重复回波位于肺表面深方（伪像），在能量多普勒上显示为彩色伪像。这种情况不会见于气胸状态

胸通常在穿刺后 3 小时达到最大量，所以对于少量气胸，治疗性处理一般在 3 小时以后决定。若病人症状较严重或气胸量很大，则须立即行胸腔穿刺术进行抽气。10 小时内的成功率为 90%（Klose 和 Günther 1996）。若肺组织进一步塌陷，则须行经皮引流、置入细管。

超声引导下穿刺操作之后，无须常规使用 X 线检查评估。

八、小结

只要认真选择适应证，胸部介入操作的应用将非常成功。有经验的介入医生操作并发症的发生率很低。

> 介入操作的基本原则为"先试试超声"（Sistrom 1997）。

九、材料列表

Sterican. 一次性注射套管针，1 号（G20/0.9 × 40/80 mm）。贝朗医疗有限公司，34209 梅尔松根，德国

BioPince. 一次性全自动活检枪（G 18/1.2 × 100/150 mm）。因特尔公司，盖恩斯维尔，32608 佛罗里达，美国。经销商：皮特普夫卢格拜尔股份有限公司，乔治维默尔 - 林 21，85604 措尔内丁格，德国，传真：+44-8106-241333，电子邮件：info@pflugbeil.com，网址：http://www.pflugbeil.com

Sonocan 用于超声引导下全自动穿刺活检的一次性装置，贝朗医疗有限公司，（G 20/0.9 × 100 mm/150 mm）。经销商：Nicolai 股份有限公司，Ostpassage 7，30853 朗根哈根，德国，传真：+44-511-733235

Max Core. 一次性活检枪（G 20-16/0.9–1.2 × 100/160 mm）。美国巴德

Magnum Core，可重复使用的活检枪。巴德公司，Wachhausstrasse 6，76227 卡尔斯鲁厄，德国

Magnum. 一次性穿刺针。(G 20-16/0.9–1.2 × 100/160 mm)。巴德

Navarre universal drainage catheter with Nitinol (6–12 Fr × 30 cm). 巴德

Universal. adapter with Luer-Lock. 巴德

Argyl. trocar catheter (Charr 12–17/4–6 mm). Sherwood-Medical Company，Tullamore，爱尔兰

Argyl. Sentinel Seal Thoracic drainage unit. Tyco Healthcare Company，Tullamore，爱尔兰

致谢

感谢 Martin Lenz (放射系主治医师，Steinenberg Clinic，Reutlingen) 准备和提供放射学资料以及我儿子 Valentin 在图片处理方面提供的技术支持。

参考文献

[1] Beckh S, Bölcskei PL (1997) Biopsie thorakaler Raumforderungen— von der computertomographischen zur ultraschallgezielten Punktion. Ultraschall Med 18:220–225

[2] Blank W (1994) Sonographisch gesteuerte Punktionen und Drainagen. In: Braun B, Günther R, Schwerk WB (eds) Ultraschalldiagnostik. Lehrbuch und Atlas, III-111th edn. ecomed, Landsberg/Lech, pp 1–79

[3] Blank W (1995) Weichteil- und Knochentumoren. In: Braun B, Günther R, Schwerk WB (eds) Ultraschalldiagnostik. Lehrbuch und Atlas, III-99th edn. ecomed, Landsberg/Lech, pp 1–27

[4] Blank W, Schuler A, Wild K, Braun B (1996) Transthoracic sonography of the mediastinum. Eur J Ultrasound 3:179–190

[5] Blank W (2007) Sonographisch gezielte Punktionen und Drainagen. In: Seitz K, Schuler A, Rettenmaier G (eds) Sonographische Diagnose und Differenzialdiagnose. Thieme, Stuttgart

[6] Börner N (1986) Sonographische Diagnostik pleuropulmonaler Erkrankungen. Med Klin 81:496–500

[7] Bradley MJ, Metreweli C (1991) Ultrasound in the diagnosis of the juxta-pleural lesion. Br J Radiol 64:330–333

[8] Braun B (1983) Abdominelle und thorakale Ultraschalldiagnostik. In: Bock HE, Gerok W, Hartmann F et al (eds) Klinik der Gegenwart. Urban & Schwarzenberg, Munich, pp 1141–1145

[9] Chandresakar AJ, Reynes CJ, Churchill RJ (1976) Ultrasonically guided transthoracic percutaneous biopsy of peripheral pulmonary masses. Chest 70:627–630

[10] Chu CY, Hsu WH, Hsu JY, Huang CM, Shih CM, Chiang DC (1994) Ultrasound-guided biopsy of thoracic masses. Chung Hua I Hsueh Tsa Chih 54:336–342

[11] Cinti D, Hawkins HB (1984) Aspiration biopsy of peripheral pulmonary masses using real-time sonographic guidance. Am J Roentgenol 142:1115–1116

[12] Civardi G, Livraghi T, Colombo MD (1994) Lytic bone lesions suspected for metastasis: ultrasonically guided fine-needle aspiration biopsy. J Clin Ultrasound 22:307–311

[13] Ckzerwenka W, Otto RC (1994) Die ultraschallgezielte Lungenpunktion. Bildgebung Imaging 61(S2):12

[14] Dallari R, Gollini C, Barozzi G, Gilioli F (1999) Ultrasoundguided percutaneous needle aspiration biopsy of peripheral pulmonary lesions. Monaldi Arch Chest Dis 54:7–10

[15] Diacon AH, Schurmanns MM, Theron J, Schubert PT, Wright CA, Bolliger CT (2004) Safety and yield of ultrasoundassisted transthoracic biopsy performed by pulmonologists. Respiration 71(5):519–522

[16] Diacon AH, Theron J, Schubert P, Bolliger CT (2007) Ultrasound-assisted transthoracic biopsy: fine-needle aspiration or cutting-needle biopsy? Eur Respir J 29:357–362

[17] Gartmann JC (1988) Der unklare Pleuraerguß: Praktischdiagnostisches Vorgehen. Ther Umsch 45:308–313

[18] Gehmacher O, Mathis G, Kopf A, Scheier M (1986) Ultrasound imaging of pneumonia. Ultrasound Med Biol 21:1119–1122

[19] Gleeson F, Lomas DJ, Flower CDR, Stewart S (1990) Powcred cutting needle biopsy of the pleura and chest wall. Clin Radiol 41:199–200

[20] Gupta S, Gulati M, Rajwanski A, Gupta P, Suri S (1998) Sonographically guided fine-needle aspiration biopsy of superior mediastinal lesions by the suprasternal route. Am J Roentgenol 171:1303–1306

[21] Heckemann R, Hohner S, Heutz J, Nakhosten J (1988) Ultraschallgeführte Feinnadelpunktion solider pulmonaler und pleuraler Tumoren. Ultraschall Klin Prax S1:83

[22] Heilo A (1993) Tumors in the mediastinum: US-guided histologic core-needle biopsy. Radiology 189:143–146

[23] Heilo A (1996) US-guided transthoracic biopsy. Eur J Ultrasound 3:141–153

[24] Herth FJ, Eberhardt R, Becker HD, Ernst A (2004) Diagnosis of pneumothorax (PTX) by means of transthoracic ultrasound— a prospective trial. Chest 126(49):892

[25] Hsu WH, Chiang DC, Hsu JY, Kwan PC, Chen CL, Chen DY (1996) Ultrasound guided fine-needle aspiration biopsy of lung cancers. J Clin Ultrasound 24:225–233

[26] Hüner M, Ghadim BM, Haensch W, Schlag DM (1998) Transesophageal biopsy of mediastinal and pulmonary tumors by means of endoscopic ultrasound guidance. J Thorac Cardiovasc Surg 116:554–559

[27] Ikezoe J, Sone S, Higashihara T, Morimoto S, Arisawa J, Kuriiyama K (1984) Sonographically guided needle biopsy for diagnosis of thoracic lesions. Am J Roentgenol 143:229–243

[28] Ikezoe J, Morimoto S, Arisawa J, Takasgima S, Kozuka T, Nakahara K (1990) Percutaneous biopsy of thoracic lesions: value of sonography for needle guidance. Am J Roentgenol 154:1181–1185

[29] Izumi S, Tamaki S, Natori H, Kira S (1982) Ultrasonically guided aspiration needle biopsy in diseases of the chest. Am Rev Respir Dis 125:460–464

[30] Janssen J, Johann W, Luis W, Greiner L (1998) Zum klinischen Stellenwert der endosonographisch gesteuerten transoesophagealen Feinnadelpunktion von Mediastinalprozessen. Dtsch Med Wochenschr 123:1402–1409

[31] Kelbel C, Stephany P, Lorenz J (1996) Endoluminal chest sonography. Eur J Ultrasound 3:191–195

[32] Klein JS, Schultz S, Heffner JE (1995) Interventional radiology of the chest: image-guided percutaneous drainage of pleural effusions, lung abscess, and pneumothorax. Am J Roentgenol 164:581–588

[33] Klose KC, Günther RW (1996) CT-gesteuerte Punktionen. In: Günther RW, Thelen M (eds) Interventionelle Radiologie. Thieme, Stuttgart, pp 750–775

[34] Koegelenbug CF, Bolliger CT, Diacon AH (2009) Diagnostic yield and safety of ultrasound-assisted biopsies in superior vena cavo syndrome. Eur Respir J 33:1389–1395

[35] Knudsen DU, Nielsen SM, Hariri J, Christersen J, Kristersen S (1996) Ultrasonographically guided fine-needle aspiration biopsy of intrathoracic tumors. Acta Radiol 37:327–331

[36] Mathis G (1997a) Thoraxsonography—part I: chest wall and pleura. Ultrasound Med Biol 23(8):1131–1139

[37] Mathis G (1997b) Thoraxsonography—part II: peripheral pulmonary consolidation. Ultrasound Med Biol 23(8):1141–1153

[38] Mathis G, Bitschnau R, Gehmacher O, Dirschmid K (1999) Ultraschallgeführte transthorakale Punktion. Ultraschall Med 20:226–235

[39] Mathis G, Gehmacher O (1999) Ultrasound-guided diagnostic and therapeutic interventions in peripheral pulmonary masses. Wien Klin Wochenschr 111:230–235

[40] Metz V, Dock W, Zyhlarz R, Eibenberger K, Farres MT, Grabenwöger F (1993) Ultraschallgezielte Nadelbiopsien thorakaler Raumforderungen. RoFo 159:60–63

[41] Mikloweit P, Zachgo W, Lörcher U, Meier-Sydow J (1991) Pleuranahe Lungenprozesse: Diagnostische Wertigkeit Sonographie versus Computertomographie (CT). Bildgebung 58:127–131

[42] Mueller PR, Sanjay S, Simeone JF et al (1988) Image-guided pleural biopsies: indications, technique and results in 23 patients. Radiology 169:1–4

[43] Nordenstrom B (1967) Paraxiphoid approach to mediastinum for mediastinography and mediastinal needle biopsy: a preliminary report. Invest Radiol 2:141–146

[44] O'Moore PV, Mueller PR, Simeone JF, Saini S, Butch RJ, Hahn PF (1987) Sonographic guidance in diagnostic and therapeutic interventions in the pleural space. Am J Roentgenol 149:1–5

[45] Pang JA, Tsang MB, Hom L, Metreweli C (1987) Ultrasound guided tissue-core biopsy of thoracic lesions with trucut and surecut needles. Chest 91:823–828

[46] Pedersen BH, Vilmann P, Folke K, Jacobsen GK, Krasnik M, Milman N, Hancke S (1996) Endoscopic ultrasonography and real-time guided fine-needle aspiration biopsy of solid lesions of the mediastinum suspected of malignancy. Chest 110:539–544

[47] Pedersen OM, Aasen TB, Gulsvik A (1986) Fine needle aspiration biopsy of mediastinal and peripheral pulmonary masses guided by real time sonography. Chest 89:504–508

[48] Reissig A, Kroegel C (2005) Accuracy of transthoracic sonography in excluding post-interventional pneumothorax and hydropneumothorax. Comparison to chest radiography. Eur J Radiol 53(3):463–470

[49] Reuß J (1996) Sonographic imaging of the pleura: nearly 30 years experience. Eur J Ultrasound 3:125–139

[50] Rubens DJ, Strang JG, Fultz PJ, Gottleib RH (1997) Sonographic guidance of mediastinal biopsy: an effective alternative to CT guidance. Am J Roentgenol 169:1605–1610

[51] Schlotterbeck K, Schmid J, Klein F, Alber G (1997) Transesophageal sonography in the staging of lung cancer. Ultraschall Med 18:153–158

[52] Schubert P, Wright CA, Louw M, Brundyn K, Theron J, Bolliger CT, Diacon AH (2005) Ultrasound assisted transthoracic biopsy: cells or sections? Diagn Cytopathol 33(49):233–237

[53] Schuler A, Blank W, Braun B (1995) Sonographischinter-ventionelle Diagnostik bei Thymomen. Ultraschall Med

16:62

[54] Schulz G (1992) Interventionelle Thoraxsonographie bei brustwandnahen soliden Raumforderungen. Ultraschall Klin Prax 7:202

[55] Schwerk WB, Görg C (2007) Pleura und Lunge. In: Braun B, Günther R, Schwerk WB (eds) Ultraschalldiagnostik. Lehrbuch und Atlas, III-22nd edn. ecomed, Landsberg/Lech, pp 1–44

[56] Schwerk WB, Dombrowski H, Kalbfleisch H (1982) Ultraschalltomographie und gezielte Feinnadelbiopsie intrathorakaler Raumforderungen. Ultraschall Med 3:212–218

[57] Seitz K, Pfeffer A, Littmann M, Seitz G (1999) Sonographisch gesteuerte Zangenbiopsie der Pleura. Ultraschall Med 20:60–65

[58] Sistrom CI (1997) Thoracic sonography for diagnosis and intervention. Curr Probl Diagn Radiol January/February 1:6–46

[59] Sonnenberg E, Agostino H, Casola G, Wittich GR, Varney RR, Harker C (1991) Lung abscess: CT-guided drainage. Radiology 178:347–351

[60] Sonnenberg E, Wittich GR, Goodacre BW, Zwischenberger JB (1998) Percutaneous drainage of thoracic collections. J Thorac Imaging 13:74–82

[61] Targhetta R, Bourgeois JM, Chavagneux R, Balmes P (1992) Diagnosis of pneumothorax by ultrasound immediately after ultrasonically guided aspiration biopsy. Chest 101:855–856

[62] Tikkakoski T, Lohela P, Taavitsainen M et al (1993) Transthoracic lesions: diagnosis by ultrasound-guided biopsy. RoFo 159: 444–449

[63] Tombesi P, Nielsen I, Tassinari D (2008) Transthoracic ultrasonography- guided core needle biopsy of pleural-based lung lesions: prospective randomized comparison between a Trucut- type needle and a modified Menghini-type needle. Ultraschall Med. doi:10.1055/s-0028-1109442

[64] Tombesi P, Nielsen I, Tassinari D (2009) Transthoracic ultrasonography- guiden core neele biopsy of pleural-based lung lesions: prospective randomized comparison between a Trucut- type needle and a modified Menghini-type needle. Ultraschall Med 30:390–3955

[65] Vladutiu AO (1986) Pleural effusion. Futura Publishing, Mount Kisco

[66] Vogel B (1993) Ultrasonographic detection and guided biopsy of thoracic osteolysis. Chest 104:1003–1005

[67] Vogel B (1995) Ultraschallgezielte perthorakale Punktion. Prax Klein Pneumol 39:632–635

[68] Wang HC, Yu DJ, Yang PC (1995) Transthoracic needle biopsy of thoracic tumor by Color Doppler ultrasound puncture guided device. Thorax 50:1258–1263

[69] Wang JS, Doelken P (2009) Ultrasound-guided drainage procedures and biopsies. In: Bolliger CT, Herth FJF, Mayo PH, Miyazawa T, Beamis JF (eds) Clinical Chest Ultrasound. From the ICU to the Bronchoscopy Suite (Progress in Respiratory Research), 37th edn. Karger-Verlag, Newyork

[70] Weiss H, Düntsch U (1996) Komplikationen der Feinnadelbiopsie— DEGUM-Umfrage II. Ultraschall Med 17:118–130

[71] Weiss H, Weiss A (1994) Therapeutische interventionelle Sonographie. Ultraschall Med 15:152–158

[72] Westcott JL (1980) Direct percutaneous needle aspiration of localized pulmonary lesions: result in 422 patients. Radiology 137:31–35

[73] Wu RG, Yang PC, Kuo SH, Luh KT (1995) "Fluid color" sign: a useful indicator for discrimination between pleural thickening and pleural effusion. J Ultrasound Med 14:767–769

[74] Yang PC (1996) Color Doppler ultrasound of pulmonary consolidation. Eur J Ultrasound 3:169–178

[75] Yang PC, Luh KT, Sheu JC, Kuo SH, Sang SP (1985) Peripheral pulmonary lesions: ultrasonography and ultrasonically guided aspiration biopsy. Radiology 155:451–456

[76] Yang PC, Chang DB, Yu CJ, Lee YC, Kuo SH, Luh KT (1992) Ultrasound-guided core biopsy of thoracic tumors. Am Rev Respir Dis 146:763–767

[77] Yin XJ (1989) Ultrasound-guided percutaneous needle biopsy in diseases of the chest. Chung Hua Wai Ko Tsa Chih 27:107–108

[78] Yuan A, Yang PC, Chang DB, Yu CJ, Lee YC, Kuo SH, Luh KT (1992) Ultrasound-guided aspiration biopsy of small peripheral pulmonary nodules. Chest 101:926–930

[79] Zimmermann C, Werle A, Schuler A, Reuss J, Gemacher O, Blank W (2003) Echosignalverstärker in der sonographischen Diagnostik des Thorax. Ultraschall Med 24:31

第十章　单侧白肺

Christian Görg 著　高美莹　译

"单侧白肺"最初是胸部 X 线描述，由肺的放射线透过度减低而引起。虽然，胸部 X 线检查是评估肺阴影范围的首要方法，但有时放射学表现并不能确定其原因。

大范围的肺实变在 X 线片上表现为均匀的高密度影。它可能是肺炎性渗出、肺不张、肿瘤、胸腔积液或综合作用的结果。大多数的病例中，单侧肺部阴影至少是由于肺内含气量减少所致，可能是肺受压缩或者肺内炎性渗出引起。

"单侧白肺"的超声检查是一个挑战。为了正确进行评估，研究者必须了解全部的胸腔超声知识。

引起单侧肺部阴影的可能原因见表 10.1。

表 10.1　单侧肺部阴影的可能原因

液性为主的病变
• 胸腔积液
• 脓胸
• 乳糜胸
• 血胸
实性为主的病变
• 阻塞性肺不张
• 支气管肺炎
• 肿瘤
• 纤维胸

一、液性为主的病变

原因几乎都是液体外渗聚集所致。在超声检查时必须考虑以下特征：

1. 积液的回声

（a）无回声（如漏出液）(图 10.1)

（b）有回声（如渗出液、血胸、脓胸、乳糜胸）(图 10.2，图 10.3，图 10.4)

2. 是否存在纤维索条和分隔（如渗出液）(图 10.5)

3. 胸膜有无广泛的结节状增厚（如胸膜转移瘤、间皮瘤）(图 10.1，图 10.6 和图 10.7)

4. 肺实质的超声特征

二、实性为主的占位性肿物

实性占位性肿块的评估须考虑以下特征：

1. 肿物回声的均匀性（如肺不张、肿瘤、纤维胸）(图 10.8)

（a）"支气管气象"（如肺炎、肺不张）(图 10.9，图 10.10)

（b）"液体支气管征"（如肺不张）(图 4.71)

（c）肺实质内的限局性病灶（如转移、坏死、脓肿）(图 10.11)

2. 有可能显示肺门中央区占位性病变（如癌、淋巴瘤）

3. 实性占位性肿物的定性和定量彩色多普勒血流分析（图 10.3)

关于超声的鉴别诊断，读者可以参考前面的章节。

本章下面的内容，将以病例图片的形式展示不同单侧白肺的声像图表现。

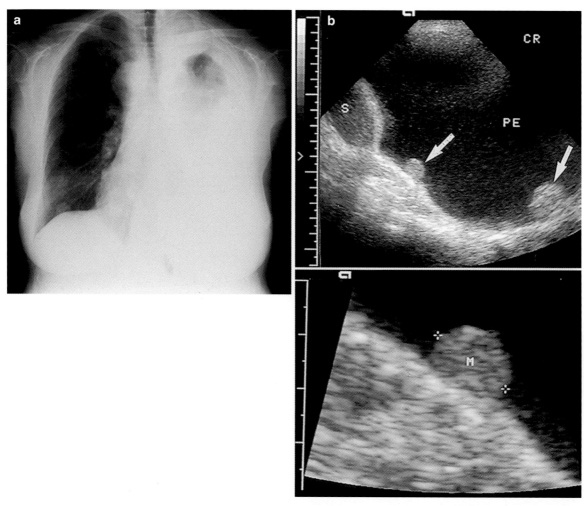

图 10.1　46 岁女性，乳腺癌患者。（a）胸部 X 线片。左侧肺几乎被阴影完全占据。（b）声像图。经左侧肋间扫查，显示为大量胸腔积液（PE），在膈胸膜和纵隔胸膜上分别可见约 1 cm 大小的病灶（箭头）。细胞学检查证实为胸膜转移瘤。S，脾；CR，头侧；M，转移瘤

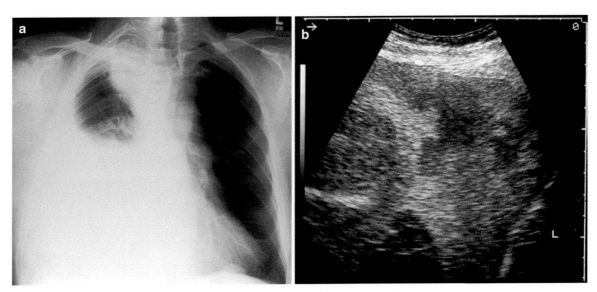

图 10.2 60 岁男性，支气管肺癌患者。（a）胸部 X 线片。右侧肺几乎全部显示为阴影。（b）声像图。经右侧肋间扫查，显示胸腔内不均匀高回声病变，病变随呼吸活动相应运动。胸腔穿刺抽吸证实为血胸

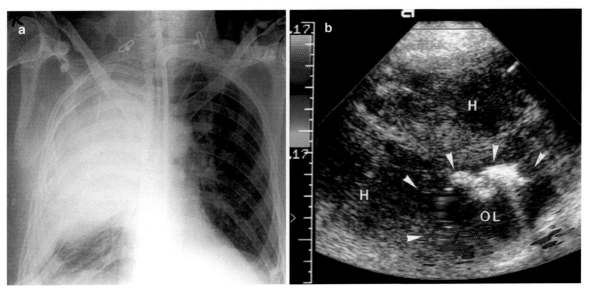

图 10.3 45 岁男性，败血症并消耗性凝血障碍患者，长期人工辅助通气。（a）胸部 X 线片。右侧肺几乎全部显示为阴影。（b）声像图。经右侧肋间扫查，表现为胸腔内完全实性病变，彩色多普勒超声没有血流信号。中央部分可见含气的肺组织。患者经过手术从胸腔内取出巨大血肿（H）。箭头所示为肺上叶（OL）

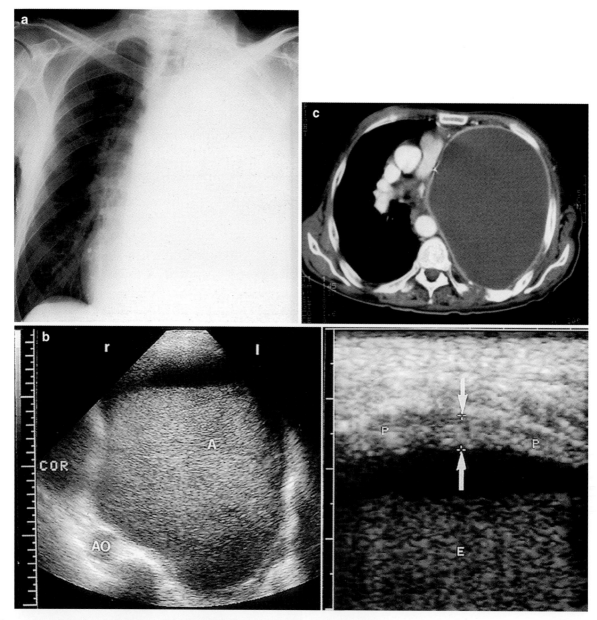

图 10.4　60 岁男性，高热患者，支气管肺癌左肺切除术后。(a) 胸部 X 线片。左半胸腔完全不透亮。(b) 声像图。经左侧肋间扫查，显示胸腔内积液伴液体内点状回声 (A)，实时扫查可见点状回声的沉降运动现象。邻近病变处的胸膜增厚 (P) 达 5 mm (箭头)。诊断性胸腔穿刺抽出脓液，提示为脓胸。AO，主动脉；E，积脓；COR，心脏。(c) CT。显示左侧胸腔内的均匀密度占位性病变，壁明显，病变充满单侧胸腔

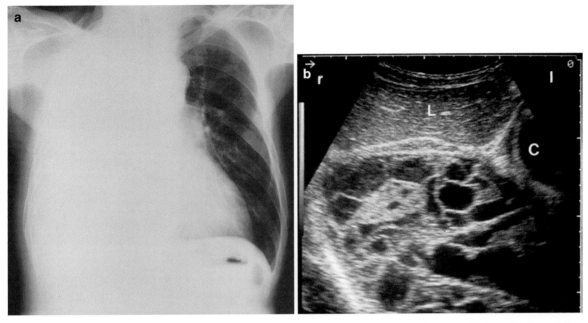

图 10.5　58 岁男性，支气管肺癌患者。（a）胸部 X 线片。右侧肺完全不透亮。（b）声像图。肋下经肝扫查，可见明显的蜂窝状结构胸腔积液，为包裹性胸腔积液。声像图未显示明确的肿瘤性占位性病变。L，肝；C，心脏；r，右侧；l 左侧

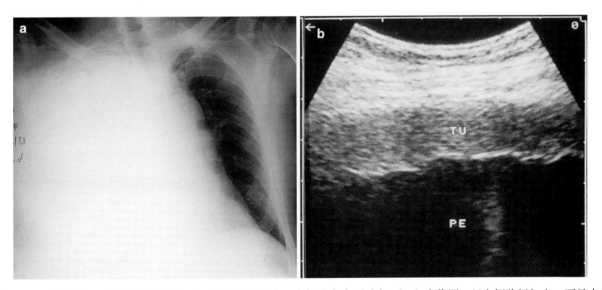

图 10.6　64 岁男性，支气管肺癌患者。（a）胸部 X 线片。右侧肺完全不透亮。（b）声像图。经右侧肋间扫查，可见大量胸腔积液（PE），壁胸膜广泛性增厚（TU），呈低回声，平均厚约 1.3 cm。组织学证实为胸膜转移瘤

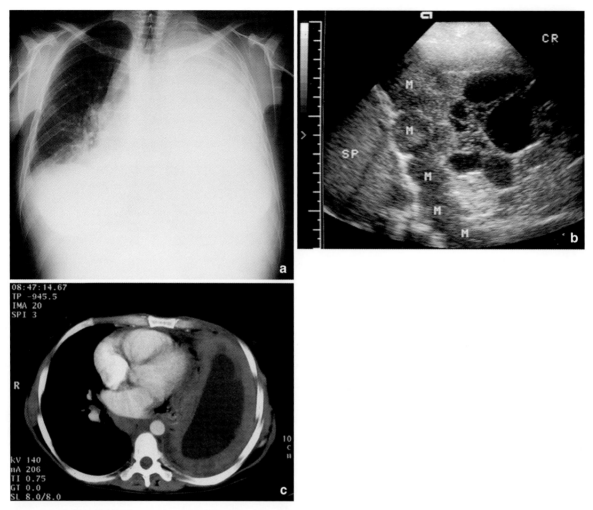

图 10.7　21 岁女性，低度恶性非霍奇金淋巴瘤患者。(a)胸部 X 线片。左侧肺完全不透亮。(b)声像图。经左侧肋间扫查，显示为明显多房性胸腔积液。沿膈胸膜可见念珠状分布瘤结节（ M ）。细胞学检查证实为胸膜淋巴瘤。CR，头侧；SP，脾。(c) CT，显示胸膜广泛的肿瘤浸润

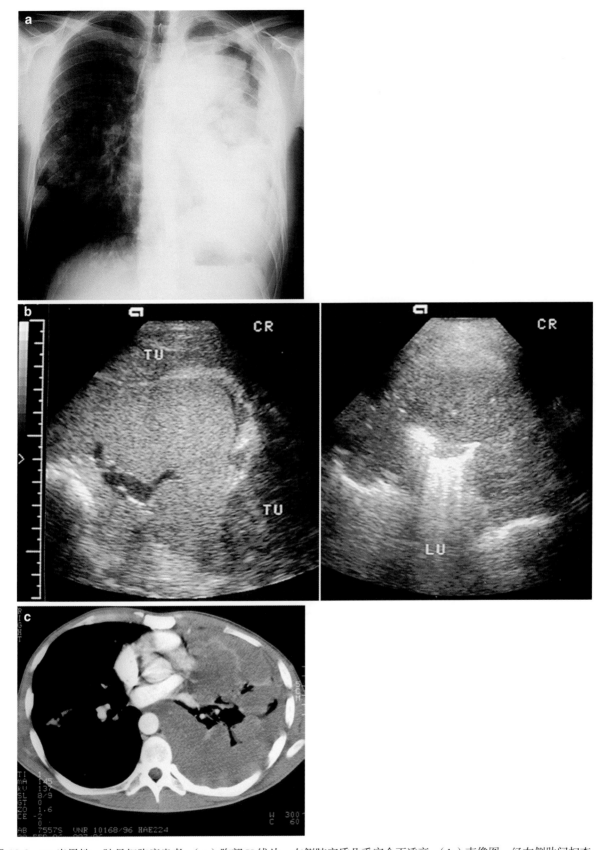

图 10.8　34 岁男性，肺母细胞瘤患者。（a）胸部 X 线片。左侧肺实质几乎完全不透亮。（b）声像图。经左侧肋间扫查，探头切面位于肿瘤的足侧端（左图），显示肿瘤（TU）完全浸润基底段肺，穿透膈似帽子状包绕脾。在肿瘤的头端（右图），肿瘤的边界与肺分界不清并侵袭肺实质（LU），从周边向中心生长。CR，头侧。（c）CT 显示肿瘤几乎浸润了左肺全部

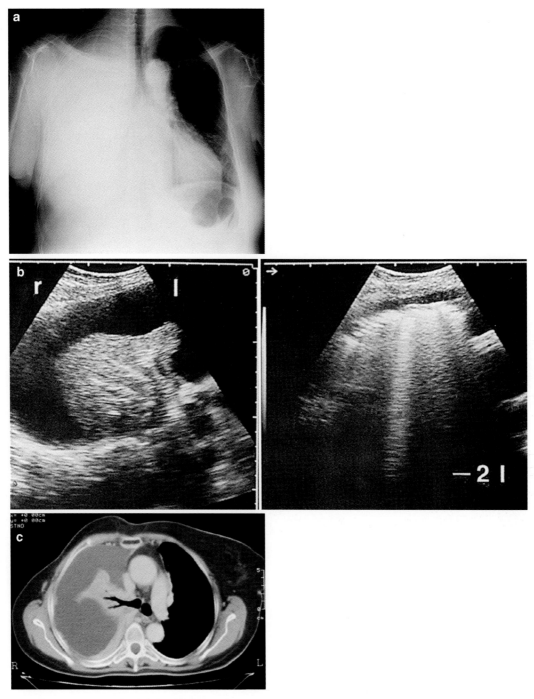

图 10.9　66 岁男性，嗜酒、恶病质并大叶性肺炎患者。（a）胸部 X 线片。左侧肺完全不透亮。（b）声像图。经左侧前肋间扫查（左下图）显示肺上叶几乎全部为低回声，中央可见散在的支气管气象。AO，主动脉；PA，肺动脉；UL，肺上叶。经左侧肋间扫查（右下图），肺下叶（LL）受累，呈现"支气管气象"的肺炎表现。（c）相应的 CT 图像

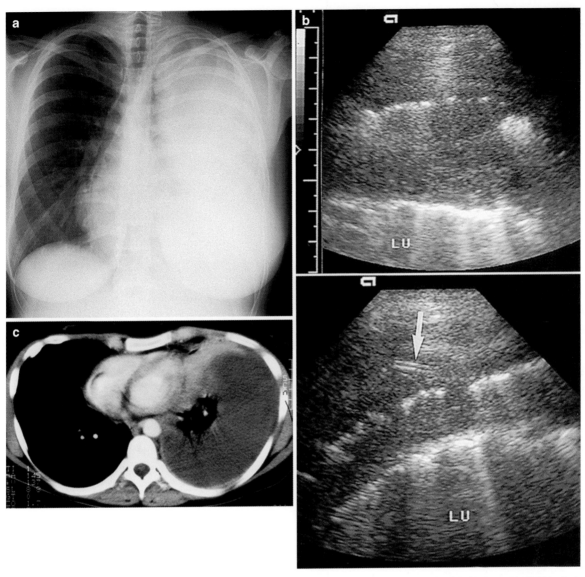

图10.10 30岁男性，肺炎患者。(a)胸部X线片。左侧肺完全不透亮。(b)声像图。经左侧肋间扫查，通气的肺组织(LU)位于图像中央部分。肺周可见幔状低回声，与炎症浸润的肺组织之间可见窄带样强回声分界。通过导管（箭头）引流证实为胸腔内有回声积液。(c) CT。左侧胸腔内密度均匀的占位性病变，其中央可见含气肺组织

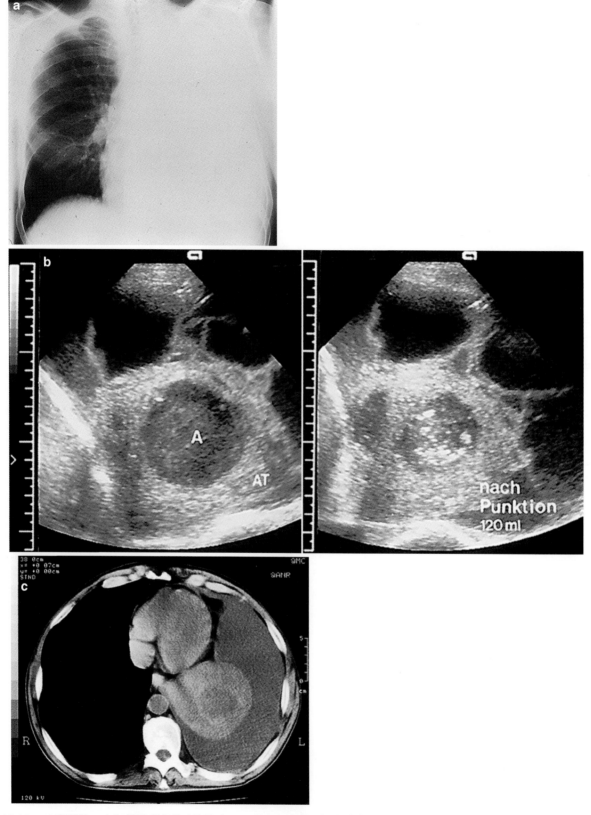

图 10.11　52 岁男性，支气管肺癌高热（体温达 39℃以上）患者。（a）胸部 X 线片。左侧肺完全不透亮。（b）声像图。经左侧肋间扫查，显示为多房性胸腔积液伴肺下叶完全不张（AT）和中心液化坏死（A）（左图）。中央液化脓肿呈占位性表现，经穿刺抽出 120 ml 脓液（右图）。（c）CT 显示积液、肺不张和类似实性占位性表现的脓肿

第十一章 从症状到诊断

Sonja Beckh 著 孙 洋 译

超声设备的技术发展产生了可移动甚至手提式超声诊断仪，使得床旁超声检查迅速发展，为诊疗疾病服务。超声探头实际上相当于触诊或听诊器的功能拓展。胸部疾病中，心源性症状包括胸痛、发烧和呼吸困难。这些症状既可以单独出现也可以联合出现，需要医生根据患者病情做出相应诊断（图 11.1）。每种症状的范围和强度取决于相应病变的严重程度。

肺栓塞症状的多样性（Goldhaber，1998）可能使这种疾病的诊断极为困难（第四章第三部分）。

一、胸痛

胸痛是门诊和急诊的常见症状，总是需要确定病因，特别需要鉴别出危及生命的 5 种疾病，

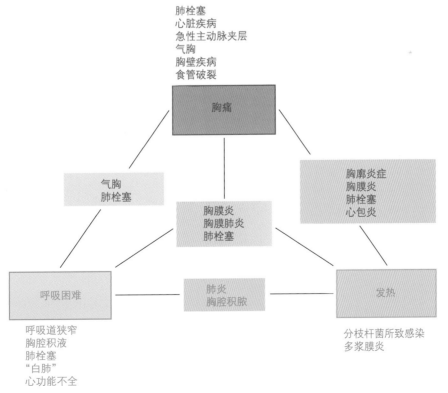

图 11.1　胸部疾病症状分类树

即心肌梗死、急性主动脉夹层、肺栓塞、张力性气胸和食管破裂（Kurz 等，2005）

疼痛性质、临床表现和超声检查可以为各种病因提供鉴别诊断（表 11.1）。

纤维化导致的疼痛位于壁胸膜、软组织及胸壁骨性结构处。另一方面，源于肺和脏胸膜对刺激因素引发的疼痛不敏感。膈中部区域的炎症所致疼痛会放射至身体同侧的肩颈区域（Murray 和 Gebhart，2005）。

超声扫查应特别关注疼痛最明显处、触诊及体格检查可疑部位。在医生办公室、急诊和床旁，超声检查都为诊断提供了有用信息，甚至可能明确诊断或提示进行进一步检查。超声特别适用于儿童胸痛疾病的诊断（Kim 等，2000）。

1. 致命性疾病所致胸痛

（1）张力性气胸：突发胸痛是张力性气胸的主要临床特点。依气胸范围不同，可能还伴发轻度或重度呼吸困难。在很短的时间内，病人就有可能因纵隔内器官和血管的受压而出现休克症状。

超声可以显示出患侧胸腔多重反射强回声与胸膜滑动征消失（第三章）。X 线检查用来判断气胸的范围（图 11.20）。高分辨 CT 可显示出肺大疱的范围和大小（图 11.2）。

（2）肺栓塞：肺栓塞合并壁层胸膜炎症时，患者可出现呼吸疼痛（第四章第三部分）。超声上发现典型的胸膜下病变范围越大（图 11.3a，图

表 11.1　引起胸痛疾病的相关表现

诊断	疼痛特点	症状及体征	超声所见
张力性气胸	突发，锐痛	叩诊鼓音，呼吸音消失，呼吸困难，可能有休克症状	肺表面反射回声随呼吸活动消失，多重反射伪像
肺栓塞	吸气时疼痛加剧	可能存在肺泡啰音、呼吸困难或发热	胸膜下低回声病变；可存在少量胸腔积液
急性主动脉夹层	剧痛，位于胸骨后、肩胛间，可放射至颈部	呼吸音正常，可有主动脉瓣舒张期杂音，休克症状	主动脉壁撕裂，主动脉扩张
心肌梗死	胸骨后，持续疼痛，与呼吸无关	可有休克症状	胸部超声无异常，诊断需要心电图，实验室检查；超声心动可能有所帮助
食管破裂	胸骨后	纵隔气肿	不能提供有价值信息，诊断需要 X 线
胸壁病变	局部	触压或运动加剧疼痛，炎症病人中可有发热	骨折：阶梯征与血肿 脓肿：低回声、内部回声不均（絮状物） 恶性肿瘤：局部破坏与浸润
胸膜炎	疼痛随吸气加重	胸膜摩擦音，发热；可有呼吸困难	胸膜线中断，胸膜下炎症浸润，可有胸腔积液
胸膜肺炎	疼痛随吸气加重	胸膜摩擦音，支气管呼吸音，啰音，发热，咳嗽，呼吸困难	肺组织"肝样变"，可有空气支气管征，胸腔积液
心包炎	疼痛随吸气加重且与体位相关	心包摩擦音，发热	可有少量心包积液；诊断依赖心电图

图 11.2 自发性气胸患者，高分辨率 CT 显示右肺上叶广泛性气肿样肺大疱

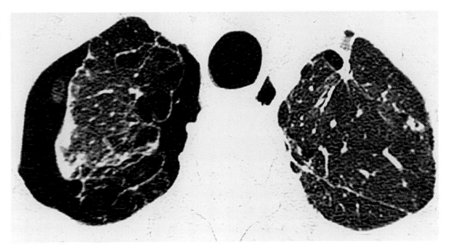

11.3b），诊断越肯定。应用多普勒超声检查下肢静脉寻找血栓（图 11.3c）以及对出现循环系统障碍的患者附加超声心动图检查评估右心负荷，可在短时间内迅速诊断肺栓塞。

（3）急性主动脉夹层：本病常伴有剧痛，疼痛部位多在背部；最痛处位于肩胛间区。疼痛可能会短暂消失，但也会沿着血管撕裂的方向扩展，例如，波及颈动脉时，疼痛会蔓延至颈部。即使在紧急情况下，经胸骨上窝或胸骨旁超声扫查（第五章）也能够快速查看升主动脉、主动脉弓及其分支、降主动脉上段。

2. 胸壁疾病相关疼痛

胸壁疾病相关疼痛的主要症状是局部疼痛，通常在触诊或胸壁运动时加重。肋间神经或相应神经根受激惹时，疼痛会放射至该神经支配的区域。超声可很好地评估胸壁不同结构（第二章）。

（1）肋骨骨折：肋骨骨折常由较大强度的外伤引起。然而，骨质疏松的患者可能会因严重咳嗽而骨折。超声检查最疼痛处可以发现台阶样结构（Wüstner 等，2005），局部通常可见小血肿和所谓的烟筒征（图 2.13，图 2.14）。即使是陈旧性骨折，在患者感觉疼痛的地方，超声也可显示出正在形成的骨痂（图 11.4）。

（2）肿瘤侵袭胸壁：周围型肺癌侵袭脏胸膜时并不引起疼痛，只有当侵袭至壁胸膜、骨骼肌及胸壁骨性结构时才激惹神经纤维（兴奋痛觉感受

器）引起疼痛。Pancoast 瘤（第二章，第四章第二部分）指肿瘤侵犯并经过肺尖。高频超声可显示臂丛神经的分支（第二章），在肿瘤侵犯生长至锁骨上窝时，显示这些分支是否受侵犯以及相对于锁骨下血管的位置关系（图 11.5）。

胸壁肿瘤扩散侵及多个结构能够被超声明确判断，因为这些结构回声不同并且破坏局部组织。病理性新生血管是超声诊断恶性肿瘤的下一个形态学指标。肿瘤侵及关节时会引起极度疼痛（图 11.6，图 11.7）。

二、发热

发热通常是炎症活动期的一种临床表现，其原因多种多样。一方面，它可能是机体对外来病原体的反应；另一方面可能是机体内病理变化的一种表现，而无外界因素激发。根据炎症累及胸部结构的不同，可能会伴有疼痛。呼吸伴随疼痛预示胸膜受累。发热的程度（例如肺栓塞时体温较低，而肺炎时体温非常高）结合实验室检查和细菌培养有助于明确诊断。

1. 发热伴胸痛

（1）胸壁脓肿：炎症累及胸壁软组织，如脓肿（图 2.3），会导致局部疼痛，有时合并肿胀。

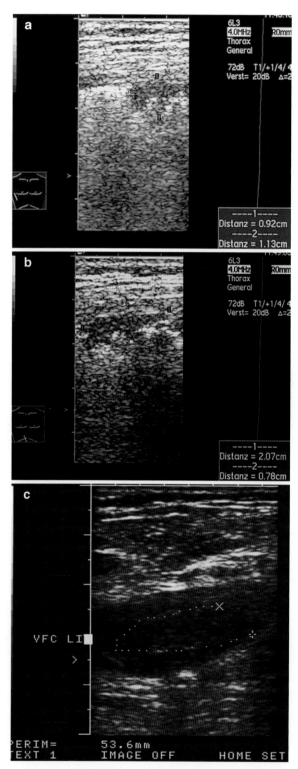

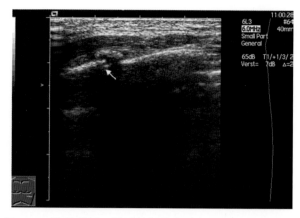

图 11.4　肋骨骨折 2 周后局部骨痂形成（箭头所指为骨折区域）

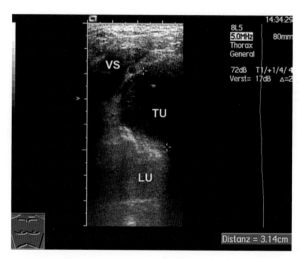

图 11.5　46 岁女性患左肺上叶腺癌（TU）（每年抽烟 40 箱），病变已侵及锁骨上窝与邻近锁骨下血管。VS，锁骨下静脉；LU，肺

图 11.3 （a-c）39 岁女性，附件肿物切除术后突发右侧胸痛。超声检查可见右肺下叶近胸膜处典型栓塞声像图，病变位于侧壁（a）和腹侧（b）。（c）左侧股总静脉内可见新鲜血栓（点线标记）

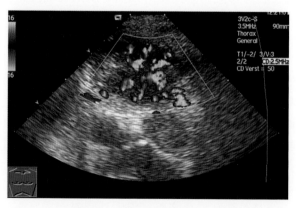

图 11.6　83 岁男性，左侧胸锁关节肿胀，局部压痛。超声显示局部富血供肿瘤，关节间隙消失及骨皮质破坏。原发肿瘤为左肺上叶腺癌

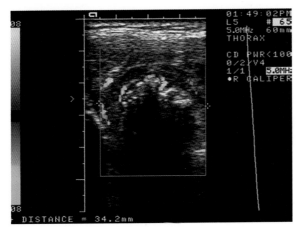

图 11.7　51 岁男性，左侧胸锁关节肿痛。超声显示骨皮质破坏，被低回声富血管组织包绕。手术切除活检病理诊断为浆细胞肿瘤。该患者仅具有浆细胞肿瘤的临床表现，但无分泌功能，实验室检查无发现

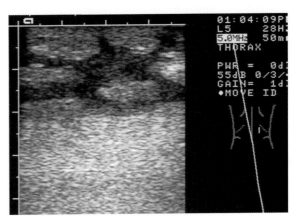

图 11.8　44 岁男性，发热伴随右侧胸背部疼痛。超声显示胸壁软组织内狐穴样脓肿形成。抽吸送检发现放线菌感染的证据

放线菌感染导致的胸壁脓肿范围可能会相当广泛（图 11.8）。

　　放线菌感染多伴有发热（第四章第二部分，图 4.27c）。感染是否波及胸腔器官（Müller 等，2003a）以及进一步的症状出现，最终取决于确诊该病前的持续时间。

　　（2）胸膜炎：胸膜炎症性疾病（第三章）导致的疼痛会在吸气时加重。听诊时会发现特异的胸膜摩擦音。高频超声可以检查出传统 X 线检查忽略掉的病变。大部分情况下，病人需要避免辐射时，超声是不错的选择（图 11.9）。

　　（3）肺栓塞：一些反复发生肺栓塞患者（第四章第三部分），其唯一的症状可能仅为间断性胸痛和长时间发热，但热象很少超过 38.3℃（Fedullo 和 Morrus，2005）。一项老年病学的研究观察到发热多与肺栓塞相关（Ceccarelli 等，2003）。

　　（4）心包炎：心包炎多有中度发热、与呼吸及体位相关的心前区疼痛。其主要诊断方法是 ECG，辅以实验室检查。疾病初发时，超声通常在心包区域发现或多或少的液体（图 11.10）。在每一个病例中，超声都可用来评估疾病的进展。

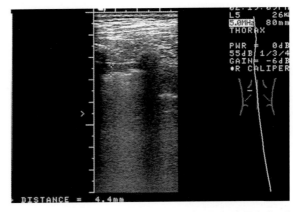

图 11.9　35 岁孕妇（妊娠 9 周），右侧胸痛随吸气加重，发热（38.5℃），C 反应蛋白为 4 mg/dl。疼痛部位脏胸膜碎片样增厚提示胸膜炎。炎症所致的胸膜改变及患者症状随青霉素治疗而好转

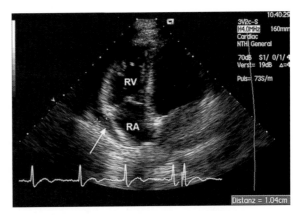

图 11.10　25 岁女性，患有 Churg-Strauss 疾病，声像图显示心包区少量积液，呈窄带样分布（箭头）。RA，右心房；RV，右心室

2. 发热伴呼吸困难

当患者由发热发展至呼吸困难时，通常是呼吸或通气功能破坏的临床征象。

（1）肺炎：肺炎通常伴有明显高热。肺炎球菌肺炎患者的典型症状为突起高热。肺泡内的渗出液挤占肺泡内气体，使之自肺实质内排出，只要这种炎症波及脏胸膜，就能够被超声显像（第四章第一部分）。继发于肿瘤阻塞引起的肺泡内分泌物潴留可导致肺不张，也常见于支气管狭窄后肺炎。声像图可显像实变肺内血管的分布及肺实质内的坏死区域。此时，有必要行支气管镜评估主支气管系统（图 11.11）。

（2）肺脓肿：脓胸或胸膜腔脓液聚集常导致发热和呼吸困难，严重影响病人一般状况。此病通常属于危及生命的中毒状态，如诊断不及时或延误治疗，病人可能会发展成脓毒血症，病死率很高（Kolditz 等，2004）。脓胸可由胸膜的炎症导致，例如，结核杆菌的感染或细菌性肺炎时胸腔渗出液的合并症。患者出现脓胸总是提示疾病的严重状况，不是由于机体抵抗力受损就是病原体毒性过大所致。疾病初期通常会有疼痛，胸腔渗出增多后消失。声像图通常可见脓液内密集分布中等回声，这与脓液中含有大量细胞有关。脓肿存在时间越长，其内纤维分割与分房现象越明显（图 11.12）。即使是床旁检查（Levin 和 Klein，

1999），超声也可进行定位最佳穿刺点，从而获取脓液进行检验以及放置引流。根据声像图发现，超声可用于评估儿童肺脓肿的严重程度（Carey 等，1998；Ramnath 等，1998），也可以帮助医师决定是否进行非手术治疗或外科治疗。成人则尽可能行 CT 检查，明确脓肿范围及脓腔大小，以便制订治疗计划（图 11.13）。

当脓性渗出超过半个胸腔，患者 pH 小于 7.2，细菌培养阳性时，应立即放置引流（Colice 等，2000）。胸腔积脓形成多发分隔脓腔时，及时的胸腔内纤维蛋白溶解治疗可能有效（Hamm，2005）。目前，最大的研究表明，局部纤维蛋白溶解治疗与链激酶治疗相比，在疾病持续时间或降低病死率方面没有优势。不过，分隔与未分隔脓肿之间的显著差异并未考虑在内。胸腔镜手术和开胸手术作为外科治疗方法，在使用前还需要考虑病人个体的其他因素（Hamm，2005）。

3. 发热伴呼吸困难和胸痛

胸膜炎时胸膜受累越广泛，或者胸膜肺炎累及胸膜和肺越广泛，患者越有可能同时出现以上三种症状。胸腔积液包括肺周边组织受炎症侵犯都能迅速被超声发现，不受患者病情或体位的影响。进一步的诊断性穿刺和其他影像学检查有助于推测和做出诊断。

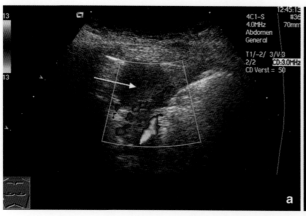
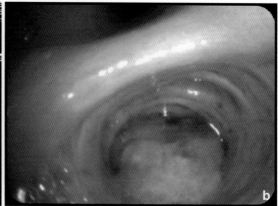

图 11.11　91 岁女性，患有中叶肺炎，图 a 示不张肺周边的液化区域（箭头）与其内部血流。图 b 支气管镜示引起中叶阻塞的肿瘤，随后组织学证实为腺癌。抗生素治疗可部分缓解肺中叶的炎症程度

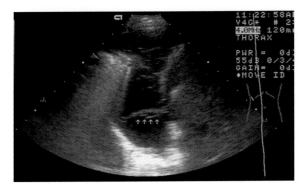

图 11.12 36 岁男性，脓腔内有纤维分隔（箭头），脓液内有大量内部回声。抽吸出标本检测证实为结核分枝杆菌

（2）分枝杆菌病：此病起病缓慢隐匿，通常伴有体力下降、夜间盗汗及间断发热。染病数月后胸部 X 线片上可能才有发现。患者可能不表现出任何肺部症状。一些患者存在持续性干咳，可能在初期误导临床医生的诊断和治疗。病人免疫功能不同及累及的器官不同，症状也多不一样（Hopewell，2005）。

疾病活动期，常规胸片显示浅淡的模糊阴影，偶有液化。超声可检测出外周型炎症性损伤（图 11.14，图 11.15）。超声形态学和放射学检查并不能可靠地区分出非典型分枝杆菌和结核分枝杆菌

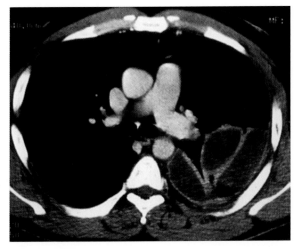

图 11.13 断层 CT 显示多房性脓胸，是细菌性胸膜肺炎进展期的复杂表现

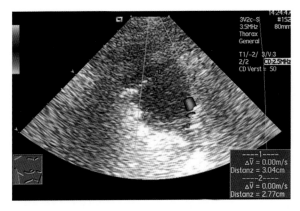

图 11.14 68 岁男性，体重减轻、间断发热数月。右肺上叶的侧方可见一相对均质区域，边界模糊，边缘处可见血流信号。超声引导下取材（生理盐水浸泡），在显微镜下可观察到细菌；这种细菌随后用 PCR 方法处理证实为非典型分枝杆菌

4. 胸腔疾病中仅出现单一发热症状

当发热原因不明时，医生会面对不同的诊断以及大量的可能原因（Roth 和 Basello，2003）。常规原则第一步是实验室检查，为进一步诊断奠定基础。由于不能提供胸腔脏器的整体影像，超声并不是胸腔疾病的首选检查方法。一般在怀疑某些可能的诊断时应用胸部超声检查解决特定的问题。

（1）多发性浆膜炎：超声是最敏感的液体检查手段，多用于发现少量胸腔积液（第三章），这种积液往往双侧出现并且无症状。自身免疫性疾病或血管炎引起的很少量心包积液（图 11.10）超声也能很好地显示。

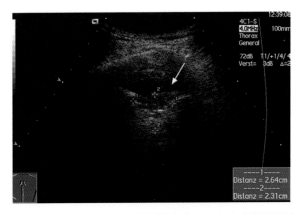

图 11.15 73 岁男性，患有慢性咳嗽，已知患有慢性阻塞性肺疾病。声像图显示肺的背侧基底部位边界模糊的区域，内可见残余气体，周围见少量胸腔积液（箭头）。支气管分泌物及胸腔积液培养证实为结核分枝杆菌

的感染（Müller 等，2003b）。只有微生物监测，如 PCR 方法才能明确鉴别。

分枝杆菌病中，超声可能作为 X 线检查的补充用于治疗过程中评估外周疾病的进展，或者在超声引导下行穿刺活检以明确诊断。但是，整体肺的情况评价总是需要传统的 X 线片，包括可能的附加 CT 检查。

（3）心内膜炎：发热、体弱和行动能力丧失可能是心内膜炎仅有的症状。经胸壁超声可看见心脏瓣膜上的赘生物。此时应行血培养确定细菌的诊断。Löffler 心内膜炎中，心内膜上可能显示一过性血栓。即使是不够熟练的医师也可借助超声定位，但更详细全面的检查就需要医师具备超声心动图的技术和知识。

三、呼吸困难

呼吸困难与患者的主观体验密切相关。目前，尚未明确引起呼吸困难的特异性受体（Fitzgerald 和 Murray 2005），但研究者推测存在一个多因子机制，包括脊髓和外周化学感受体、肺迷走传入神经及运动感受器上的机械受体（ATS 1999，Pfeifer 2005；Stulbarg 和 Adams 2005）。同时，临床中把呼吸困难分为急性和慢性、静息和应激性呼吸困难。由于呼吸困难很难定量评估，因此，特别是急性呼吸困难应当基于临床参数（呼吸和脉搏，听诊及血压）和实验室检查（血气分析、酸碱平衡、血细胞计数和梗死相关酶类）及影像学检查快速评价。低氧和高碳酸血症可通过刺激呼吸中枢引起呼吸增强。气体交换面积减少、肺机械性扩张受阻及肌肉和神经功能缺陷会导致呼吸负荷增加。中枢性疾病会不同程度上影响呼吸功能。接下来的内容我们将讨论呼吸困难时，呼吸系统各部位可能的超声影像表现。

1. 呼吸道

气管镜主要检查呼吸道上部和深部。吸入性呼吸困难中，应常规检查甲状腺（图 11.16）。

胸腔内的巨大肿瘤可能压迫主支气管导致呼吸困难。超声探测部位如无肺组织同期时，可观测到细支气管（图 11.17）。

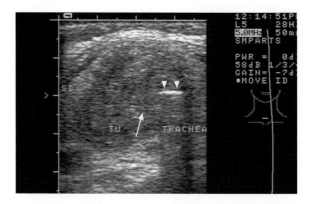

图 11.16　55 岁女性，进行性呼吸窘迫数周；吸气时可闻及哮鸣音。超声显示甲状腺右叶占位性病变，侵入气管（箭头）并且破坏气管右侧壁。短箭头示缩窄气管内残余的少量气体。TU，肿瘤；TRACHEA，气管

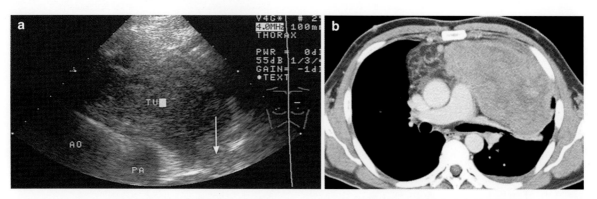

图 11.17　44 岁男性，呼吸困难逐渐加重伴随持续性干咳。（a）超声显示肿物压迫左侧肺主支气管（箭头）。（b）与其相对应的 CT 图像。因肿物极度坚硬，无法在超声引导下穿刺取材。手术活检病理证实为结节硬化型霍奇金淋巴瘤。TU，肿瘤；AO，主动脉；PA，肺动脉

2. 胸膜

　　胸腔积液量的多少会不同程度地压缩肺组织，减少呼吸面积。当患者合并心肺疾病时，即使几百毫升的渗出也会引起呼吸困难。对侧肺功能正常的患者可能耐受数升的胸膜渗出液，而仅有轻度呼吸困难。超声检查可快速定量积液的多少及是否有纤维间隔的形成（图11.18，图11.19）。

　　与胸腔积液类似，气胸量的多少及是否合并其他疾病也是呼吸困难急症的决定性因素。可借助常规X线片判定气胸量的多少（图11.20）。

3. 肺

　　肺实质病变减少气体交换面积。肺内的炎症、血管病变和肿瘤都可能引起急性呼吸困难（第四

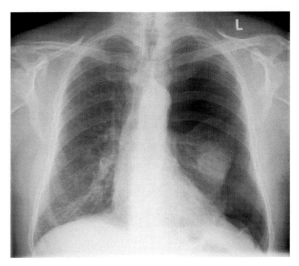

图11.20　63岁男性，左肺上叶可见一肿瘤。经腋窝超声引导下穿刺取材4小时后，患者出现呼吸困难伴随肺表面滑动的强回声消失，先前超声所见的肿物被气体遮挡显示不清。X线显示气胸，需要引流

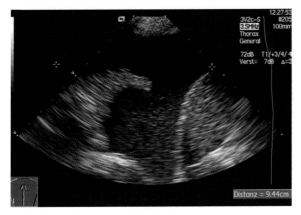

图11.18　68岁女性，乳腺癌胸膜转移。因静息状态下呼吸困难反复就诊。超声显示大量胸腔积液导致下叶肺不张

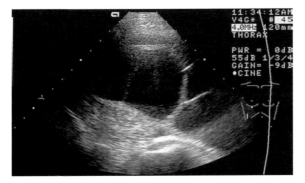

图11.19　36岁女性，患有先天性淋巴管道发育不良，出现胸腔内乳糜积液

章）。伴间质和慢性进展改变的肺疾病多导致慢性和应激性呼吸困难。肺炎（第四章第一部分）、肿瘤（第四章第二部分）和血管源性肺实变（第四章第三部分），如果扫查路径上没有含气肺组织阻挡时，能够被超声显示。胸片上报告所谓的"白肺"时，超声可作为有价值的辅助诊断工具，可以很好地区分液化、实变及坏死区域（图11.21）。

4. 心脏

　　急性呼吸困难时，鉴别诊断必须考虑心脏疾病。接受一般内科临床与超声培训的医生应熟悉相关疾病的典型声像图改变。左心室心肌病导致左心衰时（Ware和Matthay，2005），可以发现左心室明显扩大和球形心（图11.22）。

　　肺心病中，右心病变显示为右心扩大和心室肥厚（图11.23）。

　　怀疑肺栓塞时，明确右心大小有助于评估疾病严重程度（Goldhaber 1998；第四章第三部分）。

　　心源性呼吸困难的一个间接诊断标准可借助超声轻松显示。于上腹部经左肝纵断面扫查下腔静脉，当静脉腔内径大于20 mm，并且吸气时直

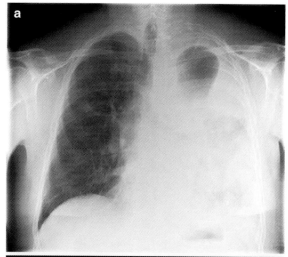

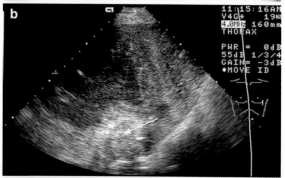

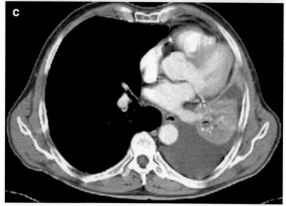

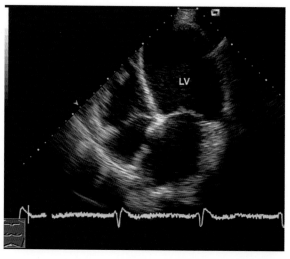

图 11.22　55 岁男性，酒精性左心室心肌病引起肺水肿，心尖四腔心平面显示左心室（LV）扩张，球形膨胀

图 11.21　47 岁男性，左肺非小细胞肺癌伴广泛破坏及坏死。（a）胸片。（b）超声声像图（箭头所指为残存受压的通气肺组织）。（c）相对应的 CT 截面

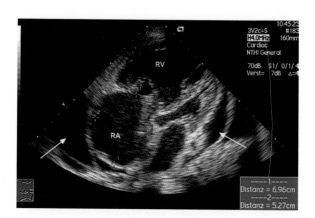

图 11.23　64 岁男性，CREST 综合征，由于肺动脉高压引起肺心病，失代偿期。心尖四腔心切面显示右心房扩大（RA）、右心室（RV）肥厚与大面积扩张。右心房、右心室与左心室侧壁出现心包积液（箭头）

径不能相应减小时即可诊断。

明显影响血流动力学的心包积液损害左室收缩和舒张功能，同时使静脉系统淤血。大量心包积液时，经上腹部肋下超声扫查就能够显示（图11.24）。

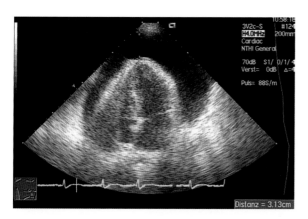

图11.24　91岁女性，全心衰竭伴有大量心包积液。用利尿药降低心脏负荷后，心包积液部分减少，呼吸困难得到改善。考虑到患者年龄，没有行诊断性穿刺

5. 呼吸肌

膈是最重要的呼吸肌（第三章）。在罕见的膈麻痹病例中，病人因仰卧出现呼吸困难而无法平躺（Fitzgerald 和 Murray，2005）。由于膈胸膜处肺位置固定而带来膈运动减弱，无论是单侧部分或完全膈麻痹都能够被动态超声很好地显示，尤其是进行双侧对比时。

四、小结

胸痛、发热和呼吸困难是胸部疾病的常见症状。症状的合并出现及其程度改变可以获得疾病累及器官及严重程度的诊断。超声检查——非常容易获得的诊断方法，特别适于床旁检查——只要病变部位能够被声像图显示，就能够为诊断提供显著的帮助。超声为张力性气胸、肺栓塞和急性主动脉夹层导致的突然胸痛提供了重要信息。

由于近场图像分辨率质量高，超声检查能够很好地显示胸壁病变。发热是胸壁、胸膜和肺炎症的临床表现。超声不但可以显示炎症部位，而且是靶向引导诊断孤立的液体与组织的可靠方法。超声监测在胸腔和心包积液的发展过程中非常有价值。呼吸困难时，超声可区分出心源性和肺源性的病因。动态检查有利于诊断膈功能性异常。

致谢：我们感谢 R.Loose（诊断与介入放射科主任，Klinikum Nürnberg Nord 医院）提供的影像报告。

参考文献

[1] ATS (1999) Dyspnea – mechanisms, assessment, and management: a consensus statement. Am J Respir Crit Care Med 159:321–340

[2] Carey JA, Hamilton JR, Spencer DA, Gould K, Hasan A (1998) Empyema thoracis: a role for open thoracotomy and decortication. Arch Dis Child 79:510–513

[3] Ceccarelli E, Masotti L, Barabesi L, Forconi S, Capelli R (2003) Pulmonary embolism in very old patients. Aging Clin Exp Res 15:117–122

[4] Colice GI, Curtis A, Deslauriers J et al (2000) ACCP consensus statement: medical and surgical treatment of parapneumonic effusions – an evidence-based guideline. Chest 118:1158–1171

[5] Fedullo PF, Morrus TA (2005) Pulmonary thromboembolism. In: Mason RJ, Murray JF, Broaddus VC, Nadel JA (eds) Textbook of respiratory medicine. Elsevier Saunders, Philadelphia, pp 1425–1458

[6] Fitzgerald FT, Murray JF (2005) History and physical examinations. In: Mason RJ, Murray JF, Broaddus VC, Nadel JA (eds) Textbook of respiratory medicine. Elsevier Saunders, Philadelphia, pp 493–510

[7] Goldhaber SZ (1998) Medical progress: pulmonary embolism. N Engl J Med 339:93–104

[8] Hamm H (2005) Die Behandlung des parapneumonischen Ergusses und des Pleuraempyems. Pneumologie 59:696–703

[9] Hopewell PC (2005) Tuberculosis and other mycobacterial diseases. In: Mason RJ, Murray JF, Broaddus VC, Nadel JA (eds) Textbook of respiratory medicine. Elsevier Saunders, Philadelphia, pp 979–1043

[10] Kim OH, Kim WS, Kim MJ, Jung JY, Suh JH (2000) US in the diagnosis of pediatric chest diseases. Radiographics 20:653–671

[11] Kolditz M, Halank M, Höffken G (2004) Parapneu-
monischer Erguss and Pleuraempyem—aktuelle Aspekte
zu Einteilung, Diagnose and Therapie. Pneumologie
58:83–91

[12] Kurz K, Giannitsis E, Meyer FJ (2005) Thoraxschmerz.
Pneumologe 2:188–197

[13] Levin DL, Klein JS (1999) Imaging techniques for pleural
space infections. Semin Respir Infect 14:31–38

[14] Maskell NA, Davies CWH, Nunn AJ et al (2005) U.K.
trial of intrapleural streptokinase for pleural infection. N
Engl J Med 352:865–874

[15] Müller NL, Fraser RS, Lee KS, Johkoh T (2003a) Diseases
of the lung. Lippincott, Philadelphia, pp 34–36

[16] Müller NL, Fraser RS, Lee KS, Johkoh T (2003b)
Diseases of the lung. Lippincott, Philadelphia, pp 45–46

[17] Murray JF, Gebhart GF (2005) Chest pain. In: Mason RJ,
Murray JF, Broaddus VC, Nadel JA (eds) Textbook of
respiratory medicine. Elsevier Saunders, Philadelphia, pp

848–865

[18] Pfeifer M (2005) Dyspnoe. Pneumologe 2:177–187

[19] Ramnath RR, Heller RM, Ben-Ami T et al (1998)
Implications of early sonographic evaluation of
parapneumonic effusions in children with pneumonia.
Pediatrics 101:68–71

[20] Roth AR, Basello GM (2003) Approach to the adult
patient with fever of unknown origin. Am Fam Physician
68:2223–2228

[21] Stulbarg MS, Adams L (2005) Dyspnea. In: Mason RJ,
Murray JF, Broaddus VC, Nadel JA (eds) Textbook of
respiratory medicine. Elsevier Saunders, Philadelphia, pp
815–830

[22] Ware LB, Matthay MA (2005) Acute pulmonary edema. N
Engl J Med 353:2788–2796

[23] Wüstner A, Gehmacher O, Hämmerle S et al (2005)
Ultraschalldiagnostik beim stumpfen Thoraxtrauma.
Ultraschall Med 26:285–290

第十二章 胸部急诊超声（不包括心动超声描记术）

Gebhard Mathis 和 Joseph Osterwalder 著　　钱亚君　译

一、基本原则

超声检查是其他物理检查方法的补充。

Gerhard Rettenmaier，1975

我们已经在本书的主要部分中详细描述了各种疾病的超声表现，第十一章还从症状角度进行了详尽阐述，本章将主要涉及胸部急诊。什么是急诊？急诊是指威胁生命的情况、严重的创伤、抑或是剧烈的疼痛？急诊超声定义为针对急诊患者床边进行，以问题为导向、易于实施的超声检查手段。它是通过影像技术对临床体格检查的补充。急诊超声与实施检查的具体位置和医疗专业无关，可能涉及人体多个器官及部位（Osterwalder，2011）

早在 20 多年前，已有腹部外伤后利用超声成功发现腹腔游离积液的初步报道（Hoffmann 等，1989，1992；Röthlin 等，1993）。FAST（Focused Assessment with Sonography for Trauma，创伤的重点超声评估）概念在美国提出，然后在世界范围内发展出 E-FAST（心脏创伤的重点超声评估）、P-FAST（胸部创伤的重点超声评估）等（ACEP 2009，2006，2009）。这些之后，出现了重点超声检查（Heller，1995）FEEL 以及 WINFOCUS（World Interactive Network Focused on Critical Ultrasound，世界关注重症超声交互网）。急诊超声被从各种角度解读。比如创伤医师期待从急诊超声中获得的信息与心内科医师相比，相距甚远。尽管学科专业化发展继续进行，我们还是强调急诊医学的整体概念，结合病史及临床表现对超声医师提出合适的检查要求。

急诊超声应该做什么？
在初始医疗处理阶段，超声可以做出如下贡献：
1. 在基础生命支持及迅速抢救生命方面提供最初的评估和决定。
2. 在侵入性的盲穿操作过程中，急诊超声在进一步医疗处理阶段可以做出如下贡献：
(1) 用于诊断。
(2) 鉴别症状及阳性发现。
(3) 监测治疗效果及生理学指标变化。
(4) 指导"盲穿"。

在基础生命支持和急救生命抢救措施之外，急诊超声是一个重要的战略手段。在临床处理之前，以腹部钝器伤为例，超声检查使得 22% 的病例改变了初始的临床治疗计划（Walcher 等，2006）。在急诊科，超声可能为重要决策提供显著帮助，比如是否需要进一步做 CT、是否需要专科医师会诊、患者是否需要住院以及收住哪个科室。不过，回答这些问题需要高质量超声设备：

配备三个探头和彩色多普勒功能。通常，急诊超声由值夜班的年轻住院医生进行扫查。这些年轻住院医生需要尽早、全面地完成超声培训。一些主要的腹部和腹膜后病变以及胸部、心血管、皮肤和肌肉骨骼系统疾病能够通过超声被迅速检出（Seitz 等，2006；Breitkreutz 等，2007；Walcher 等，2009）。世界关注重症超声交互网（2006）。

二、胸部外伤

FAST 最初关注腹部。很快，胸腔积液和心包积液也开始用这种方法寻找。胸腔的严重锐器伤或者钝器伤都可以用超声检查。在车祸伤致死的病例中，30% 的致命伤发生在胸部，头部和胸部联合伤者还有 18%（Ndiaye 等，2009）。对于气胸或者血胸的患者，可以立刻进行介入处理。除了心包积液乃至心脏压塞之外，心脏功能衰竭的原因还包括心肌挫伤、运动障碍或者瓣膜损伤。在胸部钝器伤中，18% 的病例可以通过超声显示肺挫伤。这种类型的出血不应该被轻视：尽管急性呼吸窘迫综合征很罕见，但也可能在外伤 48 小时后发生（Wüstner 等，2005）。胸部外伤时，是否需要 CT 检查需要考虑患者的整个临床情况。

然而，超声是预测胸部损伤的最好办法，甚至优于常规胸部 X 线片（Brink 等，2009）。超声检查唯一受限的情况是皮下气肿，因为皮下气体阻挡声波传播，使得检查者无法观察到深方的结构（Mathis，2006）。

超声在胸部外伤中的应用：
- 胸壁血肿（图 2.1）
- 肋骨和胸骨骨折（图 2.16，图 2.17，图 2.18）
- 气胸（图 3.44）
- 血胸（图 12.1）
- 心包积液 - 心脏挫伤（图 12.2）
- 肺挫伤（图 12.3）
- 主动脉损伤

三、非创伤性胸部急诊

长时间以来，急诊超声检查非创伤性的胸部疾病（除去心脏超声）主要集中在胸腔积液和气

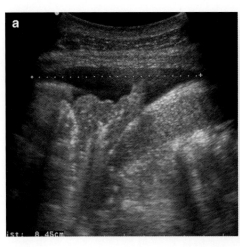
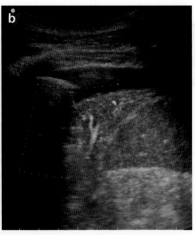

图 12.1 刀刺伤引起的血胸。（a）引流 4 天后，仍然有残余积液，部分内部透声欠佳。（b）压迫性肺不张

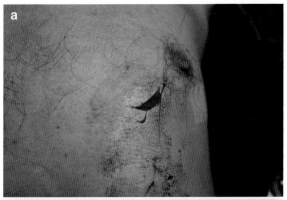

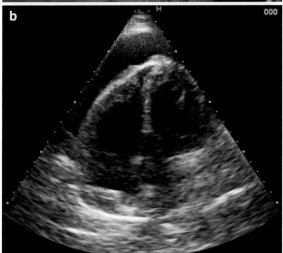

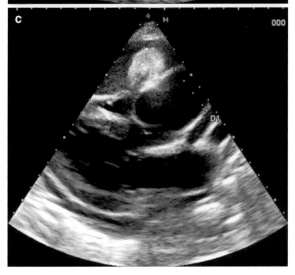

图 12.2　心脏压塞。（a）刀刺伤口。（b）心脏压塞。（c）心包积血形成的凝血块

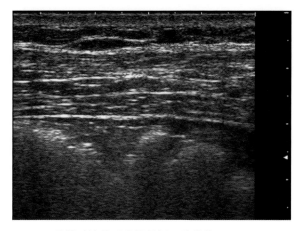

图 12.3　从梯子摔落后肋骨骨折，肺挫伤

胸。另外，相应的文献主要关注在彗星尾征伪像（B- 线）的解释；大部分涉及水平分布的多重反射强回声（A- 线）。这些与各种教育培养有关，在此我们将不讨论细节。不过，这种情况开始改变。与此同时，一些疾病［伴随典型的胸部疼痛或者不伴有疼痛，合并呼吸困难和（或）发热］的相关超声数据被逐渐认识。最常见的胸膜下肺实变（肺炎、胸膜炎、肺栓塞）很容易通过不同的声像图形态改变进行鉴别（Niemann 等，2009）。以 CT 作为参考标准，超声比胸部 X 线片能发现更多的肺炎（Parlamento 等，2009）。目前我们有两个"银标准"来诊断肺栓塞，这两种方法相互补充：多层螺旋 CT 和超声（第四章第三部分）。超声造影——通过造影剂增强超声信号——对于仍然不确定的病例可能有帮助（Goerg，2007）。

胸部超声可以准确判断以下这些情况：
胸腔积液（第三章第二部分）
气胸（第三章第四部分）
胸膜炎（图 12.4，第三章第三部分）
肺不张（第四章第四部分）
肺炎（图 12.5，第四章第一部分）
肺栓塞（图 12.6，第四章第三部分）
鉴别：肺癌与转移（第四章第二部分）

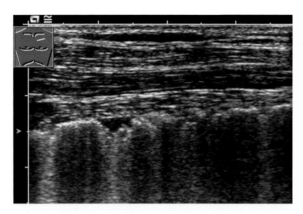

图 12.4 胸膜炎：明显的吸气时胸痛。脏胸膜强反射线连续性中断，碎片样，并见小片状胸膜下实变

胸部超声可能为以下情况提供帮助：

心源性淤血性肺水肿

其他原因引起的肺水肿（如高原性肺水肿、吸入毒性急性呼吸窘迫综合征）

肺间质性疾病

误吸

超声医生也应该认识到胸部超声的局限性，比如无法为合并重度呼吸困难的肺部疾病提供鉴别诊断信息。

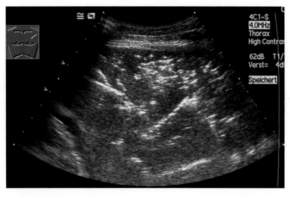

图 12.5 肺炎：患者发热及呼吸困难。声像图显示大片肺组织肝样变伴空气支气管征

胸部超声在以下情况中无价值：

支气管哮喘

慢性阻塞性肺病，除非鉴别肺水肿（即 B- 线减少或缺失）

通气过度

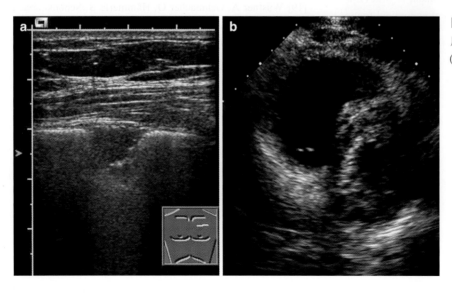

图 12.6 肺栓塞。（a）以胸膜为基底的三角形肺实变，范围约 1 cm。（b）右心室扩张，右心衰

四、小结

　　胸部创伤对于胸部超声而言是一种特殊的挑战，因为一些危及生命的情况能够被迅速识别，甚至通过恰当的介入操作进行治疗。对于胸痛的病例，检查者首先应该按照已确立的扫查程序除外心脏方面的问题。对于非心源性病例，特别是随吸气加重的胸膜性胸痛，胸部超声常常可以迅速准确地做出诊断。很多呼吸困难的病例可以通过超声检查而确诊，但也有一些情况超声无能为力。此外，因为具有 CT 扫描相对禁忌证的病例较以前增加，使得超声检查的重要性也随之增加。

参考文献

[1] ACEP (2009) Emergency ultrasound guidelines. Ann Emerg Med 53:550–570

[2] Breitkreutz R, Walcher F, Seeger FH (2007) Focused echocardiographic evaluation in resuscitation management: concept of an advanced life support-confirmed algorithm. Crit Care Med 35(Suppl):150–161

[3] Brink M, Kool DR, Dekker HM et al (2009) Predictors of abnormal chest CT after blunt trauma: a critical appraisal of the literature. Clin Radiol 64:272–283

[4] Goerg C (2007) Transcutaneous contrast-enhanced sonography of pleural-based pulmonary lesions. Eur J Radiol 64: 213–221

[5] Heller WB (1995) Ultrasound in emergency medicine. WB Saunders, Philadelphia

[6] Hoffmann R, Pohlemann T, Wippermann B et al (1989) Management of sonography in blunt abdominal trauma. Unfallchirurg 92:471–476

[7] Hoffmann R, Nierlich M, Muggia-Sullam M et al (1992) Blunt abdominal trauma in cases of multiple evaluated by ultrasonography: a prospective analysis of 291 patients. J Trauma 32:452–458

[8] Mathis G (2006) Notfallsonographie am thorax – a pictorial essay. Praxis 95:638–643

[9] Ndiaye A, Chambost M, Chiron M (2009) The fatal injuries of car drivers. Forensic Sci Int 184:21–27

[10] Niemann T, Egelhof T, Bongratz G (2009) Transthoracic sonography for the detection of pulmonary embolism – a meta analysis. Ultraschall Med 30:150–156

[11] Osterwalder J (2011) 3-Länder-übergreifendes Ausbildungskonzept und Curriculum Notfallsonographie. Ultraschall in Mcd 32 (in press)

[12] Parlamento S, Copetti R, Di Bartolomeo S (2009) Evaluation of lung ultrasound for the diagnosis of pneumonia in ED. Am J Emerg Med 27:397–384

[13] Röthlin MA, Näf R, Amgwerde M et al (1993) Ultrasound in blunt abdominal and thoracic trauma. J Trauma 34:488–495

[14] Seitz K, Mauch M, Vasillakis D (2006) Zentrale patientenaufnahme und ultraschall. Ultraschall Med 27:309–314

[15] Tayal VS, Beatty MA, Marx JA (2004) FAST (focused assessment with sonography in trauma) accurate for cardiac and intraperitoneal injury in penetrating anterior chest trauma. J Ultrasound Med 23:467–472

[16] Walcher F, Weinrich M, Conrad G et al (2006) Prehospital ultrasound imaging improves management of abdominal trauma. Br J Surg 93:238–242

[17] Walcher F, Kirschning T, Brenner F et al (2009) Training in emergency sonography for trauma. Concept of a 1-day course program. Anaesthesist 58:375–378

[18] World interactive network focused on critical ultrasound (2008) www.winfocus.org

[19] Wüstner A, Gehmacher O, Hämmerle S, Schenkenbach C, Häfele H, Mathis G (2005) Ultraschalldiagnostik beim stumpfen thoraxtrauma. Ultraschall Med 26:285–290

第十三章　新生儿、婴幼儿和儿童的肺部超声

Roberto Copetti 和 Luigi Cattarossi 著　刘　畅　译

新生儿、婴幼儿和儿童的肺部超声表现与成年人并无不同之处，其肺部疾病的病理改变也与成年人相似。

进行肺部超声检查时，应使用 7.5～12 MHz 的高频线阵探头对前胸部、侧胸部和后胸部分别进行纵向和横向扫查。

对于婴幼儿和儿童来说，过早地接受辐射照射会增加他们日后罹患恶性肿瘤的风险，其原因一方面是辐射暴露对细胞的潜在影响，另一方面是生长发育中的儿童体内正在分化的细胞比例更大，因此对辐射也更加敏感。超声检查避免了电离辐射的使用。目前，新生儿和儿科医生对于肺部超声的关注发展缓慢。然而，我们坚信超声在新生儿和儿童肺部疾病中的使用应予以鼓励，因为它不仅是一种可选的诊断方法，更是一种基于伦理考虑的必要选择。

一、新生儿肺部疾病

1. 新生儿暂时性呼吸困难（TTN）

TTN 是一种常见、通常症状较轻的导致新生儿呼吸窘迫的原因。虽然发病率低，但仍应将 TTN 与其他肺部或心脏疾病相鉴别（例如气胸、肺炎、败血症、呼吸窘迫综合征、先天性心脏病）。

TTN 患儿具有特殊的声像图表现，表现为双肺下野多发融合 B 线影（声像图"白肺"），而双肺上野的回声则正常或接近正常（Copetti 和 Cattarossi，2007）。这种表现发生于双肺，且两侧几乎呈对称性改变。肺野下部，即融合伪影区，与上部之间分界十分清楚，使得这种表现具有特异性。"白肺"病变区的胸膜线回声正常。这种超声表现被称为"双肺点"，因为看上去是在同一患者身上观察到了两个连续但表现不同的肺（图 13.1）。

2. 呼吸窘迫综合征（RDS）

新生儿呼吸窘迫综合征（RDS）又称肺透明膜病，至少在某种程度上是肺表面活性物质缺乏所致，主要发生于早产儿。

肺部超声检查时可见双肺弥漫、对称性分布的融合 B 线影，引起的声像图表现为"白肺"改变。胸膜线常受累，呈广泛性增厚、不规则改变，边界不清晰，回声粗糙。胸膜下可见肺实变所致的小片低回声区（主要分布于肺的后面和侧面）。较大范围的肺实变组织常见于后部肺野，表现为实性组织回声，内可见含气支气管征或含液支气管征。上述征象均于出生时即可发现，在临床症状恶化之前就可发现（Copetti 等，2008a）。前胸壁的扫查就足以做出诊断。RDS 的超声诊断标准如下（必须全部满足）：①双肺融合 B 线影，累及全肺（"白肺"）；②无可见正常肺组织；③胸膜线异常表现（图 13.2）。

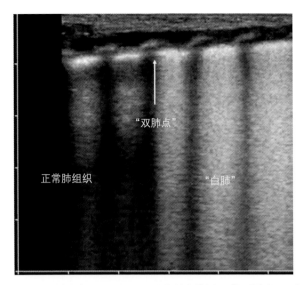

图 13.1　纵向扫查显示上、下肺野声像图显著不同（"双肺点"）

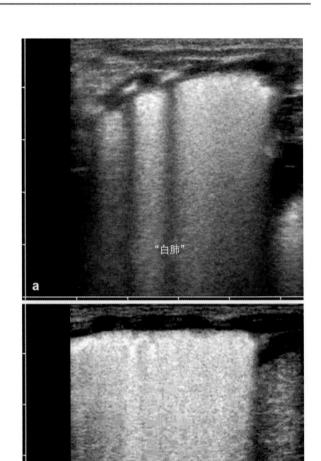

图 13.2　RDS 新生儿患儿的肺上野（a）和肺下野（b）声像图：全部肺野均表现为融合 B 线影（"白肺"）。胸膜线模糊、粗糙

3. 支气管肺发育不良（BPD）

支气管肺发育不良（BPD）是一种发生于早产儿的慢性肺部疾病，需要进行氧疗和正压通气治疗。患儿胎龄达 36 周但仍需要进行氧疗时可诊断为 BPD。

患有 BPD 的婴幼儿进行肺部超声检查时，可见分布不均匀的多发 B 线影，伴有胸膜线增厚，胸膜下可见多发小片实变区域。残留正常肺组织区域的大小、肺泡 - 间质综合征的情况和胸膜线的改变均与临床分期的严重程度相关（图 13.3）。

4. 肺膨胀不全

对于接受通气治疗的新生儿，胸部 X 线检查由于受到呼吸系统疾病背景的影响，难以对肺膨胀不全做出诊断。超声的动态征象在疾病的诊断中十分有用，也可为临床进展情况提供床旁监测。

肺膨胀不全的声像图表现为肺组织肝样变伴肺搏动、肺滑动征消失和平行排列的支气管充气征（Lichtenstein 等，2009；图 13.4）。动态支气管充气征的存在可以除外梗阻性肺不张（Copetti

和 Cattarossi，2008b）。这一点十分重要，因为肺实变常常是由肺泡萎陷（如肺出血、RDS）和（或）（对于接受机械通气的新生儿来说）通气压不足所致的低通气量所致。

5. 气胸

气胸常见于新生儿，主要发生在接受通气治疗中的新生儿。床旁胸部透视是新生儿医生更常

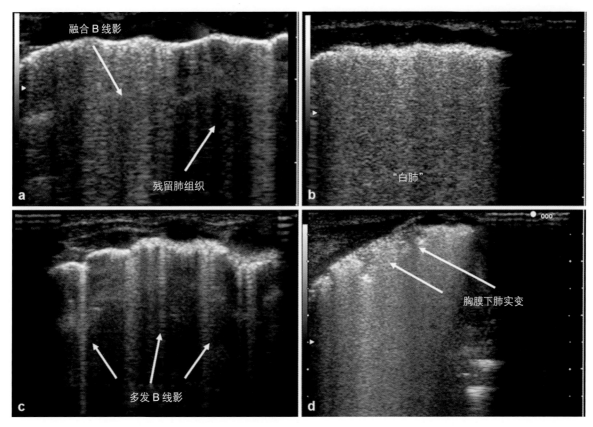

图 13.3　BPD 患儿不同部位肺组织的声像图（a-d）。病情越重，"白肺"面积越大，胸膜线受累越明显

用的诊断方法。目前已知，X 线片在成年患者中具有一定的诊断局限性。

　　新生儿气胸的超声征象与成年人一致：①"肺滑动征"消失；②无 B 线影；③非大量气胸时存在"肺点"。

二、婴幼儿和儿童肺部疾病

1. 毛细支气管炎

　　毛细支气管炎是上、下呼吸道急性、感染性的炎症性疾病，可导致小气道阻塞。诊断须结合患儿的年龄、发病季节、呼吸急促及大量流涕的症状、肺部听诊时发现的细啰音、喘鸣音或二者

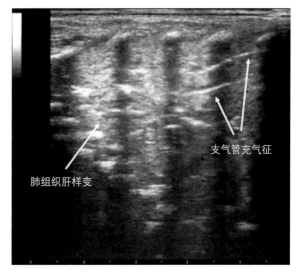

图 13.4　肺膨胀不全患儿的肺组织肝样变和平行排列的支气管充气征

兼而有之。

根据我们的经验，这类患儿在进行超声检查时具有特殊的声像图表现，由于病情很重的患儿应避免胸部 X 线检查，因此超声检查显得十分重要。

肺部超声常常表现为累及双肺的病变。典型的声像图表现为正常肺组织旁出现胸膜下因肺不张所致的小片实变灶（1～3 cm）。实变灶周围环以 B 线影，也可互相融合（图 13.5）。大的实变灶较为少见，一般见于病情较重的患儿。在病程初期，脊柱旁的肺野更常受累。此外，还可出现少量胸腔积液。

2. 肺炎

当儿童和婴幼儿出现包括发热、咳嗽和呼吸急促在内的临床症状和体征时，应当怀疑肺炎的可能。少数患儿仅表现为不明原因的发热，而无呼吸道症状及体征。胸部 X 线检查（CXR）依然是诊断儿童肺炎的首选影像学方法。

肺炎的肺部超声表现为大小、形态不一的低回声实变区，边界不规则。内部回声均匀或不均匀。实变区周围常常可见数量不等的垂直分布伪像。实变受累区内的胸膜线回声减低。肺滑动征

减少或消失。肺炎最常见的声像图表现是支气管充气征，其特点是低回声区内的透镜状强回声或线状强回声，这是由于支气管和细支气管内滞留或包含的气体所致。观察到动态支气管充气征可以除外阻塞性肺不张。儿童期肺炎常常是阻塞性肺炎，因此可以见到支气管充液征。支气管充液征表现为无或低回声的管状结构，伴高回声管壁，彩色多普勒管腔内无血流信号充盈。超声下易探及胸腔积液，表现为胸膜腔内的无回声区。发生脓胸时，无回声区内可见交织成网状的纤维条索（Copetti 和 Cattarossi 2008b；图 13.6，图 13.7，图 13.8）。

儿童肺部超声对肺炎诊断的准确率高于或不

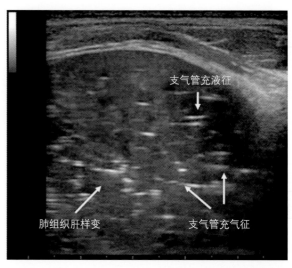

图 13.6　肺炎：声像图中可见支气管充气征和充液征

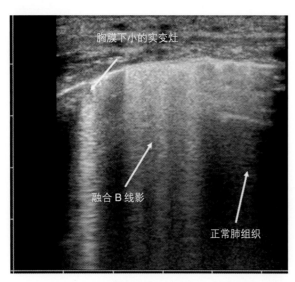

图 13.5　毛细支气管炎的典型声像图，可见胸膜下小的实变灶、融合 B 线影以及与其相邻的正常肺组织

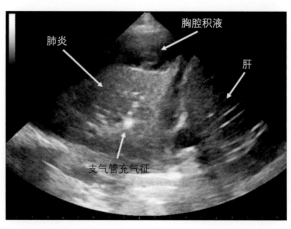

图 13.7　大面积肺炎伴胸腔积液

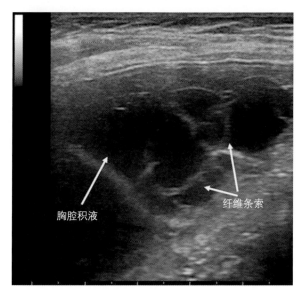

图 13.8　脓胸：声像图呈蜂巢样交织分布的机化纤维条索

（图中标注：胸腔积液、纤维条索）

用于新生儿和儿童呼吸系统疾病的评价。它具有良好的敏感性和特异性。肺部超声易于在患者床旁完成，能够进行密切的随访，并且避免使用电离辐射。

低于 CXR，与成年患者的临床应用价值相似。

三、小结

肺部超声作为一种简单、无创的方法，能够

参考文献

[1] Copetti R, Cattarossi L (2007) The'double lung point': an ultrasound sign diagnostic of transient tachypnea of the newborn. Neonatology 91:203–209

[2] Copetti R, Cattarossi L, Macagno F et al (2008a) Lung ultrasound in respiratory distress syndrome: a useful tool for early diagnosis. Neonatology 94(1):52–59

[3] Copetti R, Cattarossi L (2008b) Ultrasound diagnosis of pneumonia in children. Radiol Med 113(2):190–198

[4] Lichtenstein D, Mezière G, Seitz J (2009) The dynamic air bronchogram. A lung ultrasound sign of alveolar consolidation ruling out atelectasis. Chest 135(6):1421–1425